権威·前沿·原创

皮书系列为
"十二五""十三五"国家重点图书出版规划项目

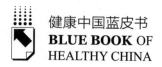

健康中国蓝皮书
BLUE BOOK OF
HEALTHY CHINA

社区首诊与健康中国分析报告
（2017）

ANALYSIS REPORT ON COMMUNITY FIRST DIAGNOSIS
AND HEALTHY CHINA (2017)

主　编／高和荣　杨叔禹　姜　杰

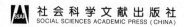

社会科学文献出版社
SOCIAL SCIENCES ACADEMIC PRESS（CHINA）

图书在版编目（CIP）数据

社区首诊与健康中国分析报告 . 2017 / 高和荣，杨
叔禹，姜杰主编 . -- 北京：社会科学文献出版社，
2017.4
　（健康中国蓝皮书）
　ISBN 978 - 7 - 5201 - 0696 - 2

　Ⅰ. ①社…　Ⅱ. ①高… ②杨… ③姜… 　Ⅲ. ①社区服
务 - 卫生服务 - 研究报告 - 中国 - 2017　Ⅳ. ①R197. 1
　中国版本图书馆 CIP 数据核字（2017）第 063991 号

健康中国蓝皮书

社区首诊与健康中国分析报告（2017）

主　　编 / 高和荣　杨叔禹　姜　杰

出 版 人 / 谢寿光
项目统筹 / 谢蕊芬
责任编辑 / 杨　阳　谢蕊芬

出　　版 / 社会科学文献出版社 · 社会学编辑部（010）59367159
　　　　　　地址：北京市北三环中路甲 29 号院华龙大厦　邮编：100029
　　　　　　网址：www. ssap. com. cn
发　　行 / 市场营销中心（010）59367081　59367018
印　　装 / 北京季蜂印刷有限公司

规　　格 / 开　本：787mm × 1092mm　1/16
　　　　　　印　张：22　字　数：333 千字
版　　次 / 2017 年 4 月第 1 版　2017 年 4 月第 1 次印刷
书　　号 / ISBN 978 - 7 - 5201 - 0696 - 2
定　　价 / 99. 00 元

皮书序列号 / PSN B - 2017 - 612 - 1/1

主要编撰者简介

高和荣 男，江苏兴化人。博士，厦门大学公共事务学院教授、台湾研究院兼职教授，厦门大学党委党校副校长，厦门大学公共事务学院教授委员会副主任，厦门大学社会保障学位点负责人，厦门大学医疗保障与健康中国交叉学科创新团队负责人。主要研究领域：社会保障、社会政策、社会福利。主要代表作：《底线公平：基础普惠型事业单位养老保险制度的建设》（专著）、《风险社会下农村合作医疗制度的建构》（专著）、《普遍整合的福利体系》（合著）、《提升社会质量的社会政策建设》（合著）。

杨叔禹 男，辽宁沈阳人。博士，厦门大学医学院教授、博士生导师，厦门市卫生和计划生育委员会主任、党组书记，厦门市糖尿病研究所所长，获国务院政府特殊津贴、卫生部有突出贡献中青年专家、福建省卫生系统有突出贡献中青年专家、中国医院优秀院长、中国医师奖、厦门市科技重大贡献奖、厦门市科学技术进步二等奖等荣誉。担任中华中医药学会糖尿病学分会主任委员，中国中西医结合学会理事、内分泌分会副主任委员，《现代医院管理》杂志常务编委等学术职务。主要研究领域：医院管理、中西医结合临床。主要代表作：《从规模发展到精细化服务——大型公立医院转型的探索与实践》（合编）、《糖尿病中西医研究进展》（合编）、《老年骨科诊断学》（合编）、《清太医院医家研究》（编著）。

姜杰 男，山东烟台人。主任医师，教授，硕士研究生导师，厦门大学附属第一医院院长，厦门大学医学院副院长，厦门市拔尖人才、国务院政府特殊津贴专家、中国医师奖获得者。担任《中国继续教育杂志》主任编委，

《中国微创外科杂志》、《中国胸心血管外科临床杂志》、《腹腔镜外科杂志》编委，《中国医药科学》《现代医院管理》常务编委，中华医学会胸心外科分会全国委员，中国医师协会胸外科医师分会常委兼副总干事，海峡两岸医药交流协会海西医药卫生发展中心执行主任，福建省胸心外科学会副主委，福建省中西医结合学会胸外科分会副主任委员，福建省医学会理事，厦门市医学会副会长，厦门市医师协会会长，厦门市胸心外科学会主任委员等学术职务。主要研究领域：医院管理、临床医学。主要代表作：《从全预约到全满意——服务型医院的探索与实践》、《中西医结合胆胰疾病诊疗学》（合编）。获7项国家专利，其中"一种手术用牵引钳"为国家发明专利。

摘　要

分级诊疗肇始于发达国家，并被证明是能够合理配置医疗资源、有效解决民众看病难问题的重要手段。近年来，随着经济社会的发展、人均寿命的延长、人口老龄化程度的加剧，人民群众对医疗资源尤其是优质医疗资源的需求更加迫切，医疗费用的上涨一定程度上加剧了"看病难、看病贵"问题，这一问题也成为世界各国面临的共同挑战。

21世纪特别是党的"十八大"以来，政府高度重视"看病难、看病贵"问题的解决，出台了《关于发展城市社区卫生服务的指导意见》，颁布了《关于深化医药卫生体制改革的意见》的"新医改"方案。国家发布了《关于推进分级诊疗制度建设的指导意见》，首次专门针对分级诊疗制度做出了规划，颁布《"健康中国2030"规划纲要》，将社区首诊作为实现健康中国、促进人人健康的重要载体。

同一项公共政策在试点及实施过程中不仅存在着国别性差异和区域性差别，还存在着省、自治区、直辖市之间的不同，原因就在于该项政策制定的理念基础、实施的制度环境、针对的特定人群不完全一致。就社区首诊制度而言，该项制度发轫于英国，并在澳大利亚、新西兰以及加拿大等国得到了较为彻底的实施。但是，该制度无法解决预约时间过长问题，并由此使得看病难问题得不到很好的解决。同样是社区首诊制度，由于地理环境独特以及医疗资源便捷，我国台湾地区在实施过程中普遍性地存在着分级诊疗功能无法体现这个问题。而在中国大陆，各地在解决"看病难、看病贵"问题中普遍试点社区首诊，有的地方实行三医联动，有的地方构建医联体，有的地方探索常见病、慢性病回归社区，还有的地方提高社区医院的补偿比例，通过经济手段引导患者首诊选择社区医院。但是也应当看到，全国各地的社区首诊试点还存在着许多矛盾与问题，集中体现在：如何有效解决大医院与社区医院的利益分配与利益协调问题，如何避免大医院的"虹吸效应"，如何尽快提升社区医院的治疗水平从而增强患者的信任进而切实解决看病难问题，如何有效降低患者的医疗费用从而彻底解决看病贵问题，如何从制度上杜绝医院及医生过度用药、过度检查的行为，如何有效抑制药厂及药品流通企业虚抬价格问题，等等。这些问题必须从制度的顶层设计、实施的监督机制及保障机制等方面予以解决，否则问题将长期存在。

为此，本报告在总报告基础上按照省、市、区三级体系进行调研，撰写研究报告，在省、自治区、直辖市级试点中选择了北京、浙江、重庆、广西、云南、新疆等省份，在市级试点中选择了长春、沈阳、郑州、杭州、厦门等城市，而对区级的试点则选择了江西省南昌市新建区。为了更好地推进社区首诊制度，本报告还邀请了台湾地区的学者撰写了台湾的社区首诊（分级诊疗）实施情况报告，邀请在英国及新西兰访学的同仁撰写英国及新西兰两国的社区首诊情况介绍。

要在人口世界第一的大国解决患者"看病难、看病贵"问题，只有加强社区卫生服务中心的建设。今后要继续强化政策强制、政策引导与政策保障。政府要逐步取消大医院普通门诊，保留大医院急诊门诊，强制性地引导群众转变就医习惯与就医观念。

一是要鼓励上级医院托管基层医疗机构的日常医疗行为。规范常见病、慢性病等疾病的治疗流程、治疗标准及用药要求，让这些疾病能够在基层医疗机构得到及时有效的治疗，切实提升基层医疗机构疾病治疗的标准化、准确化与科学化。

二是要实行上级医院托管基层医疗机构业务能力的措施。上级医院采取导师制，实行一对一以及小组讨论式的业务指导，尽快提升基层医疗机构医生的业务能力与业务水平，使他们能够从容地应对常见病及慢性病，这是吸引患者前往社区就诊的关键所在。

三是要实行上级医院托管基层医疗机构的检验检测，提高各类检验项目的便捷性与准确率，培训基层医疗机构的医生正确分析检测报告；实行上级医院托管基层医疗机构的药物，采取基层医疗机构药房相互调剂乃至同城药物集中配送等方法让患者用到基本药物。在上级医院托管基层医疗机构前提下，允许基层医疗机构享有法人资格、采取独立核算、实行适度的绩效考核，推动基层医疗机构的良性发展。

四是取消三级医院门诊，使得患者到基层医疗机构进行首诊。三级医院门诊制度的设立虽然解决了基层医疗机构治疗能力不足的问题，却导致了患者对基层医疗机构的不信任，加剧了分级诊疗制度的实施难度。也就是说，如果不取消三级医院的门诊，除非将基层医疗机构建设成准三级医院，否则患者还是会去三级医院看病。为此，要逐步取消三级医院普通门诊，只保留其急诊及特色专科门诊，大幅度提高三级医院门诊急诊挂号费及自付比例，从而将三级医院的门诊资源较为均匀地配置到各基层医疗机构，使得三级医院的业务重心转移到住院治疗及医疗科研等方面上来。

五是大医院引导本医院医护人员向基层医疗机构分流，以便带动基层医疗机构业务能力与业务水平建设，真正解决基层医疗机构医护人员数量不足、学历不高、医术不精、留用时间不长等问题。另外，要严格控制患者在三级医院的住院天数，要求住院患者转诊到基层医疗机构接受康复治疗或护理服务，破除"三级医院撑死、基层医疗机构饿死"这一怪象。

六是实行财政向基层医疗机构倾斜的积极政策。应当增加基层医疗机构的财政投入绝对数量，尤其要根据基层医疗机构的门诊量及转诊量核定财政补助额度，缓解基层医疗机构资金不足的困难；加大对基层医疗机构硬件设施投入，解决基层医疗机构设备短缺带来的能力不足问题，改善基层医疗条件，提升基层医疗服务水平，切实满足群众的基本医疗需求，为分级转诊制度的实施提供坚实的资源保障。

相信这些政策的供给与实施，将有助于社区首诊制度的实施以及健康中国战略目标的实现。

Abstract

Hierarchical diagnosis and treatment began in developed countries. And it has been proved to be able to allocate the medical resources rationally, and solve the problem of "difficult medical services" effectively. In recent years, with the economic and social development, the extension of life expectancy, the aging of population, the people's needs of medical resources, especially high – quality medical resources, are more urgent, coupled with the rising medical costs, these conditions all aggravate the problem of "the difficulties and high costs of getting medical services" to a certain extent. How to solve this problem has become a common challenge to many countries of the world.

Ever since this century, especially party's "the 18th CPC national congress", the government has attached great importance to solve the problem of "the difficulties and high costs of getting medical services", established "Guidance on Developing Health Service in Urban Community", and promulgated the "New Medical Reform" program of "The Opinion of the Reform of Medical Care System". Our country issued "Guiding Opinions on Promoting the Construction of Grading Diagnosis and Treatment System", which made a plan for the hierarchical diagnosis and treatment for the first time specially. And our country implemented the "Healthy China 2030 Strategic Planning", making the Community – First Diagnosis System as the important carrier to achieve Health China and promote health to everyone.

Because of the conceptual basis of the policy formulation, the institutional environment, and the different specific population, the pilot and implementation of the same public policy have the national differences, the regional differences, and the provincial differences. In the case of the Community – First Diagnosis System, the system was born in the United Kingdom and has been thoroughly implemented in Australia, New Zealand and Canada. However, the system can not solve the problem of long appointment time , so the problem of "difficult medical services" has not been solved greatly. Due to the unique geographical environment and convenient medical resources, in the implementation process of our country's Taiwan district's Community – First Diagnosis System , the same problem doesn't happen because of the prevalence of hierarchical diagnosis and treatment. In Mainland China, Community – First Diagnosis System is widely used to solve the problem of "the difficulties and high costs of getting medical services" all over the country. Different regions implement "three medical linkage" or build "the medical alliance" or explore the method to make common diseases and chronic diseases to return to community, or increase the proportion of compensation of community hospital, guiding patients to choose the community hospital by the economic approach for their first diagnosis. However, it should be noted that there are still many contradictions and problems in the pilot of Community – First Diagnosis System across the country. These many contradictions and problems are mainly embodied: how to solve the problem of benefit distribution and benefit coordination between large hospitals and community hospitals effectively, and how to avoid the "siphon effect" of large hospitals, how to improve the therapeutic level of community hospitals as soon as possible so as to enhance the trust of patients to solve the the problem of "difficult medical services" effectively, how to effectively reduce the patient's medical expenses to completely solve the problem of "expensive medical services", how to take fundamental solutions to solve hospitals and doctors' excessive medicine use and excessive diagnosis and treatment of medical service in the system level, and how to effectively inhibit the pharmaceutical companies and drug distribution enterprises which are trying to inflate the price, and so on.

These problems must be resolved from the top design of the system, the supervision mechanism of implementation , the protection mechanism and other aspects. Otherwise, the problem of the "difficulties and high costs of getting medical services" will exist for a long time.

Therefore, the report conducted investigation in accordance with provincial, municipal and district three systems on the basis of the general report research, and wrote the research report. The province-level pilot reports selected Beijing,

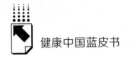
Zhejiang, Chongqing, Guangxi, Yunnan, Xinjiang, the city pilot reports selected Changchun, Shenyang, Zhengzhou, Hangzhou, Xiamen, and the district – level cities pilot report selected the Xinjian district of Nanchang City of Jiangxi Province. And in order to promote the Community – First Diagnosis System better, the report also invited scholars in Taiwan district to write the implementation of Community – First Diagnosis (hierarchical diagnosis and treatment) , and invited the colleagues studying in the United Kingdom and New Zealand to write the Community – First Diagnosis System in British and New Zealand.

To solve the problem of "the difficulties and high costs of getting medical services" in the first populous countries in the world, we have to strengthen the construction of community health service centers, and to intensify the policy enforcement, policy guidance and policy protection in the future. And the government should gradually abolish the general outpatient service of large hospitals, and keep the emergency clinic of large hospitals, to guide the people change the habit and the concept of the medical treatment .

1. Implement the the trusteeship of daily medical behavior from superior hospitals to basic – level medical organizations. Standardize the treatment process, treatment standards and medicinal requirements of common diseases and chronic diseases and other diseases , to make sure that these diseases can get timely and effective treatment in the basic – level medical organizations and the disease therapy's standardization, accuracy and scientific process of these organization could be effectively improved.

2. Implement the trusteeship of professional proficiency from superior hospitals to basic – level medical organizations. The superior hospitals take tutorial system and implement group guidance type of one to one and discussion, enhancing the doctors' professional proficiency and professional level in basic – level medical organizations as soon as possible and making them deal with common diseases and chronic diseases calmly , which is the key to attract patients to get medical resources from community hospitals.

3. Implement the the trusteeship of Inspection and testing from superior hospitals to basic – level medical organizations. And Improve the convenience and

accuracy of all kinds of test items and train the doctors in basic – level medical organizations to analyze the test reports correctly. Implement the trusteeship of drugs from superior hospitals to basic – level medical organizations. In order to make patients get basic drugs, the pharmacy of basic – level medical organizations can adjust drugs mutually and even the drugs in same city can be distributed centrally. In this premise, the basic – level medical organizations should be allowed to have legal personality, independent accounting, appropriate performance appraisal, which will promote the benign development of basic – level medical organizations.

4. Cancel the outpatient service of tertiary hospitals to push the patients to choose the basic – level medical organizations for first diagnosis. The establishment of tertiary hospital outpatient service system, although could solve the lack of treatment capacity of basic – level medical organizations, leads to patients' distrust for these organizations, exacerbating the difficulty of implementation of the Hierarchical diagnosis and treatment system. That is to say, if the outpatient service of tertiary hospitals do not be canceled , patients will still choose the tertiary hospitals unless all of the basic – level medical organizations are upgraded to quasi – tertiary hospitals. Therefore, the general outpatient service of tertiary hospitals should be abolished gradually, and only the emergency and characteristic specialist outpatient should remain in tertiary hospitals. In addition, the registered fee of outpatient service in tertiary hospitals and the self – paid ratio should be increased, which will be beneficial to distribute the outpatient resources of tertiary hospitals to each basic – level medical organization, focusing on inpatient treatment and medical research and other aspects.

5. Large hospitals should guide their medical staff to divert to different basic – level medical organizations, in order to promote the professional proficiency and professional level of basic – level medical organizations. Then the problems of medical staff's shortage, low education, poor medical skill and short retention time and so on will be solved really. Besides, we must strictly control patients' hospitalization days in tertiary hospitals, and require these patients accept the rehabilitation or nursing services in basic – level medical organizations by the way of transfer treatment, to effectively solve the phenomenon of "tertiary hospitals have

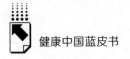
too many patients but basic – level medical organizations have too few patients".

6. Implement the positive financial policy tilting towards the basic – level medical organizations. The absolute quantity of financial input for basic – level medical organizations should be increased, and especially the financial subsidy should be approved according to their amount of outpatients and amount of downward transfer treatment, to relieve the shortage of funds in basic – level medical organizations. And we need to increase basic – level medical organizations' input of hardware facility, to solve the lack of ability caused by equipment shortage problem. Then the improvement of basic medical conditions and the enhancement of basic medical service level both could effectively satisfy people's basic medical needs, which establish the solid and strong resource guarantee for the implementation of hierarchical diagnosis and treatment system.

It is believed that the supply and implementation of these policies will contribute to the implementation of the Community – First Diagnosis System and the realization of the Health China's strategic objective.

目 录

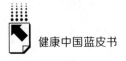
Ⅲ　国外经验

皮书数据库阅读 **使用指南**

CONTENTS

I General Report

II Topic Reports

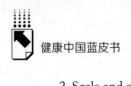

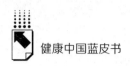

III Overseas Experiences

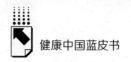

B.16　The Primary Health Care System in New Zealand

总 报 告

General Report

B.1
社区首诊与健康中国治理

高和荣　王坤钟 *

摘　要：　健康是人的全面发展的基础与必然要求，实现"健康中国"
　　　　　必须要发展并完善社区首诊制度。改革开放以后，中国医疗
　　　　　卫生事业开始了改革历程，逐步将社区基本医疗服务纳入医
　　　　　疗保障范围，建立分级医疗和双向转诊制度，全国各地探索
　　　　　开展社区首诊制试点，形成了北京、上海、厦门、西宁、攀
　　　　　枝花等模式，使卫生可及性及社区医疗资源利用率有所提高，
　　　　　并使患者的社区卫生机构就诊满意度提高，实现患者分流、
　　　　　医疗费用降低。应当看到，全国各地正在进行的分级诊疗试
　　　　　点改革还面临着基本药物目录种类少、剂型不全，全科医生
　　　　　数量少、器械配备不全，基层医疗机构门诊量低、存在重复

---

* 高和荣，厦门大学公共事务学院教授，博士生导师；王坤钟，厦门大学党委党校秘书。

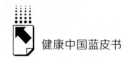
就诊，双向转诊未实现、转上容易转下难的问题。究其原因，就在于政策制定忽视民众的就医心理，政策推动简单地采取经济手段，政策实施忽视三级医院的虹吸效应，政策无法解决医疗机构的利益驱动，政策供给未从根本上提升基层医疗机构服务能力。为此，应该强化政策导向性，注重政策制约性，加大财政倾斜，扎实推进分级诊疗制度的实现。

关键词： 健康中国　分级诊疗　健康治理

一　引言

（一）健康中国

健康是人的全面发展的基础与必然要求，保障人的健康生活是全社会的共识，"健康就是福"是中国人数千年来的文化传统。21世纪特别是"十八大"以来，党和政府十分重视人民群众的健康，实施"健康护小康，小康看健康"三步走战略，提出"建设健康中国"新目标，将健康中国提升到国家战略高度。它从促进经济社会发展全局、落实"四个全面"战略布局出发，对未来一个时期内中国卫生事业发展做出了制度性安排，它是中国人民在全面建成小康社会、实现中华民族伟大复兴"中国梦"的新征程中，向世界展示全新形象的奋斗目标，是以健康优先为核心的创新型发展理念，凝聚着政府、社会和全体国民的共同理想①。

应当看到，健康是一个内涵十分丰富的概念，不仅包括身体健康，而且包括心理及环境的健康。就学科建设而言，不仅应包括疾病治理与公共卫生，

---

① 李滔、王秀峰：《健康中国的内涵与实现路径》，《卫生经济研究》2016年第1期，第7～8页。

而且应包括医疗保险、医疗救助及医疗服务，把握健康中国与医疗保障的紧密相关性。

（二）社区首诊及其相关概念

与社区首诊密切相关的概念主要有社区卫生服务、双向转诊、分级诊疗。社区卫生服务是在政府的主导下，以基层医疗机构为主体、全科医师为骨干，合理使用社区资源和适宜技术，面向社区范围的基层卫生服务。双向转诊指医生根据患者的病情或健康需要，为患者办理转诊手续，使患者在综合医院之间、专科医院之间或相互之间进行转院诊疗。分级诊疗指按照患者疾病的轻、重、缓、急及治疗的难易程度进行分类，由不同级别的医疗机构承担与之相对应的疾病的治疗。社区首诊强调，除非急诊，享受公费医疗或社会医疗保险的居民须首先到社区卫生机构接受全科医生诊疗；如有必要，全科医生再进行转诊[①]。在中国，社区首诊、双向诊疗、分级诊疗三者之间关系密切。双向诊疗和分级诊疗实现的主要途径是社区首诊；涉及双向诊疗或者分级诊疗时，均与社区首诊有直接或间接的关系。社区首诊的实质是构建新型医疗卫生服务关系，实现医疗资源的合理配置与科学配置，避免医疗资源的重复投入与重复利用。

（三）社区首诊制与健康中国

社区首诊与健康中国的核心就是正确处理政府与市场、公平与效率、中央和地方、激励和约束、大医院与基层医疗机构的关系，坚持把基本医疗卫生制度作为公共产品向全民普惠性地提供，统筹推进深化医改各项任务，更加注重预防为主和健康促进，更加注重提高基本医疗服务质量和水平，更加注重医疗卫生工作重心下移和资源下沉，进一步提高基本医疗卫生服务的公平性和可及性，切实提高满足人民群众多层次、多样化健康需求的服务能

---

① 何钦成、马亚楠：《社区首诊制发展中的问题及其解决方法》，《中国卫生经济》2006 年第 8 期，第 46～47 页。

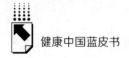

力，进一步提高全民健康水平，为全面建成小康社会奠定坚实基础①。实施社区首诊制度以前，我国的患者往往直接到医院就诊，加上医患双方信息不对称以及基层医疗机构条件的薄弱，强化了患者的就医选择，由此也带来了许多弊端，比如看病费用高（看病贵），以及医疗资源的可及性和可得性（看病难）不足、医院过度医疗等。而社区首诊制通过相应的运作模式，能够实现医疗设备共享、信息共享、专家经验共享、优质服务共享，促进医疗卫生工作重心下移和资源下沉，降低医疗费用，引导患者根据实际需要分流，极大地提高了整个医疗体系的服务效率，符合建设健康中国基本思路，是建设健康中国的重要途径②。

二　中国社区首诊制的实施基础

（一）社区首诊制提出的时代背景

改革开放以后，医疗卫生系统开启了改革的历程。1985 年成为中国医改的元年：当年 1 月，全国卫生厅局长会议召开，贯彻《关于经济体制改革的决定》文件精神，部署全面开展城市卫生改革工作；同年 4 月，国务院批转卫生部《关于卫生工作改革若干政策问题的报告》，拉开了我国医改的帷幕。直至 1991 年，全国人大第七次会议提出了新时期卫生工作的方针。这段时间，我国医疗卫生事业面临着医疗卫生体系供给能力和人民群众日益增长的健康需求不相匹配的供需矛盾，一些群体特别是城乡居民普遍性地回到自费医疗状态，因而改革重点关注管理体制、运行机制方面的问题，主要思路是扩大医院自主权，主导思想是"给政策不给钱"，重点为扩大卫生服务机构的供给能力。经过改革，整个卫生事业得到了极大的发展，医疗卫生机构的供给能力大大增强，城市医疗卫生资源规模扩大，医疗卫生服务队伍

---

① 李斌：《推进健康中国建设》，《光明日报》2015 年 11 月 13 日。
② 岑文华、叶慧、张海燕：《居民为什么愿意在社区医院首诊》，《今日浙江》2014 年第 18
　　期，第 52～53 页。

壮大，医疗设备和服务水平明显提高，人民群众的健康需求得到了一定程度的满足。总的来说，这一阶段是医改的初级阶段。

1992 年，卫生部根据国务院下发的《关于深化卫生医疗体制改革的几点意见》文件精神，要求医疗机构在"以工助医、以副补主"等方面取得新成绩。这项政策刺激了医院创收，但也影响了医疗机构公益性的发挥。1993 年，十四届三中全会通过了《中共中央关于建立社会主义市场经济体制若干问题的决定》，自此之后，医改领域围绕着政府主导还是市场主导的争论进行改革。1997 年 1 月，中共中央、国务院出台《关于卫生改革与发展的决定》，提出了推进卫生改革的总要求。这段时间，我国医疗卫生事业改革重点关注市场机制、政府的作用、管理体制和方式、卫生资源配置中的市场导向、适应市场经济的城市卫生服务体系、医疗卫生机构的运行机制与产权制度关系、与市场经济相适应的卫生服务的补偿机制等一系列问题，在转变观念、促进城乡医疗卫生体制、改革卫生监督与疾病预防控制体制、发展社区卫生服务、提高服务质量、改善服务态度、加强行业监管、规范医疗行为和控制医疗费用等方面取得了一定进展。总体来看，改革缺乏整体性、系统性，一些深层次的问题还未涉及，许多新的矛盾持续产生。

随着市场化改革的不断推进，国务院办公厅于 2000 年 2 月转发卫生部等 8 部委下发的《关于城镇医药卫生体制改革的指导意见》，之后陆续出台了 13 个配套政策。在这些配套文件出台后，国家和地方开始制定具体的措施。其中，2000 年 3 月宿迁市公开拍卖卫生院，将医院市场化改革推向了极端；2001 年无锡市政府批转了《关于市属医院实行医疗服务资产经营委托管理目标责任制的意见（试行）的通知》；2002 年《上海市市级卫生事业单位投融资改革方案》出台，改革的重点是如何深化医院产权改革，试图以产权改革推进医院治理结构的转变。当然，市场化改革显露出了一些弊端，特别是 2003 年"非典"事件将城乡基层卫生服务的缺失一览无遗地暴露出来。这客观上为下一个阶段医改的到来做了铺垫。

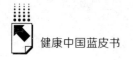

（二）社区首诊制提出的政策背景

早在 1997 年，中共中央、国务院就出台了《关于卫生改革与发展的决定》，做出要"改革城市卫生服务体系，积极发展社区卫生服务"的决策，探讨如何把社区卫生服务和医院诊疗的模式有机结合，为社区卫生服务发展奠定了基础。1998 年，国务院在《关于建立城镇职工基本医疗保险制度的决定》中提出，将社区基本医疗服务纳入医疗保障范围，提出了制约社区卫生服务发展资金问题的解决途径。1999 年，卫生部等部委相继下发关于发展社区卫生服务、发展全科医学教育、社区卫生服务机构设置等的文件，指明了社区卫生服务发展方向，同时，为社区卫生服务人才队伍的建设提供了政策保障。2000 年，国务院出台《关于城镇医药卫生体制改革的指导意见》，对医疗卫生资源进行了重新分配和组合，持续推进卫生服务体系改革。但是应当看到，此时的政府改革仍然着眼于城市，忽视了农村；着眼于职工，忽视了居民；着眼于产权，忽视了医疗卫生行业自身所固有的属性，使得我国的医疗卫生事业改革在曲折中前行。

（三）社区首诊制的正式提出

自 1997 年以来，社区卫生服务体系得到一定程度的发展，但是居民接受医疗服务，甚至是普通病症，也直接到大医院就医，这违背了医疗卫生资源配置规律，不利于医疗卫生资源的合理利用。为了使医疗需求和医疗服务供给结构更加合理，促使居民普通医疗需求逐步"下沉"，2006年，国务院出台了《关于发展城市社区卫生服务的指导意见》（以下简称《意见》）。《意见》涉及社区卫生服务机构的性质与功能定位、社区首诊制度的建立以及双向转诊工作的开展、社区卫生服务医疗保险报销、社区医疗人才队伍建设等方面。《意见》的出台，标志着我国社区首诊制度的正式提出。

各级政府和有关部门认真贯彻《意见》，深化城市医疗卫生体制改革，大力发展社区卫生服务事业，逐步加大社区卫生机构的投入，建立分级医疗和双向转诊制度，探索开展社区首诊制试点，不断改善社区卫生硬件条件和服务水平，发挥社区首诊在合理配置资源、实现患者分流、降低医疗费用中的作用。随后，卫生部、国家发改委、人事部、财政部、劳动保障部等部门根据相应的职责，各自或联合制定了《关于促进医疗保险参保人员充分利用社区卫生服务的指导意见》《城市社区卫生服务机构管理办法（试行）》《关于城市社区卫生服务补助政策的意见》《城市社区卫生服务中心（站）基本标准》《关于在城市社区卫生服务中充分发挥中医药作用的意见》《关于加强城市社区卫生人才队伍建设的指导意见》《关于加强城市社区卫生服务机构医疗服务和药品价格管理的意见》《关于公立医院支援社区卫生服务工作的意见》《城市社区卫生服务机构设置和编制标准指导意见》9 个配套文件，进一步细化《意见》提出的有关政策，为加快社区卫生服务提供了制度保障。

伴随着新型农村合作医疗制度的试点与实施，参保农民数量的增多激发了患者看病的意愿，使得乡镇卫生院得到前所未有的发展。根据各地新农合的规定，参合群众生病后必须到乡镇卫生院就诊并由乡镇卫生院决定是否转诊到上级医院。这些举措在一定程度上推动了社区首诊制度的实施。

三　中国社区首诊制度的实施现状

（一）基本情况

按照"先行试点、逐步推开"的建设思路，卫生部于 2006 年先后在深圳、上海、南京等社区卫生服务规范化示范城市就社区首诊问题进行了改革试点。2008 年 3 月 5 日，温家宝在政府工作报告中明确提出："加快构建以社区为基础的新型城市医疗卫生服务体系。将符合条件的社区卫生服务机构纳入城镇基本医疗保险的定点范围，实行社区首诊制度试点，逐步实现小病不出社区、大病才上医院。"随着城镇居民基本医疗保险的试点工作全面展开，北京、南宁、南京、厦门、南昌、兰州、乌鲁木齐等地纷纷出台相关政策，进行社区首诊制的试点与推广。截至 2015 年底，全国所有省份都开展了社区首诊制度的试点工作。例如，厦门市为了推进社区首诊，依托厦门市第一医院、厦门市中山医院、厦门市中医院以及海军 174 医院等几家医院托管全市 36 家社区卫生服务机构。为此，厦门市第一医院全部兜底其所托管的 6 家社区卫生服务中心的人财物资源，保证了社区首诊制度的顺利推进。其他城市也进行了诸多探索。

从政策文件上分析，2016 年底，社区首诊制已经在我国 70% 以上的城市中加以实施，并不断加大力度推进和完善。如表 1 所示，我国政府相关部门对社区首诊非常重视，自 2008 年《政府工作报告》公布后，中共中央、国务院、卫生计生委等召开的国家层面的会议和决策中，社区首诊制的内容越来越具体。至 2015 年 9 月，国家发布了《关于推进分级诊疗制度建设的指导意见》，首次专门针对分级诊疗制度做出了规划，提出了目标：2015 年，所有公立医院改革试点城市和综合医改试点省份都要开展分级诊疗试点；到 2017 年，分级诊疗政策体系逐步完善，基层医疗卫生机构诊疗量占总诊疗量比例明显提升；力争到 2020 年，分级诊疗服务能力全面提升，基层首诊、双向转诊、急慢分治、上下联动的分级诊疗模式逐步形成。该意见的出台，有助于社区首诊制在全国的推广与实施，对于解决"看病难、看病贵"问题具有重要的实践意义。此后，相关部门又推出了高血压、糖尿病的分级诊疗试点，并在 2016 年深化医改的十项重点工作任务中将分级诊疗列在第二项的重要位置，彰显了国家对推动该政策实施的决心；同时确定当年将在 70% 左右的地市开展试点分级诊疗，试点地区高血压患者、糖尿病患者规范化诊疗和管理率达到 30% 以上；到 2016 年底，城市家庭医生签约服务覆盖率达到 15% 以上，重点人群签约服务覆盖率达到 30% 以上，并要新制（修）订 50 个疾病的临床路径，争取所有三级医院和 80% 以上的二级医院开展临床路径管理工作。表 1 全面回顾并总结了 2009 年以来我国社区首诊制度的政策出台情况。

表 1　社区首诊政策梳理

时间	单位	文件	重点
2016.6	国家卫计委等七部门	《关于印发推进家庭医生签约服务指导意见的通知》	2016 年,在 200 个公立医院综合改革试点城市开展家庭医生签约服务。到 2017 年,家庭医生签约服务覆盖率达到 30% 以上,重点人群签约服务覆盖率达到 60% 以上。到 2020 年,力争将签约服务扩大到全部人群
2016.4	国务院办公厅	《关于印发深化医药卫生体制改革 2016 年重点工作任务的通知》	在 70% 左右的地市开展试点,试点地区高血压患者、糖尿病患者规范化诊疗和管理率达到 30% 以上。到 2016 年底,城市家庭医生签约服务覆盖率达到 15% 以上,重点人群签约服务覆盖率达到 30% 以上
2016.1	国家卫计委	《2016 年卫生计生工作要点》	在 70% 左右的地市开展试点,综合医改试点省和公立医院改革试点城市要全面推开
2015.9	国务院办公厅	《关于推进分级诊疗制度建设的指导意见》	部署加快推进分级诊疗制度建设,对分级诊疗制度提出了具体规划和目标;2015 年,所有公立医院改革试点城市和综合医改试点省份都要开展分级诊疗试点;到 2017 年,分级诊疗政策体系逐步完善;到 2020 年,分级诊疗服务能力全面提升
2015.5	国务院办公厅	《关于城市公立医院综合改革试点的指导意见》	推动建立分级诊疗制度。①构建分级诊疗服务模式。在试点城市构建社区首诊、双向转诊、急慢分治、上下联动的分级诊疗模式。到 2015 年底,预约转诊占公立医院门诊就诊量的比例要提高到 20% 以上。②完善与分级诊疗相适应的医保政策。对没有按转诊程序就医的,降低医保支付比例或按规定不予支付
2015.1	国家卫计委	《2015 年卫生计生工作要点》	在城市公立医院改革地区开展分级诊疗试点工作。研究制订差别化的医保报销政策。以高血压、糖尿病等慢性病和结核病防治管理为突破口,探索按病种打包、上下联动等办法,推动建立基层首诊、双向转诊、急慢分治、上下联动的分级诊疗模式
2014.5	国务院办公厅	《关于印发深化医药卫生体制改革 2014 年重点工作任务的通知》	国家选择部分城市开展基层首诊试点,鼓励有条件的地区开展试点工作,推动形成基层首诊、分级诊疗、双向转诊的就医秩序

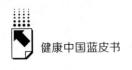

续表

时间	单位	文件	重点
2014.3	国务院	《关于落实〈政府工作报告〉重点工作部门分工的意见》	再次将社区首诊制度作为深化医疗改革的重点,引导患者在基层机构首诊,并通过基层机构与医院的对接合作,建立有序、顺畅的转诊体系
2013.11	中共中央	《关于全面深化改革若干重大问题的决定》	完善合理分级诊疗模式,建立社区医生和居民契约服务关系
2009.3	中共中央、国务院	《关于深化医药卫生体制改革的意见》	逐步建立社区首诊制度,为群众提供便捷、低成本的基本医疗卫生服务

社区首诊制度的试点推动着患者就诊首选社区医院。如表 2 所示,从诊疗人次来看,医院诊疗人次每年都有所增长,并且增长幅度均大于总诊疗人次;基层卫生诊疗人次也有所增长,但是增长幅度小于总诊疗人次增幅,也小于医院诊疗人次增幅,2016 年甚至有所下降。如表 3 所示,在病床使用情况上,医院的病床使用率始终居高不下,保持在 86% 以上,社区卫生服务中心和乡镇卫生院保持在 65% 以下。从中可知,社区首诊制推行之后取得了一定成效,但是基层医疗机构卫生资源并没有得到充分利用,医疗服务集中在医院。

表 2　诊疗人次变化情况

时间	总诊疗,同比情况	医院诊疗,同比情况	基层卫生机构诊疗,同比情况
2016 年 1～9 月	57.8 亿人次,提高 1.7%	23.6 亿人次,提高 4.8%	32.0 亿人次,降低 1.2%
2015 年 1～9 月	56.8 亿人次,提高 2.7%	22.5 亿人次,提高 5.1%	32.4 亿人次,提高 1.3%
2014 年 1～9 月	55.3 亿人次,提高 5.9%	21.4 亿人次,提高 9.1%	32.0 亿人次,提高 3.6%
2013 年 1～9 月	52.2 亿人次,提高 8.0%	19.6 亿人次,提高 8.8%	30.9 亿人次,提高 7.3%
2012 年 1～9 月	48.3 亿人次,提高 11.3%	18.0 亿人次,提高 15.4%	28.8 亿人次,提高 9.1%
2011 年 1～9 月	43.4 亿人次,提高 4.9%	15.6 亿人次,提高 8.2%	26.4 亿人次,提高 2.8%

资料来源:中华人民共和国国家卫生和计划生育委员会统计信息中心。

表3　病床使用情况

时间	医院,同比情况	社区卫生服务中心,同比情况	乡镇卫生院,同比情况
2016 年 1 ~ 9 月	86.7%,降低 0.7 个百分点	55.7%,降低 1.3 个百分点	62.0%,提高 0.3 个百分点
2015 年 1 ~ 9 月	87.4%,降低 2.9 个百分点	57.0%,降低 0.2 个百分点	61.7%,降低 0.4 个百分点
2014 年 1 ~ 9 月	90.3%,降低 1.3 个百分点	57.2%,降低 1.1 个百分点	62.1%,降低 2.2 个百分点
2013 年 1 ~ 9 月	91.6%,降低 1.7 个百分点	58.3%,提高 0.6 个百分点	64.3%,提高 0.7 个百分点
2012 年 1 ~ 9 月	93.3%,提高 3.1 个百分点	57.7%,提高 3.7 个百分点	63.6%,提高 5.9 个百分点
2011 年 1 ~ 9 月	90.2%,提高 1.4 个百分点	54.0%,降低 5.7 个百分点	57.7%,降低 2.0 个百分点

资料来源：中华人民共和国国家卫生和计划生育委员会统计信息中心。

（二）基本模式

在国家各项政策的引导和指导下，我国各省市根据实际情况积极探索适合本地区的社区首诊制。从服务对象上看，主要有两种模式：一种是借助医疗保障、医疗保险等政策，引导特定人群在社区首诊，然后逐步推广到其他居民；另一种是通过合作医疗或门诊统筹制度在农村居民中实施首诊制。从建立提供社区首诊服务机构的方式上看，主要有两种：一种是将现有社区卫生机构作为首诊定点机构；另一种是将部分上级医院和乡镇卫生所转型为社区首诊机构。从医疗团队建设方面看，主要由全科医生、护士以及预防保健人员三类医务人员构成社区首诊服务团队。从服务形式上看，主要有三种：第一种是实行"契约式"社区卫生服务，全科医生团队主动上门为签约的居民或辖区内的特定人群进行诊断和治疗；第二种是建立家庭医生门诊预约制度；第三种是采用"互联网＋"方式，通过"微医模式"、远程视频、在线诊疗等方式提供服务。从引导方式来看，主要有政策强制、政策激励、政策引导三种方式，三种方式往往同时采用。总体而言，自 2006 年以来，经过 10 年的探索，我国的社区首诊在实践中逐渐形成了五种模式①。

一是以厦门为代表的"慢性病突破"模式。2007 年年底，厦门市依托

---

① 王贺胜在"全国医疗管理工作会议"上的讲话，2017 年 1 月 16 日。

三级医院托管全市38家社区卫生服务中心，建立向下延伸的远程会诊平台，确定对口业务指导和技术支持，明晰双向转诊机制，加强高血压、糖尿病等慢性病管理，探索建立高血压、糖尿病患者社区规范化管理机制，引导居民实现慢病自我管理，提升基层服务能力与水平。同时，改变大医院过度依靠和追求门诊规模经营的模式，把原来对三级医院门诊量的定额补助调整为对三级医院与分级诊疗绩效挂钩的财政补助机制，让三级医院对门诊业务"愿意放""放得下"。另外，允许社区卫生服务中心使用国家基药和基本医保药物目录的常见病、慢性病药品一次性处方用量，实行参保对象在三级医院门诊就诊个人自付比例为30%、在基层就诊自付7%以及在社区卫生服务中心就诊每人每年享受500元医保优惠等吸引居民优先基层就诊的政策。不仅如此，厦门市采取"院办院管"方式由三级医院下派人员到社区卫生服务中心指导业务，制定了以十大类核心病种为主的基层病种目录，明确临床路径和转诊标准。

二是以北京为代表的"医联体切入"模式。为了破解无序就医难题，自2012年以来，北京市将社区卫生服务中心、二级医院与三级医院对接为医联体，推动医联体内人、财、物、管理、服务"五个统一"，让三级医院和基层医院抱团发展，实现区域医疗资源共享。医联体内三级医院常年派专家到社区卫生服务中心坐诊，社区卫生服务中心医师定期到医联体内三级医院进修，逐步提高社区卫生服务中心的诊疗能力。此外，为了扎实推进以医联体为切入点的分级诊疗制度建设，北京市建立了3587个社区家庭医生服务团队，做到65岁以上老年人签约率达到75%。同时启动疑难、复杂、危重病等专科医联体建设，建立远程会诊信息联网系统，推进市级临床会诊中心、医技会诊中心建设，使患者在最短时间内得到合理治疗，减少患者的无序流动。

三是以攀枝花为代表的"诊疗病种抓手"模式。自2014年起，攀枝花市建立了由5家三级医院、8家二级医院、65家基层医疗机构组成的五大纵向医联体，开展了以诊疗病种为抓手的分级诊疗制度探索实践，实现了分级诊疗制度的全市覆盖。攀枝花市规定，基层医疗卫生机构为常见病及多发病患者、慢性病患者、老年病患者、晚期癌症患者以及诊断明确、病情稳定的术后康复患者等提供诊疗、康复、护理等服务。因此，常见病、多发病以及诊断明确、病情稳定的慢性病，常见病及慢性病的康复、复查等，应该选择到基层卫生机构就诊；而直接到三级医院门诊就医的患者，如果"明确诊断为常见病、多发病需住院治疗的"，应介绍其到二级及以下医院住院①。同时，除了明确规定的特殊群体患者可以越级转诊至三级医院外，其他患者按病情轻重缓急和疑难复杂程度实行由基层医疗卫生机构向区县医疗机构再到域外三级医院"逐级转诊"。

四是以上海为代表的"家庭医生签约服务"模式。早在 2011 年，上海市就在长宁、闵行等 10 个行政区启动家庭医生制度，推进"1＋1＋1"组合签约，开展社区首诊、有序转诊、分级诊疗服务模式的探索。一方面，居民在选择社区卫生服务中心的家庭医生签约基础上可以再选择一家区级医疗机构、一家市级医疗机构进行签约。其中，家庭医生可以为居民一次性开具 1～2 个月的慢性病长处方药量，减少患者往返医疗机构的次数。签约居民可以根据自身情况选择任意一家医疗机构就诊，如果需要到其他医疗机构就诊可以通过家庭医生（或签约医疗机构）转诊。上级医院将拿出 50% 的专科和专家门诊预约号源向签约居民开放。经家庭医生转诊至上级医院的签约居民再回到社区就诊时，家庭医生可沿用上级医院的处方药品，并通过第三方物流实现配送，满足社区居民有针对性的用药需求，延续上级医院的用药医嘱。同时，签约居民还可以享受社区门诊诊查费减免等优惠政策。

五是以西宁为代表的"医保政策引导"模式。自 2013 年 10 月起，西宁市全面实施分级诊疗制度，城乡居民首诊必须在一级定点医疗机构进行，并根据病情由一级医疗机构负责人签章后转至二级或三级定点医疗机构就诊。为了鼓励向下转诊，患者从上一级医疗卫生机构转到下一级医疗卫生机构治疗或康复的减免挂号费，取消医保起付线。西宁市按病种实施分级诊疗，一级医疗卫生服务机构实行"50 种"按病种分级诊疗和按病种医保付

---

① 参见攀枝花市卫计委《攀枝花市关于建立分级诊疗制度的实施方案》，2015 年 9 月。

费改革试点，二级医疗卫生服务机构探索"100 种"按病种分级诊疗和按病种医保付费改革试点。经过转诊在二级或三级定点医疗机构住院的参保患者报销时，降低患者在下级医院的住院起付线；而对上级医院转往下级医院继续康复住院治疗的参保患者则免除下级医院住院起付线；反过来，对那些不按转诊程序直接到二级或三级定点医疗机构住院及患者自己执意要求转诊的，医保报销比例在原基础上降低 10%[1]。

（三）取得的成效

衡量社区首诊制取得的实效，可以通过医疗卫生资源的可及性、利用率、满意度三个指标来测量。总体上看，我国社区首诊制度在较短的时间内取得了良好的实际效果，这一改革思路及改革方向得到了人民群众的普遍支持。

第一，可及性有所提高。首先，在地理可及性方面，根据卫生部 2005 年《关于城市社区卫生服务发展目标的意见》的标准，社区卫生服务中心以街道办事处为单位，居民从住所步行 15 分钟就可以到达基层医疗卫生机构接受服务，因而在地理范围上的可及性较高。例如，针对深圳、重庆、东莞及厦门的研究表明，这四个地区的居民步行至社区卫生机构均在 15 分钟以内。北京、江苏、江西的患者在 15 分钟以内到达社区卫生服务机构的占 81.15%[2]，基本实现了 15 分钟路程这个目标。其次，在社区卫生机构建设可及性方面，各地社区卫生机构的数量不断增长。例如，2012 ~ 2013 年，重庆、上海、武汉基本实现城区基层卫生服务网络全覆盖，平均每 10 万人 1 个中心、每 1 万人 1 个站；厦门市按照每个街道 1 家标准化的社区卫生服务中心进行配置。再次，在社区医务人员可及性方面，各地加强对全科医生的配置和能力建设。2014 年，北京、上海每万人口全科医生数分别达到 3.82 人和 2.85 人，均达到国家每万人口配备 2 ~ 3 名全科医师的标准[3]。

---

① 《分级诊疗新路径就医更便民》，《西宁晚报》2016 年 3 月 24 日。
② 梁万年、王亚东、李航：《全国社区卫生服务现状调查》，《中国全科医学》2005 年第 9 期。
③ 宋宿杭、何莉、梁思园等：《我国城市社区首诊制度研究综述》，《中国卫生经济》2017 年第 1 期。

2016 年末，长春市已经在 200 个公立医院综合改革试点城市开展家庭医生签约服务，覆盖率达到 15% 以上，重点人群签约覆盖率达到 30% 以上。浙江省家庭医生规范签约人数 1175.9 万，规范签约率为 24.28%。

第二，社区医疗资源利用率有所提高。社区首诊制的实施，促进了基层卫生医疗资源使用率的提高。国家卫生和计划生育委员会统计信息中心的报告显示，2011 年，我国基层卫生机构总诊疗人次为 26.4 亿；到了 2016 年，我国基层卫生机构总诊疗人次达到 32.0 亿，比 2011 年增长了 21.2%。2011 年，我国社区卫生服务中心病床使用率为 57.7%；而到了 2016 年，全国社区卫生服务中心病床使用率达到 62.0%，比 2011 年提高 4.3 个百分点。就各省而言，以浙江省为例，2015 年乡镇卫生院病床使用率为 45.41%，比 2014 年上升了 6.21 个百分点；社区卫生服务中心病床使用率为 40.13%，比 2014 年上升了 1.41 个百分点。

第三，患者社区卫生机构就诊满意度提高。有学者对北京、江苏、山东、福建、广东、黑龙江、河南、湖北、四川、贵州、云南、西藏、陕西、新疆等地社区卫生服务机构服务能力现状的调查研究显示，75.1% 的居民对所在基层医疗卫生机构的医疗服务能力感到满意或者比较满意，86.2% 的直辖市/省会城市居民对所在社区卫生服务中心的慢性病健康管理感到满意或比较满意，60.8% 的居民对基层医疗卫生机构的硬件设施表示满意或比较满意，70.6% 的居民对就诊环境表示满意或比较满意[1]。

四 中国社区首诊制度实施存在的问题

尽管各地分级诊疗制度在试点中分流了三级医院的部分患者到基层医疗机构，从而提高了基层医疗机构的门诊量，在一定程度上缓解了部分患者的"看病难、看病贵"问题，但是，应该看到，全国各地正在进行的分级诊疗

---

[1] 张明妍、丁晓燕、高运生：《我国社区卫生服务机构服务能力现状、问题及对策》，《中国卫生事业管理》2016 年第 9 期，第 654~681 页。

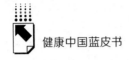

试点改革还面临着以下难以解决的问题，使得基层首诊制度难以很好地实施。

（一）基本药物目录种类少、剂型不全

2009 年国家正式实施基本药物制度以来，全国各地尤其是试点分级诊疗的城市都执行基层医疗机构药用目录。执行基本药物目录的本意是在降低患者看病费用的同时节约有限的公共资源，防止患者滥用药物。但是，基层医疗机构的基本药物种类及剂型都很少，往往不足千种，许多最基本的药品都没有，一些患者来基层医疗机构只能看病而开不到原来在三级医院可以开到的药物，他们只好在基层医疗机构看完病、拿着处方后到上级医疗机构拿药或者到药店买药，在某种程度上反而增加了患者的负担。实际上，基本药物品种的不丰富不仅使患者的用药需求难以得到满足，而且导致三级医院的专家不愿到基层医疗机构坐诊、患者往下转诊困难，直接制约了基层医疗机构本身功能的发挥。例如，从 2010 年 1 月起，厦门市公办基层医疗机构执行福建省基层医疗机构用药目录，共 455 种药物 800 多种剂型。在实施这一制度之前，有的基层医疗机构从 2004 年平均每天 200 多人次的门诊量逐步上涨到 2008 年平均每天 600 多人次的门诊量，然而实行了基本药物目录制度后的两年内每天的门诊量却下降到 400 多人次①。后来，厦门市实行了患者到基层医疗机构看病给予 500 元补贴以及慢病进社区等政策后门诊量才有所回升。可是，基本药物数量的不充裕制约着基层医疗机构"守门人"功能的发挥，阻碍着分级诊疗制度的顺利实施。

（二）全科医生数量少、器械配备不全

基层医疗机构要想解决群众"看病难、看病贵"的问题必须有足够的全科医生以及较为齐全的医疗设备。如果全科医生数量不足、质量不高或者医疗设备不全则不足以引导患者主动前来就医。就前者而言，自 2009 年新

① 相关数据为笔者 2012 年 6 月、9 月、10 月三次赴厦门市某社区卫生服务中心调研所得。

医改以来，国家有关部门先后下发了《关于建立全科医生制度的指导意见》《以全科医生为重点的基层医疗卫生队伍建设规划》等文件，对建立全科医生制度做了全方位的顶层设计。按照国家卫计委的数据，经过"十二五"时期的努力，中国全科医生数约为17万人，按照每万名城乡居民配备2～3名全科医生来测算，到2020年全国还有18万名全科医生的缺口①。也就是说，现有的基层医疗机构拥有的全科医生数只是应该拥有量的一半左右。不仅如此，这些全科医生学历及职称普遍不高，即便是城区的全科医生都很少有研究生学历，更难见主任医师前来坐诊，一般以主治医师为主，这样的医生队伍难以得到患者的认同。就后者来说，由于基层医疗机构与三级医院建立起医联体，这些基层医疗机构的相关检测设备、检查仪器要么淘汰要么上交到三级医院，基层医疗机构只能做血常规、尿常规、粪常规等检查而无法重新配置相关医疗设备。硬件设施不完善，使得基层医疗机构医师无法及时进行相关检查以便更好地判断患者的病情，进而增加了群众的不信任感，在一定程度上助长了三级医院门庭若市而基层医疗机构门可罗雀的现状。

（三）基层医疗机构门诊量低、重复就诊问题存在

门诊量低是全国各地分级诊疗制度实施过程中普遍面临的问题，门诊量低不仅不利于基层医疗机构的发展，不利于三级医院的专家前来坐诊，而且会形成"马太效应"引发患者的不信任。根据国家卫计委《2015年卫生和计划生育事业发展统计公报》，2015年全国共有基层医疗卫生机构920770个，其中，社区卫生服务中心（站）34321个，乡镇卫生院36817个，两者合计71138个；2015年全国基层医疗卫生机构工作人员达到360.3万，其中，社区卫生服务中心（站）50.5万，乡镇卫生院127.8万，两者合计178.3万；这一年，基层医疗卫生机构门诊量43.4亿人次②，每家基层医疗机构年均门诊量仅为4713.45人次，这些门诊量即便全部给社区卫生服务中

---

① 《中国全科医生缺口18万　受阻基层医疗回归大锅饭》，《21世纪经济报道》2015年9月8日。

② 国家卫计委：《2015年卫生和计划生育事业发展统计公报》，2016年7月21日。

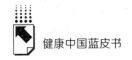

心及乡镇卫生院，平均每天的门诊量也只有 167 人次。实际上，这些门诊量中还有一部分属于患者在上级医院看完病后为了提高补偿比率回到基层医疗机构重新看病拿药的重复就诊行为。

（四）双向转诊未实现、转上容易转下难

建立分级诊疗制度不仅要做到社区首诊，更要实现双向转诊，特别是能够将那些经过上级医院治疗后可以到基层医疗机构继续接受治疗或康复的患者转诊下来，这是建立分级诊疗制度的初衷，也是解决"看病难、看病贵"问题的重要手段。然而，从各地开展的社区首诊试点改革情况来看，无论是医联体还是签约家庭医生等服务模式发展得并不理想，小病去大医院看、大医院的患者不愿往基层医疗机构转诊的现象仍然比较普遍。例如，在上海市松江区，2014 年区中心医院向康复中心转诊 110 人次，2015 年转诊 123 人次；而康复中心向社区服务中心医院转诊非常少，2014 年、2015 年分别只有 18 及 21 人次[1]。即便是双向转诊做得较好的北京市，2016 年前 3 季度，16 个区共 53 个医联体内上转患者 222436 人次，平均每个医联体每月上转 466 人次；医联体内下转患者 40352 人次，平均每个医联体每月下转也只有 85 人次[2]。这表明，双向转诊未被充分落实。

五　社区首诊制度实施存在问题的成因

居民的就医行为、医疗机构的诊疗行为以及药厂与药商的销售行为构成了完整的社区首诊过程。社区首诊过程可被视为顾客购买商品或者接受服务的过程，它涉及管理组织、顾客、商家三大主体。政府是管理主体，医保机构是组织主体，就诊人群是顾客（需求方），医疗机构是服务提供主体（服务供应方），药厂及药商则是重要的服务提供组织。

---

① 《分级诊疗改革聚焦"松江特色"：慢病协作平台让患者得实惠》，人民网，2016 年 4 月 13 日。
② 《北京：分级诊疗突出医联体作用》，《健康报》2017 年 1 月 11 日。

在社区首诊制下，这几大主体既相互联系又相互影响：政府是整个过程的管理者，制定的各项政策或激励或强制或引导着其他各方的行为，直接领导医保机构，制定的医疗保险报销制度、规制药品销售价格影响着医疗机构和就诊人群的就医行为；作为商家的医疗机构及药商，提供的服务是行医售药行为和其他相关服务，受到补助机制、价格限制、税收政策、卫生监督、资质限制等方面的影响，受到政府的监督、管理并受政府制定的相关政策的影响，还受到就诊人群需求的影响；作为顾客的就诊人群，考量社区卫生服务水平，受到社区卫生服务质量和医疗服务可及性的影响，还受政府制定的各项政策影响。政府管理方面：政府是整个社区首诊过程的主导者，它面临着两方面的挑战：一是社区医疗资源的整合提供不充分、不及时、不全面，因而难以全面提供社区首诊服务；二是患者分流制度不完善，无法诱致或强制患者首诊选择社区医疗机构。众所周知，在现行医疗体制中行政等级制度下，医院的级别越高所获得的政府配置资源越多，优秀的医生更愿意前往，由此形成了"马太效应"，也形成了居民认为大医院什么都好、什么都比基层医院强的观念。当前，对患者的转诊没有具体的规定和标准，转诊的医疗保险支持力度不足。社区医疗资源不足和患者分流制度不完善等问题制约了社区首诊制度的发展。社区医疗机构方面则面临着医疗服务能力不足的问题。社区医疗卫生团队建设普遍存在数量不足、质量不高、服务提供不到位、待遇较低的问题，影响就诊人群的认同感和信任感，使社区首诊制的建立达不到预期效果，这些医疗机构往往门可罗雀。而对于就诊人群来说，对疾病的恐惧心理使得他们生病后总是希望去名院找名医，因而对社区医疗机构的信任度偏低，首诊意识缺乏。在追求大医院和名医的就医观念下，就诊人群对社区医疗机构的技术、设备、人员等不认可，缺乏必要的了解，使得部分就诊人群不愿意执行首诊制度。总之，从社会政策角度看，导致社区首诊制度难以实施的原因集中体现在以下五个方面。

（一）政策制定忽视民众的就医心理

任何一项社会政策最终都要落实到政策对象身上，因而在政策议程设置、政策文本制定中就必须要充分考虑到政策对象的态度及观念，否则政策对象总要设法进行各种形式的活动以规避这项政策。众所周知，求生是人的本能，每个人生病后总希望花最少的费用得到最好的治疗，以便在最短的时间内治愈疾病、消除病痛。没有哪一个患者生病后冒着被病痛折磨甚至被误诊的风险主动放弃大医院而去基层医疗机构接受治疗，更没有哪一个患者愿意放弃专家治疗而去接受普通医生的治疗，这是人类应对疾病侵袭时所共有的内在本性，理当成为政策制定者必须加以考虑的首要因素。除非采取强制措施，否则在这种就医心态下任何一名患者都难以选择首诊去社区医疗机构。对于患者来说，在信息高度不对称的情形下，绝大多数患者都会认为越是规模小的医疗机构越不容易治好疾病，大医院误诊的概率远远低于基层医疗机构；不仅如此，患者乃至社会各界总以为基层医疗机构条件差、技术不行、药品不全。在这些观念作用下，患者及其家属自然就形成了不易改变的求名医观念，自然制约着社区首诊政策的实施。问题就在于，相对于民众尤其是患者求名医心理而言，医疗资源总是有限的，政策制定者要想在医疗资源及治疗能力与水平不均衡的前提下实现分级诊疗这一政策目标，只有通过引导与规制，采取强制性或半强制性措施让患者减少乃至放弃去大医院治疗常见病、多发病以及慢性病的动机与愿望。

（二）政策推动简单地采取经济手段

要想扭转患者以往的就医心理、就医观念及就医习惯，让患者首诊时自觉地选择基层医疗机构就诊，首要任务就是强身固本，也就是通过综合运用政治、经济、社会以及文化等杠杆加以引导，强化社区卫生服务机构的建设，提升社区卫生服务机构的医治能力与水平，任何单一的手段都难以实现这一政策目标。可是，从各试点地区的实际情况来看，为了推动社区首诊，引导患者养成更加合理的就医习惯、使用更加合理的就医方式，各地采取了许多办法，如利用价格杠杆提高基层医疗机构的门诊及住院报销比例，取消基层医疗机构的门诊和住院起付线直接给予补偿，参保人员到基层医疗机构就医每年享有一定额度的补贴，如果不经转诊直接到上级医院就诊则降低门诊及住院报销比例，等等。但实际情况是，各试点地区患者首诊的比例尽管有所提升，但总体并不高，这是因为：医疗行为是综合的行为而不是单纯的经济行为，医疗政策并不是简单的经济政策，它不可能完全按照经济理性法则、受到经济规律制约，经济手段只能引导受经济规律影响、按经济规律办事的行为，而人类的行为十分复杂，不可能完全遵循经济规律行动，经济杠杆不可能一用就灵，患者特别是有支付能力的患者不可能为提高一点儿报销比例而改变自己的就医选择。这意味着，社会民生建设及民生事业领域有着自身的规律，遵循自身的运行逻辑。如果简单地迷信经济杠杆，用经济手段替代社会手段，把经济领域内的做法运用到社会民生建设领域将适得其反。简单的经济手段无法阻挡涌向三级医院的患者。

（三）政策实施忽视三级医院的"虹吸效应"

与发达国家不同，中国推行社区首诊制是在大医院与基层医疗机构长期存在资源与能力严重不平衡的状态下进行的。长期以来，大医院特别是三级医院凭借自身良好的设施、周全的科室以及较高水平的医疗团队把原本可以到基层医疗机构就业的人才吸引过来，把原本可以在基层医疗机构就诊的患者吸引过来，从而不断壮大三级医院的实力，加剧基层医疗资源的紧缺，阻滞基层医疗机构的发展，形成基层医疗机构越来越萎缩、大医院越办越大这样一个怪圈，加剧形成了医院越大名医名药就越多、医治疾病就越有希望的普遍性的社会心理。这就需要我们在分级诊疗政策议题、政策内容、政策执行及政策评估等各环节中充分考虑并着力解决三级医院所固有的"虹吸效应"问题[1]，把能否解决三级医院的"虹吸效应"问题作为评估分级诊疗政策是否成功、群众"看病难、看病贵"问题是否得到解决的重要方面。反过来，如果政府只出台鼓励患者到基层医疗机构的政策措施，而没有制定提升基层医疗机构服务能力与服务水平，特别是没有制定有效限制大医院尤其是三级医院在规模、资源、人才及利润等方面不断扩张的政策，三级医院的

---

[1] 托马斯·戴伊：《理解公共政策》，北京大学出版社，2008。

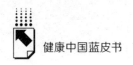

"虹吸效应"将无法解除，基层医疗机构不断遭到挤压的局面将不可能得到根本改变，社区首诊自然难以实现。

（四）政策无法解决医疗机构的利益驱动问题

制定与实施一项新的公共政策在很大程度上就是要调整各方利益关系，使之形成更为合理的利益结构，否则它就没有制定与实施的必要。就社区首诊制而言，该项政策的实施本身就是为了促进医疗资源更加合理配置，实现基本医疗服务更加均等化，让患者有序就诊，彻底解决患者"看病难、看病贵"问题，这就需要我们在制定政策的时候能够听取并尊重基层医疗机构的意见，形成更加有利于基层医疗机构发展与壮大的政策体系。可是，在以行政审批为核心的医疗卫生管理体制中，政策制定者往往是公立医院特别是三级公立医院的负责人以及从这些医院走到卫计委岗位上的领导，他们所提出的政策议题、构建的政策内容以及设置的政策准入等，总是着眼于如何更加有利于本单位的发展，至少不能让本单位的利益受损。为此，政策制定者们自然就会对基层医疗机构设置"基本药物制度""医疗技术准入"等限制性条款，在各自利益驱动下，即便组建医联体、签约家庭医生甚至让三级医院兼并基层医疗机构也不可能解决向下转诊问题[1]。实际上，正因为自负盈亏的利益驱动、简单的物质奖励制度以及大医院在利益博弈中处于绝对主导地位，全国各地建起了一个又一个的医疗航母，而基层医疗机构始终处于缓慢发展中。

（五）现行政策供给未从根本上提升基层医疗机构服务能力

按照科尔巴奇的看法，公共政策本身蕴含着特定的目的与意图，它是"对目标系统的追求"[2]，作为以实现就诊人群合理分流为目标的政策，必须在政策制定与实施过程中着力解决基层医疗机构能力不足的问题。可是，从

[1]　因为患者在三级医院每天所产生的医疗费用要远高于在基层医疗机构住院所产生的费用。

[2]　H. K. 科尔巴奇：《政策》，吉林人民出版社，2005，第64页。

各试点地区的做法来看，有的地方虽然让三级医院的专家定期前往基层医疗机构坐诊，但没有下功夫系统培训基层医疗机构的医生；有的地方取消基层医疗机构的其他检验科室，规定除了三大常规检查外其他检查项目均须在上级医院进行，而不是着力提升基层医疗机构的检验能力与检验水平，一定程度上反而削弱了基层医疗机构的服务能力；大多数基层医疗机构缺少儿科，取消医学影像科，使得基层医疗机构提供的服务不够全面；有的采取三级医院托管基层医疗机构的方式，但这种托管是建立在基层医疗机构独立核算基础上的经营管理托管，而没有做到门诊量及住院量的托管，更没有实现医疗技术的托管与兜底，尤其没有给予患者治疗质量上的承诺与兜底。也就是说，现行的医疗改革只是从外在的方面加以政策供给，而没有从基层医疗机构所应具有的疾病治疗能力的本质出发进行系统化、常态化以及体系化的政策供给，难以真正提升基层医疗机构的疾病治疗能力，自然得不到患者的认可。

六　社区首诊制度的可持续发展策略

在人口世界第一的大国解决患者"看病难、看病贵"的问题应加强社区卫生服务中心的建设，引导患者到社区首诊，规范医疗机构双向转诊。这是推动社区首诊制度持续发展的保证。

（一）强化政策导向性

强化政府政策的导向性，是社区首诊制发展的重要保障。涉及人的健康问题，每一位有就诊需求的人员都有选择就诊机构的权利，不能硬性规定需就诊人员到哪个机构进行首诊，只能通过政策引导和倾斜，促使需就诊人员合理利用社区卫生医疗资源。当前，社区卫生医疗机构的确存在服务能力不足的问题。政府须切实将一些常见病、普通病、慢性病的就诊需求下沉到基层，形成"小病进社区，大病进医院"的良好局面，促进就诊人群的合理分流。首先，对于服务提供主体来说，应发挥社区卫生机构医疗服务价格低廉、医疗可及性强的特点，让其主要承担一些常见病、慢性病的医疗服务，同时将相应病种的医疗保险比例扩大，充分体现社区卫生服务价格低廉的特点，促使就诊人员合理流向社区。如果是同样的病症，在大医院要自己掏腰包，跑得远，又要排队，诊断的结果基本相同，拿的药又一样，试问，假如社区卫生服务中心能够治好有谁愿意去挤大医院？这需要政府制定相应的政策，邀请医学专家，梳理出适合在社区医疗机构就诊的病种，再提供相应的激励政策，正确引导就诊人群分流。其次，对于服务需求方来说，政府应加大宣传力度，逐步转变就诊人群的观念，让广大人民群众了解社区医疗卫生机构的优越性和适用情况。一方面，充分发挥公众媒体的作用，请权威专家做好相关政策解读，分享到微博、微信等传播载体，增加人们对首诊制和签约服务的认知度和认可度，让患者相信普通的疾病在社区医院能够治好；另一方面，以社区为单位设立包含社区卫生服务信息的宣传栏，开设卫生宣教大讲堂，经常性地播放展现社区卫生服务能力和首诊制度优势的宣传片，借助于家庭签约医生制度的实施，让签约医生深入居民家中进行当面宣传，使居民了解和熟悉社区首诊制，扩大两者的影响力，增强人们的信任感，帮助居民树立科学的就医理念，合理利用卫生资源。

（二）强化政策强制性

要使社区首诊健康发展，首先，政府必须解决社区首诊和医院联动的问题。政府应该界定清楚各级医疗机构的职责与功能，并据此制定考核方法，将考核结果与各级医疗机构工作人员收入挂钩，使得各级医疗机构主动配合社区首诊制。该自己治的病，认真负责；不该自己治的病，治了效益也不高。转换思路，让各级医疗机构主动配合，社区首诊制的推行将更加顺利。

其次，要规范医疗保障引导机制。一些本应该在基层诊疗的病症，不经基层转诊，上级医院不予接诊，转诊下级卫生机构后，患者还需自付相应费用；各地因地制宜地适当提高基层诊治的报销比例，推行按人头付费的支付方式，引导居民进社区首诊。有必要实行社区医疗机构免费门诊制度，让患者交完挂号费后直接享受到免费的医疗服务。实际上，基本医疗特别是基于门诊的免费医疗服务的提供是政府改善民生、保障民众健康、增进民众的国家荣誉感及国家认同感的集中体现，它集中体现了中国特色社会主义的本质内涵。

再次，落实社区首诊还需要加大政府财政投入。逐步采取社区医院免费治疗制度，就要建立起基层卫生经费递增机制，确保机构运行经费和基本公共卫生服务经费的增长，用以保障机构的有效运行、设备设施的更新、药品的补充等，提高社区医疗卫生机构的资源可及性和综合服务能力。落实财政投入必须同步做好降低药品价格工作。这就要求我们切实采取措施抓好药品生产与流通环节，如在一定范围内公开药品生产成本，公布药品出厂价，实行网上直销或利润封顶等办法，降低基本药物价格。

最后，扭转人们的就医观念、转变人们的就医习惯是一项长期的工作，它需要将强制性手段与诱致性办法结合起来，共同发挥作用。政府要逐步取消大医院普通门诊，保留大医院急诊门诊，强制性地转变群众就医习惯与观念。

（三）加大财政倾斜

社区医疗机构的卫生条件制约着社区医疗卫生事业特别是社区首诊制度的发展。长期以来，我国医疗财政资源配置呈现重三级医院而轻基层医疗机构的态势，大大制约了基层医疗机构的发展。建立社区首诊制，就应当转变财政医疗资源的分配结构，适度减少对三级医院的财政投入，加大财政向基层医疗机构倾斜力度。基层医疗机构的硬件设备是社会各界特别是患者感受"最直接""最真切"的物质载体，也是基层卫生机构发展的"重要标志"①。政府应本着"保基本、强基层"的原则，大力改善社区医疗卫生条件，提高基层医疗机构服务水平。应当把对社区卫生服务机构的投入纳入政府支出预算中，并固定化、持续化、稳定化。同时，投入的数额也应相应增加，不断改善社区卫生服务机构的医疗设备、提高社区卫生服务工作人员的

---

① 王芳、朱晓丽、丁雪：《我国基层卫生人力资源配置现状及公平性分析》，《中国卫生事业管理》2012 年第 2 期，第 108 ~ 110 页。

待遇，确实提高基层卫生服务机构的吸引力，进而引导就诊人群按需到基层医疗机构首诊。政府政策投入不仅限于改善社区医疗卫生的硬件，更要注重改善社区医疗卫生机构的软件。社区首诊制的存在，很大程度上依赖于社区卫生医疗机构全科医生的存在，依赖于全科医生的医治水平得到患者的认同。因此，政府应加大力度培养全科医生，通过推广和落实定向免费培养制度增加全科医生数量。另外，对于上级医院医生的考核，可增加相应的标准。如上级医院医生要晋升到一定的级别，需通过全科医生考试，并到社区卫生医疗机构顶岗行医一定的时间后，考核合格方可回到原医院，并得到晋升。同时，逐步减少本地区最高等级的医院门诊科室，只保留这些级别的医院的急诊科室，让一个地区最高等级的医院注重接受住院患者、注重医疗科研，让多余的医生分流到各社区卫生服务中心，从源头抓起，保证社区医疗卫生机构的全科医生数量的增加以及质量的提升，确保社区首诊制度的顺利实施。

说明：本报告小部分内容即将发表于《公共管理学报》2017 年第 2 期。

参考文献

《北京：分级诊疗突出医联体作用》，《健康报》2017 年 1 月 11 日。

岑文华、叶慧、张海燕：《居民为什么愿意在社区医院首诊》，《今日浙江》2014 年第 18 期。

《分级诊疗改革聚焦"松江特色"：慢病协作平台让患者得实惠》，人民网，2016 年 4 月 13 日。

何钦成，马亚楠：《社区首诊制发展中的问题及其解决方法》，《中国卫生经济》2006 年第 8 期。

H. K. 科尔巴奇：《政策》，吉林人民出版社，2005。

李斌：《推进健康中国建设》，《光明日报》2015 年 11 月 13 日。

李滔、王秀峰：《健康中国的内涵与实现路径》，《卫生经济研究》2016 年第 1 期。

梁万年、王亚东、李航：《全国社区卫生服务现状调查》，《中国全科医学》2006 年第 9 期。

宋宿杭、何莉、梁思园等：《我国城市社区首诊制度研究综述》，《中国卫生经济》2017 年第 1 期。

托马斯·戴伊：《理解公共政策》，北京大学出版社，2008。

王芳、朱晓丽、丁雪：《我国基层卫生人力资源配置现状及公平性分析》，《中国卫生事业管理》2012 年第 2 期。

《分级诊疗新路径就医更便民》，《西宁晚报》2016 年 3 月 24 日。

张明妍、丁晓燕、高运生：《我国社区卫生服务机构服务能力现状、问题及对策》，《中国卫生事业管理》2016 年第 9 期。

《中国全科医生缺口 18 万　受阻基层医疗回归大锅饭》，《21 世纪经济报道》2015 年 9 月 8 日。

分　报　告

Topic Reports

B.2

北京市社区首诊制度实施报告

杨建海*

摘　要：　北京市社区首诊制度始于2006年的西城区慢性疾病社区管理
试点工作，2010年，北京市率先推出"家庭医生式服务模
式"，2013年又开始在密云、平谷试点新农合综合支付方式
改革，意在用医保差别报销政策引导患者在基层就诊，这项
政策正在向全市推广。概而言之，北京市实施社区首诊制度
以慢性病为切入点，以医保政策为突破口，以家庭医生为助
力点。经过慢性病社区管理、家庭签约医生制度和医保支付
方式改革等多管齐下式的推动，北京市居民对社区首诊的知
晓度、认同度、就诊意愿和就诊率都达到了一个可观的高度，
为全面落实社区首诊和分级诊疗打下了坚实的基础。

* 杨建海，北京工商大学保险系讲师，研究方向：社会保障。

关键词：　　社区管理　　家庭医生　　医保支付

为解决医疗卫生资源配置不合理以及医药费用增长过快的问题，早在1996 年国务院就提出积极发展城市社区卫生服务，着力探索适合我国国情的社区首诊制度。到 2006 年，我国社区首诊制度得到了突破性的发展。在同年 2 月的全国社区卫生工作会议上，卫生部明确提出：要在全国范围内推广"双向转诊制度"，鼓励社区医院实行"首诊制"，从而实现"小病不出社区，大病及时转诊"，缓解日益紧张的"看病难"问题。随后的 2006 年 3 月，国务院出台了《关于发展城市社区卫生服务的指导意见》，提出要"实行社区卫生服务机构与大中型医院多种形式的联合与合作，建立分级医疗和双向转诊制度，探索开展社区首诊制试点"。这是第一次以政府文件的形式提出"社区首诊制"。

国务院出台的关于开展社区首诊试点的政策，意在引导社区卫生机构和二、三级医院明确定位，各施其责，由大医院承担疑难杂症的诊治工作，社区卫生服务机构则承担区域内居民计划免疫、预防保健、健康管理、一般常见病和多发病的基本医疗服务以及大病发现和转诊职能，并逐步承接大中型医院一般门诊、康复和护理等服务。

《指导意见》出台后，天津、北京、上海、成都、武汉、广州、深圳等地相继启动了社区首诊制试点工作。为推动"社区首诊制"试点工作的开展，2009 年 4 月中共中央国务院出台的《关于深化医药卫生体制改革的意见》（国发〔2009〕6 号），要求把改革的重点之一放在社区，提出"加快建设以社区卫生服务中心为主体的城市社区卫生服务网络，逐步承担起居民健康'守门人'的职责"，逐步实现社区首诊、分级医疗和双向转诊；并在随后下发的《医药卫生体制改革近期重点实施方案（2009～2011 年）》中再次明确提出"开展社区首诊制试点"。北京市的"社区首诊制度"正是在这一背景下启动的。

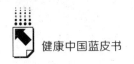

一　北京市社区首诊制度的试点历程

北京的社区首诊制度始于慢性疾病社区管理试点工作。2006 年 8 月，北京市医保中心为推动慢性疾病社区管理试点工作，在推行"一站式报销"服务政策的基础上，为促进慢性疾病患者由二级、三级大医院向社区卫生服务机构分流，开始探索"社区首诊制"，这时的适用人群是参加城镇居民医保的老人和低保、特困人员。到 2010 年，北京市有东城、西城、朝阳、海淀、丰台、大兴、平谷 7 个区已开展社区首诊制试点，实施率为 43.75%。朝阳区更是在 2012 年颁布了《关于建立朝阳区医疗机构区域化医疗服务分工协作机制的工作意见》，明确提出要坚持分级诊疗，以患者为中心，提高常见病、多发病的社区首诊比例，逐步形成"社区首诊，梯度就诊，双向转诊"的新模式。

为了推进北京市医药卫生体制改革、合理利用医疗资源和落实社区首诊制度，北京市在 2010 年率先提出"家庭医生式服务模式"。它是国外先进的服务理念，主张以社区卫生服务团队为核心，在充分告知、自愿签约、自由选择、规范服务的原则下与居民家庭签订服务协议，为居民提供主动、连续、综合的责任制健康管理服务[1]。可见，家庭医生服务模式能够很好地与社区首诊制度相结合，从而促进社区首诊制度的落实。到 2012 年，北京市把家庭医生服务工作纳入政府折子工程。这显然对推动社区首诊制度的落实、合理利用医疗资源和改善全民健康状况有着极大的促进作用。

2013 年 1 月，北京市卫生局颁布《关于北京市区县新型农村合作医疗综合支付方式改革试点工作的指导意见》（京卫基层字〔2013〕5 号），决定在平谷区和密云县开展新农合综合支付方式改革试点工作，目的是以支付方式改革为杠杆，推动分级就诊医疗格局的形成。该意见指出：改革的主要目标是通过改革基本医疗保障付费调控机制，引导保障人群合理选择医疗机

---

① 赵建功等：《北京市西城区家庭医生式服务签约居民续约意愿及影响因素研究》，《中国全科医学》2015 年第 28 期。

构就医，大部分常见病、多发病在基层、区县域内解决；改革的重点内容是将基层医疗卫生服务与家庭医生式服务相结合，在试点区县的乡，以家庭医生式服务协议方式确定与服务区域内参合农民的服务关系，引导患者充分利用基层卫生服务资源，实现首诊在基层。主要方式有三。一是实施社区签约服务。以慢性病规范化管理为切入点，按服务人口和服务半径推行以家庭为单位的签约服务，深入推行"家庭医生式服务"。二是推行首诊在社区。发挥新农合政策的引导作用，建立社区和乡镇家庭医生首诊制。未经社区卫生服务机构办理转诊手续而发生的住院医疗费用，新农合基金不予支付。因急诊、抢救直接住院治疗的，应当在住院 7 日内到本人定点社区卫生服务机构补办转诊手续。三是探索首诊预约制。搭建居民与社区卫生机构的信息联络平台，探索社区首诊预约机制。北京市以支付方式改革为杠杆，推动层级就诊格局的建立，由平谷、密云两区（县）开始改革试点，到 2015 年扩展至全市所有新农合统筹地区。

为继续推动和落实社区首诊制度，在平谷和密云试点的基础上，2015年北京市卫计委颁布了《关于进一步推进新型农村合作医疗综合支付方式改革的通知》（京卫基层字〔2015〕11 号）。通知规定，要将支付方式改革工作覆盖到统筹区域内 50% 以上提供住院服务的定点医疗机构。市卫计委同时要求各区县在支付方式改革工作推进中，要将其与完善分级诊疗制度、加强基层服务能力建设工作统筹考虑，可通过有效降低补偿比例、调整起付线等政策措施，引导居民到基层首诊，逐步建立有序的分级诊疗就医格局。

与此同时，北京市也继续推动慢性病的分级诊疗试点工作。2015 年12 月 2 日，北京医师协会全科医师分会举行社区慢病管理"三维"服务团队签约大会，同时发布《北京市社区慢性病管理与分级诊疗试点项目方案》，社区慢性病病人逐步由全科医生负责首诊签约与健康维护管理。这标志着北京市再次启动以高血压、糖尿病、慢阻肺、消化疾病、骨性关节病等慢性病为突破口的社区慢性病分级诊疗试点。这是北京市探索社区家庭医生式服务模式的一项新举措，亦是推动社区首诊的具体有效

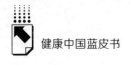

方式。

自 2016 年以来，为了推动建设"基层首诊，双向转诊，急慢分治，上下联动"的分级诊疗模式，北京市人社局下发了《关于发挥医保调节作用推进本市分级诊疗制度建设有关问题的通知》（京人社医发〔2016〕219号）。通知规定从 2016 年 12 月 1 日起，北京市将统一社区和大医院医保药品报销范围，也就是说参加医保的患者到社区等基层医保定点医疗机构就医时，和在大医院就医时药品报销范围一致。更为重要的是在医保基金预算上加大了对社区医疗卫生机构的倾斜：一是对基层卫生机构和大医院实行"差异化"的医事服务费报销政策，提高基层卫生机构医事服务费报销水平，城镇职工参保人员在定点社区卫生机构发生的符合医保规定的门诊医疗费用，报销比例为 90%；二是参保人员在社区卫生机构建立的治疗性家庭病床，发生的医疗费用均可按规定纳入医保基金支付范围，起付线减半，进一步降低参保人员的个人医药费负担；三是定点医疗机构按照《转发国家卫生计生委关于开展居家上门医疗服务有关问题的批复的通知》（京卫医字〔2016〕126 号）等文件要求，通过巡诊等方式开展居家上门医疗服务发生的医疗费用，符合医疗保险规定的，由医保基金予以支付。上述种种举措，主要目的是使患者在基层卫生机构的个人负担明显低于大医院，引导患者到基层就医。

二 社区首诊制度的实施及特点

（一）社区首诊的实施机构及诊疗

1. 基层医疗卫生机构变化情况

截至 2015 年末，全市社区卫生服务中心（站）共 1979 家，其中：社区卫生服务中心 326 家，社区卫生服务站 1653 家，与 2014 年比较，社区卫生服务中心（站）增加 21 家。全市村卫生室 2815 家，与 2014 年比较，村卫生室减少 46 家。

表 1　2010～2015 年北京市基层医疗卫生机构数

单位：家

年份	社区卫生服务 中心（站）	门诊部	诊所、卫生室、 医务室	村卫生室
2015	1979	1070	3623	2815
2014	1958			2861
2013	1926	946	3471	2918
2012	1897	890		2981
2011	1744	836	3335	2986
2010	1587			2972

资料来源：根据历年《北京市卫生（计生）事业发展统计公报》整理。

2. 基层医疗卫生人力资源变化情况

截至 2015 年末，社区卫生服务中心人员数达 28743 人（其中卫生技术人员 24059 人），每个中心平均 88.2 人。社区卫生服务站人员数 2684 人（其中卫生技术人员 2134 人），每站平均 1.3 人。与上一年比较，社区卫生服务中心（站）卫生人员增加 752 人。全市乡村医生和卫生员 3439 人，与上一年比较，增加 33 人。

表 2　2010～2015 年社区卫生服务中心（站）人力资源变化情况

单位：人

年份	卫生人员	卫生技术人员	执业（助理）医师	注册护士
2015	31428	26193	11631	7716
2014	30676	—		
2013	30323	25122	11044	7325
2012	29041	24003	10678	6840
2011	27507	22601	9956	6231
2010	24912	—		

资料来源：根据历年《北京市卫生（计生）事业发展统计公报》整理。

3. 基层医疗卫生诊疗情况

2015 年全市社区卫生服务中心（站）总诊疗量达 4890.2 万人次（占全

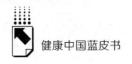

市医疗机构的20.8%），出院人数2.2万人次（占全市医疗机构的0.6%），与上一年比较分别增长0.7%和减少8.3%，与"十一五"末比较分别增长60.7%和减少40.5%。

表3　2010～2015年社区卫生服务中心（站）诊疗服务工作量

单位：万人次

年份	总诊疗量	出院人数	年份	总诊疗量	出院人数
2015	4890.2	2.2	2012	4086.8	3.7
2014	4856.2	2.4	2011	3487.3	3.8
2013	4745.7	3.4	2010	3043.0	3.7

资料来源：根据历年《北京市卫生（计生）事业发展统计公报》整理。

（二）北京市社区首诊的评价

1. 社区首诊的认知情况

在居民对社区首诊的认知方面，倪娜娜等对朝阳区的调查显示，被访者对社区首诊的知晓率是46.3%，而平时生病首选社区卫生服务机构的是49.8%[1]。这显然低于西城区93.1%的知晓率和78.4%的首选率[2]。很大原因就在于西城区作为家庭医生式服务试点地区，开展社区首诊的时间较早，居民了解较多。

在医生对社区首诊的认知方面，张亚兰等对朝阳区的抽样调查表明：在社区医生中有59.33%表示很了解，50.67%表示一般了解；而二级、三级医院的医生有73.00%表示很了解，27.00%表示一般了解[3]。数据显示，二级、三级医院医生对首诊制的了解程度好于社区医生，可能的解释是进行调

---

[1] 倪娜娜等：《北京市朝阳区居民社区首诊意愿及影响因素研究》，《中国全科医学》2016年第16期。

[2] 赵建功等：《北京市西城区家庭医生式服务签约居民续约意愿及影响因素研究》，《中国全科医学》2015年第28期。

[3] 张亚兰等：《北京市朝阳区施行"双诊制"的影响因素分析》，《中国全科医学》2010年第11期。

查时社区首诊制才刚刚开始。

从总体来看，无论是居民还是医生，对社区首诊的认知程度仍然偏低，社区首诊率也比较低，也许这和社区首诊制度还处于试点阶段、没有全面铺开有关。

2. 社区首诊的就诊意愿

根据赵超等对北京市社区门诊患者就诊意愿的研究，当自感病情轻微时，被调查患者愿意选择的就诊机构依次为社区卫生服务机构、二级以上公立医院、私营医疗机构及药店自购药物，所占比例分别为 84.96%、11.39%、0.29% 和 3.36%[1]。另据石亚丽等对西城区的调查，患一般疾病时，选择到社区卫生服务中心（站）的患者比例也高达 83.4%。

综合以上调查研究的结论，影响社区就诊意愿的因素包括：距离社区卫生服务机构的远近、首诊行为、医务人员服务态度、社区药品满足程度、社区首诊认知程度、就诊过程方便度、医疗设备、诊疗环境、医疗费用、报销比例等。另外根据人口学特征和参加医保情况的分析表明，中老年患者和参保患者更倾向于到社区卫生服务机构就诊。

3. 社区首诊的就诊满意度

根据吕春华等 2014 年对朝阳区的调查，曾经到过社区卫生服务机构就诊的居民，对服务态度的满意度为 85.6%，对就诊过程方便程度的满意度为 80.3%，对医疗设备的满意度为 64.5%，对药品费用的满意度为 57.1%[2]。另据倪娜娜等人的调查，朝阳区居民对社区卫生服务机构的满意度也较高，对医务人员的服务态度、就诊过程的方便程度、离家距离、就诊等候时间、医护技术、治疗效果、报销比例、诊疗环境、医疗费用的满意率均达到 70% 以上[3]。以上数据说明，有过社区首诊经验的居民对基层卫生服

---

① 赵超、陈瑶、代涛：《北京市社区卫生服务机构门诊患者就诊意向及影响因素分析》，《医学与社会》2014 年第 4 期。

② 吕春华等：《北京市朝阳区居民社区首诊制度信访风险评估研究》，《中国全科医学》2016 年第 25 期。

③ 倪娜娜等：《北京市朝阳区居民社区首诊意愿及影响因素研究》，《中国全科医学》2016 年第 16 期。

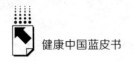
务的满意度还是比较高的。但是，不可忽视的是，还有相当的社区居民普遍认为医疗设备和药品种类不能满足服务需求，致使社区首诊的接受率才达到56.8%。

（三）社区家庭医生式服务的开展

社区家庭医生式服务模式是推动社区首诊的重要方式。北京市是开展家庭医生服务的较早城市之一，早在 2010 年北京市就提出"强化基层医疗卫生机构服务功能，推行家庭医生式服务"，而西城区作为试点率先在北京市开展家庭医生式服务工作。

作为北京市开展家庭医生式服务的试点，西城区通过大力宣传、充分告知、自愿签约、自由选择、规范服务等方式，与服务家庭签订了服务协议并建立了稳定的契约关系，为居民提供了家庭式健康管理服务。基于对实施效果的评估，王敏等对西城区的家庭医生式服务的开展情况进行了抽样调查。整体上看社区居民对家庭医生式服务的知晓度较高，达到89.4%，不知晓的仅为10.6%。在社区卫生资源的利用方面，有60.1%的居民生病时首选社区卫生服务中心（站）；在对家庭医生服务的需求方面，有68.2%的居民认为每个家庭应该配备家庭医生；在签约意愿方面，74.9%的居民愿意或已经签约家庭医生，并且有81.0%的居民表示能够接受社区首诊[1]。

赵梦等对北京 16 个区县的随机抽样调查显示[2]：在对家庭医生的认知方面，84.4%的调查对象知道家庭医生式服务，73.8%知道全科医生是家庭医生式服务团队的一员，38.3%知道团队中包含预防保健人员；而在对家庭医生的了解方面，71.4%知道签约医生且有 65.0%的调查对象知道签约医生的联系方式；在对家庭医生式服务的利用方面，看病、上门服务、随访电话、免费体检和健康评估这 5 类服务的利用率最高，均超过 50%，其中看

① 王敏等：《北京市西城区社区居民签约家庭医生式服务的现状及影响因素分析》，《中国社会医学杂志》2016 年第 2 期。
② 赵梦等：《北京市居民对社区家庭医生式服务的认知和利用情况调查》，《中华医院管理杂志》2016 年第 5 期。

病服务的利用率最高，达到了 92.2%。慢性病管理、健康咨询和健康讲座的利用率也在 54% 左右。但是疾病康复、家庭护理的利用率不足 10%，通过社区卫生服务中心的预约转诊率也仅为 15.7%。

（四）北京市社区首诊制度的特点

1. 以慢性病为切入点

早在社区首诊制度提出以前，北京市就着力慢性疾病的社区首诊，意在加强慢性病的管理和治疗。正是基于退休人员"看病难、看病贵"的问题，2005 年北京市西城区和卫生部门合作，探索社区药物治疗和知己健康非药物干预相结合的社区慢病综合管理模式，使医保与社区卫生服务紧密结合①。在西城区探索的基础上，北京市在 2006 年开始针对慢性病特定人群的社区首诊制度。因此可以说，北京市社区首诊的试点是以慢性病的社区管理为切入点的。实行社区慢性病管理的好处是：第一，社区医生能够全面掌握患者的病情，从而有针对性地干预、治疗；第二，能够从"事后治疗"转为"事前预防"，从而降低医疗费用的开支；第三，能够增强社区居民对社区卫生服务机构的认同和信任，从而促进社区首诊制的推行。

事实上，北京市一直把慢性病的综合管理当成推动社区首诊的切入点，致力于推动慢性病的社区首诊工作，2017 年 1 月还召开了"推进分级诊疗制度建设"现场会，公开了为促进分级诊疗的一系列举措。其中一项就是要求将高血压、糖尿病、冠心病、脑卒中四种慢性疾病患者的社区签约率从 70% 提高到 90%②。

2. 以医保引导为突破点

北京市试点社区首诊最突出的特色是把医保作为突破点，利用报销比例的优惠引导参保患者选择社区首诊。尤其是 2013 年在密云、平谷试点以支付方式改革为杠杆、推动分级就诊以来，居民社区首诊的意愿大幅增加。以

---

① 王明山等：《深化社区慢性病管理试点工作》，《中国医疗保险》2009 年第 1 期。

② 《本市人员促进分级诊疗，4 种慢性病患者社区签约率高至 90%》，北京卫视新闻台，2017 年 1 月 10 日，http：//mt. sohu. com/20170110/n478325218. shtml。

向下转诊为例，在单楠、李金亮对北京市向下转诊的意愿调查中可知，愿意在病情稳定后回社区治疗的患者有214人，占71.81%；不愿转回社区的患者有84人，占28.19%。患者愿意下转的主要原因有距离近、医保报销比例高、价钱便宜、下转后县医院医师仍能指导、有家庭医生，其中认为社区报销比例高是其最重要原因，占到64.02%[①]。在关于北京市社区首诊意愿的研究中，居民也多是把报销比例的高低作为选择社区首诊与否的主要因素。同时对其他地区的研究也表明，医疗保险是影响农村居民选择基层卫生机构首诊的主要因素[②]，参加新农合的居民选择社区医院首诊的比例要高于参加城镇职工医疗保险和城镇居民医疗保险的居民[③]。说明利用医保政策作为社区首诊制度的突破口确实有其现实的价值。

3. 以家庭医生为助力点

家庭医生式服务模式是由北京市在2010年率先提出的一种全新的医疗服务模式，它始于西城区从2008年对家庭医生式服务签约工作的探索，在这一模式被北京市采纳推广以后逐步形成了契约式的家庭医生式服务模式。这种模式的推行，不仅有利于合理利用医疗资源、降低医疗费用和改善全民健康，也能够实实在在地推动社区首诊制度的开展。根据赵建功等对北京市西城区家庭医生式服务签约居民意愿的研究[④]，家庭医生式服务在一定程度上增加了居民对社区卫生服务机构的信任度，并逐步改变其就医观念，在提高居民选择社区首诊比例的同时，也有利于分级诊疗工作的推进。事实也是如此，实行家庭医生式服务模式的西城区，其居民患病选择社区卫生服务机构的比例高达78.4%，远高于没有实行该制度的地区。

① 单楠、李金亮：《北京市某基层二级医院患者向下转诊意愿及影响因素分析》，《医学与社会》2014年第8期。
② 陈思洁、李宁秀：《成都市居民首诊机构选择及影响因素分析》，《中国卫生事业管理》2013年第6期。
③ 裴蓓、蔡泳、鲍勇：《上海社区居民首选社区医院就诊影响因素探讨》，《中华全科医学》2013年第7期。
④ 赵建功等：《北京市西城区家庭医生式服务签约居民续约意愿及影响因素研究》，《中国全科医学》2015年第28期。

与此相关的是，国务院在 2011 年出台的《关于建立全科医生制度的指导意见》（国发〔2011〕23 号）中，首次提出实行全科医生与居民建立契约服务关系，并在十八届三中全会决定中明确提出"建立社区医生和居民契约服务关系"。同时在《全科医生执业方式和服务模式改革试点工作方案》的指导下，我国在 2012 年启动了全科医生和社区居民的签约试点工作。

三　社区首诊制度实施中存在的问题及原因

（一）社区首诊率和首诊意愿依然不高

综合相关调查，北京市的社区首诊率大约为 50%[①]，首诊意愿也只是比实际首诊率高一些，这与发达国家明显存在巨大差异。当然实行家庭签约医生制较早的西城区的首诊率和首诊意愿都比较高，这是属于各种因素集合的例外。影响社区首诊就诊率和首诊意愿的因素很多，主要包括医疗技术水平有限、药品目录不全、检查项目少，以及信任度低和就医习惯等。

第一，在影响社区首诊的因素中，最重要的是对社区医疗技术的不信任。在对北京市向下转诊的研究中，单楠、李金亮发现在患者不愿意向下转诊的原因中，不信任社区医疗水平的患者占到 79.76%[②]。这种对基层医疗水平的不信任，导致了双向转诊困难，出现了"上转容易下转难"现象。在朝阳区二级、三级医院有下转经历的医生比例为 54.00%，显著低于社区有上转经历的医生比例（89.95%）[③]。其他的调查也能证明这一点，因为多数研究表明当病情较为轻微时，选择社区医疗机构的意愿就比较大，一旦遇到疑难杂症，患者本能地会选择二级、三级医院。

[①]　倪娜娜等：《北京市朝阳区居民社区首诊意愿及影响因素研究》，《中国全科医学》2016 年第 16 期。

[②]　单楠、李金亮：《北京市某基层二级医院患者向下转诊意愿及影响因素分析》，《医学与社会》2014 年第 8 期。

[③]　张亚兰等：《北京市朝阳区施行"双诊制"的影响因素分析》，《中国全科医学》2010 年第 11 期。

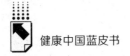
第二，医疗设备差、药品少也是首诊意愿低的重要原因。在实地调研中，患者普遍对社区医疗设备和药品种类及品质的满意度较低，说明社区卫生机构的医疗设备配置和药品目录与居民的期望值还有一定的差距。在居民不接受社区首诊的调查中，有时候这两方面的因素会排在前列。孙雪莹等人对北京市社区居民首诊机构选择的调查，发现药品不全、检查项目少和医疗水平有限是患者不选择社区首诊的主要原因，分别占到调查对象的51.9%、50.6%和26.7%[①]。石亚丽等人对西城区的调查亦是如此，在不接受社区首诊居民的意愿分析中，药品种类少占65.1%，技术水平低占18.9%，基础设施和设备差占6.4%[②]。

第三，患者的就医习惯。在北京市的大力宣传和政策推动下，虽然居民对社区首诊的知晓度和认可度有了很大提高，调查发现多数居民对社区卫生服务的满意度也较高，但是长期以来养成的自由选择医疗机构和医生的就医习惯，使得多数居民对社区医疗机构和医生的信任度不够，形成了对社区卫生服务的认识误区，也普遍存在对社区医院的医疗条件和技术水平持怀疑态度的现象，因而患者对社区卫生服务有着天然的不信任。加上北京又是医疗资源最为集中的地方，在追求大医院和名医的传统就医观念下，人们就医需求趋高，宁可多花钱也要去二级、三级医院就诊，"感冒发烧上协和"的现象依然存在。此外，居民也存在低价药就是劣质药的错误认识，质疑基本药物的疗效，这进一步加剧了对社区医疗卫生机构的不信任。

（二）社区卫生服务能力有待提高

在对首诊意愿的分析中，无论是对基层医疗技术的不信任，还是患者的就医习惯等原因，其根源还是在于社区卫生服务能力建设不足。多数研究也表明，社区卫生机构服务能力的高低直接关系到社区首诊的接受度和可持续发展，能力建设不到位，不仅无法实现社区首诊的目标，也是对医疗资源的

---

① 孙雪莹等：《北京地区社区居民对首诊医疗机构选择及影响因素的探讨》，《中华全科医师杂志》2012年第12期。

② 石亚丽等：《北京市西城区社区居民首诊意愿及影响因素研究》，《中国全科医学》2016年第16期。

浪费。研究发现，社区卫生服务能力建设具体体现在社区医疗机构的人力资源质量、全科医生数量和一些科室的设置与否等方面。

1. 和二、三级医院相比，基层卫生人力资源质量明显偏低

基层卫生人力资源质量偏低是一个不争的事实，《中国卫生统计年鉴》（2014）显示，我国社区卫生服务机构执业（助理）医师本科及以上的学历为 37.0%，而乡镇卫生院的这个比例为 11.9%。在一项对朝阳区的调查中，社区医生和二级、三级医院医生中本科及以上学历者分别为 52.63% 和 94.00%，拥有中级及以上职称者分别占 50.24% 和 79.00%[1]。虽然这一状况明显高于全国水平，但是和二级、三级医院相比还存在明显差别，学历和职称都远远低于二级、三级医院，这种状况对基层医疗技术的影响是肯定的，它也是居民不愿选择社区首诊的一个重要原因。

2. 全科医生数量不足、质量不高

众所周知，我国全科医生的数量不足、质量不高是社区首诊制度推行一个重大障碍，虽然作为社区首诊试点地区，北京市近年来加大了全科医生的培养力度，但是仍没有达到 2006 年印发的《城市社区卫生服务机构设置和编制标准指导意见》中提到的"每万人口配备 2~3 名全科医师"的标准。即便是现有的全科医生，在医疗技术水平方面也亟须提高。以全科医生接诊儿科患者为例，根据潘子涵等人对北京市社区卫生服务中心接诊儿童状况的电话调查[2]，在 210 家调查对象中，有 123 家（58.6%）能够接诊儿童，其中全科医生接诊占 77.3%，但是进一步分析发现，多数全科医生认为自己接诊儿童的能力较弱，很难满足接诊儿童的需要。而专业技术能力是吸引社区首诊的重要因素，数量以及能力的不足共同影响了社区首诊的意愿和就诊率。全科医生数量不足和质量不高的主要原因是社区医生待遇较低，激励机制落实不到位，导致工作积极性和满意度不高，优秀人才总被虹吸到大医

---

[1] 张亚兰等：《北京市朝阳区施行"双诊制"的影响因素分析》，《中国全科医学》2010 年第 11 期。

[2] 潘子涵等：《北京市社区卫生服务中心接诊儿童现状的电话问卷调查》，《中国全科医学》2017 年第 5 期。

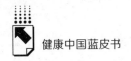
院，进一步导致基层医疗服务能力难以提高。

3.社区卫生服务配套设施有待改善

除社区卫生机构的能力因素之外，卫生服务本身及配套等也是影响社区首诊的重要原因。目前基层医疗机构仍存在社区首诊和医院联动不够、服务提供的规范性不足、双向转诊制度不完善等问题。这是因为，第一，目前的社区首诊政策倾向于对基层医疗机构的建设，有些忽视社区和二级、三级医院的功能及责任的区别与联系，功能定位存在重复和交叉，致使转诊机制落实不到位；第二，社区医生的从医行为规范不完备，使其更倾向于为已签约的对象提供服务，出现全科医生数量有限和有效签约之间的矛盾，社区首诊制的推广受到阻碍；第三，社区与二级、三级医院缺乏沟通网络和资源共享机制，双向转诊的渠道和程序还不成熟，转诊标准还不明确，这些都会对社区首诊产生严重的影响。

（三）政府投入有待加强

任何一项社会政策的推行，加大政府的财政投入都是非常必要的，因为政府对社区医疗机构投入不足，势必会影响首诊服务的质量，从而影响社区首诊政策的推动。据研究，目前北京市患者普遍认为政府对基层医疗机构的投入支持力度还不够，这表现在：一是报销比例的差别不大，对社区居民到社区卫生机构就诊的吸引力度不够；二是医务人员技术提升的力度不够，以及药品种类不够丰富。比如，当有调查问道："基层社区的药品全吗？反映最多的是，'有时候吧，看病正处于恢复期呢，没药了，社区也没有，换的药也不管用，还得去大医院。'"① 这在对基层医疗卫生的投入上可以得到印证。

根据调查，2010 年北京市社区卫生服务中心平均财政补助为 625.06 万元，占总收入的 29.56%，但是另据测算，2010 年北京市社区卫生服务中心平均公共卫生服务成本为 821.34 万元，也就是说政府对社区卫生服务中心

---

① 李宇飞等：《患者视角下北京市某区基层首诊制影响因素质性研究》，《中国医院管理》2016 年第 2 期。

的补助还不够支付公共卫生服务的成本，其缺口只能由社区卫生服务中心从自身医疗收入上填补，导致社区更加注重医疗服务而忽视公共卫生服务①。另外，《2015 年北京市卫生计生事业发展统计公报》显示，2015 年财政对二级、三级医院的补贴增长 14.5%，对社区卫生服务中心（站）的补贴增长 19.4%，对村卫生室的补贴增长 3.4%。相比较而言，虽然社区卫生服务中心（站）的补贴增长速度快于二级、三级医院，但是在补贴的绝对量上存在明显差距，二级、三级医院所获补贴数额为 153.2 亿元，而社区卫生服务中心（站）的补贴数额是 52.1 亿元。可见，基层卫生机构所获得的补贴量和增长程度都不够，这对于需要增加投入的社区首诊制度建设而言，力度明显不够。

四　推进社区首诊制度发展的建议

（一）要站在整个医疗大系统思考社区首诊制度

社区首诊首先是整体医疗保健体系的一部分，然后才是社区首诊制度本身。所以，推进社区首诊制度的建设，一定要放在整个大医疗系统之下统筹考虑。比如，我国的医疗资源配置严重失衡，整体是重城市轻农村，重大城市轻小城市，优秀医生和优质医疗资源都集中在大中城市三级医院，这就造成民众对社区医疗机构的不信任，大病小病都涌入三甲医院，既浪费了医疗资源又加重了医疗负担。

一是社区首诊要有一个合理的定位，就是整个医疗系统的"守门人"；二是基层医院要和二级、三级医院有合理的分工，借鉴国外经验，基层医院就是诊疗常见病、多发病和慢性病，而二级、三级医院要逐步向专科医院发展；三是建立不同层级医疗机构的互联互通机制和渠道，这里最主要的是双向转诊制度，顺畅的双向转诊，会大大促进社区首诊的开展，反之就会对社区首诊造成伤害。

---

① 郭艾花等：《北京市社区卫生服务中心基本状况及得到综合医院对口支援的方式与成效分析》，《中国卫生事业管理》2010 年第 10 期。

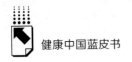

（二）加强社区卫生服务能力建设，提高社区首诊质量

众多研究表明，社区卫生服务能力的高低是影响社区首诊的关键要素，也是决定居民是否信任社区首诊的基础。如果社区卫生服务能力低下，正如前述研究，社区居民是不愿接受社区首诊的。所以建议加大对社区医疗卫生人员的培养和培训力度，提高其诊疗技能；提高诊疗人员的服务意识，增进社区首诊的可接受度；配置先进医疗器械和设备，扩大社区首诊的诊疗范围；增加药品种类，满足患者用药需求；等等。其中，最为重要的是加强全科医生人才队伍的培养。全科医生是社区首诊的基础，它决定着社区医疗水平的高低，也决定着居民对社区医疗的信任程度。对此，一要充实全科医生队伍，可以通过推广和落实订单定向免费培养制度增加全科医生数量；二是通过转岗培训、设置特岗等方式提高基层卫生机构的服务能力；三是通过合理的激励机制吸引人才，通过宽广的职业发展空间留住人才。

（三）继续以慢性病为切入点，扩大社区首诊范围

北京市的社区首诊试点是以特定人群慢性病在社区就医为切入点的，事实证明这是一种行之有效的方法和突破口。研究表明，随着年龄增加，患者选择在社区卫生服务机构首诊的比例会逐步增加。因为老年人健康状况差，慢性病患病率较高，同时收入水平和保障水平均较低，因而方便可及、价格合理的社区卫生服务必定成为该人群的首选。随着老龄化进程的不断加快、人均预期寿命的延长，北京市会逐步进入超高老龄化社会，对慢性病的长期管理和日常治疗需求也会大幅增加，因此完全可以继续将老龄慢性病患者作为社区首诊的突破口，从而扩大社区首诊的范围，事实上北京市也一直致力于推动慢性病的社区首诊工作。

（四）用好医保调控制度，引导社区首诊开展

近年来，北京市推动社区首诊的主要政策手段是以医保支付为杠杆，在

实践中也起到了较好的效果，尤其是新农合患者更愿意在社区首诊和向下转诊。其主要原因是新农合患者在二级医院与社区卫生服务机构的报销比例存在一定差距，社区卫生服务机构的报销比例更高①。这说明，一项政策的实施效果如何，与整个社会制度是否配合密切相关。所以，社区首诊制度的推进要用好医保费用支付这个有效手段，加大医保报销的调控力度，吸引患者在社区首诊。同时，还建议增加基层药品种类，科学探索基本药物与非基本药物在基层医疗卫生机构中的使用比例，促使患者向基层卫生服务机构下沉，引导社区首诊的开展。

（五）强化家庭签约医生制度，夯实社区首诊基础

家庭医生式服务是北京市推动社区首诊的一大特点和基础。研究表明，家庭医生式服务不仅有利于慢性病的预防和控制，也有助于提高患者对社区医疗卫生机构的认同度，同时也提高了社区首诊的比例，可以说这是推进社区首诊的一大抓手。建议大力深入地推进家庭签约医生制度，为社区首诊夯实基础。一是可以先从签约人群开始实施，通过服务的便利性和有效性逐步扩展人群范围；二是通过梳理家庭医生式服务流程，开展就诊预约、定向分诊、诊前服务、预约复诊等连续性服务，提升服务质量，提高居民对社区基层卫生服务的认同度；三是通过构建社区卫生服务网络，建立居民与签约医生的便利沟通渠道，提高居民到社区卫生机构就诊的便利性，从而使居民切实感受到家庭医生式服务的重要意义。

参考文献

《本市人员促进分级诊疗，4 种慢性病患者社区签约率高至 90%》，北京卫视新闻

---

① 单楠、李金亮：《北京市某基层二级医院患者向下转诊意愿及影响因素分析》，《医学与社会》2014 年第 8 期。

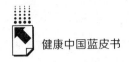
台，2017年1月10日，http：//mt. sohu. com/20170110/n478325218. shtml。

陈思洁、李宁秀：《成都市居民首诊机构选择及影响因素分析》，《中国卫生事业管理》2013年第6期。

单楠、李金亮：《北京市某基层二级医院患者向下转诊意愿及影响因素分析》，《医学与社会》2014年第8期。

郭艾花等：《北京市社区卫生服务中心基本状况及得到综合医院对口支援的方式与成效分析》，《中国卫生事业管理》2010年第10期。

李宇飞等：《患者视角下北京市某区基层首诊制影响因素质性研究》，《中国医院管理》2016年第2期。

吕春华等：《北京市朝阳区居民社区首诊制度信访风险评估研究》，《中国全科医学》2016年第25期。

倪娜娜等：《北京市朝阳区居民社区首诊意愿及影响因素研究》，《中国全科医学》2016年第16期。

潘子涵等：《北京市社区卫生服务中心接诊儿童现状的电话问卷调查》，《中国全科医学》2017年第5期。

裴蓓、蔡泳、鲍勇：《上海社区居民首选社区医院就诊影响因素探讨》，《中华全科医学》2013年第7期。

石亚丽等：《北京市西城区社区居民首诊意愿及影响因素研究》，《中国全科医学》2016年第16期。

孙雪莹等：《北京地区社区居民对首诊医疗机构选择及影响因素的探讨》，《中华全科医师杂志》2012年第12期。

王敏等：《北京市西城区社区居民签约家庭医生式服务的现状及影响因素分析》，《中国社会医学杂志》2016年第2期。

王明山等：《深化社区慢性病管理试点工作》，《中国医疗保险》2009年第1期。

张亚兰等：《北京市朝阳区施行"双诊制"的影响因素分析》，《中国全科医学》2010年第11期。

赵超、陈瑶、代涛：《北京市社区卫生服务机构门诊患者就诊意向及影响因素分析》，《医学与社会》2014年第4期。

赵建功等：《北京市西城区家庭医生式服务签约居民续约意愿及影响因素研究》，《中国全科医学》2015年第28期。

赵梦等：《北京市居民对社区家庭医生式服务的认知和利用情况调查》，《中华医院管理杂志》2016年第5期。

B.3
长春市社区首诊制度实施报告

蒲新微*

摘　要： 全面铺开的社区首诊制度已经进入发展的瓶颈期。本文依据
长春市 2016 年末卫生事业发展最新统计数据以及对该市 7 区
2 市 1 县的 12651 份问卷调查和深度访谈发现，由于人的自爱
本性和思维惯性、医疗供给方的利益驱动、社区诊所诊疗不
到位、计划体制后遗症、部门协调不力等因素，目前长春市
的社区首诊制度在有效缓解居民就医压力的同时，也出现供
需结构失衡、联动不联、分治不分等现实问题，据此，应该
着力破除医疗卫生机构自身的利益壁垒，提升社区医院服务
能级，逐步改变居民看病的路径依赖，构建合理的医保报销
制度，共创优良的信任环境，以促进社区首诊制度的持续顺
利运行。

关键词： 医疗服务体系　医保报销制度　医疗生态

医疗卫生资源供需均衡、结构合理、配备得当是优化医疗生态环境、缓解居民就医压力、深化医疗制度改革的重要方向。为切实解决居民看病难、看病贵问题，国务院于 2006 年首次提出开展社区首诊制度并在深圳、上海、重庆等城市展开试点，2009 年新医改方案又明确提出确立社区首诊以及城市医院与社区卫生服务机构分级诊疗、分工协作和双向转诊制度。由此，全

---

* 蒲新微，吉林大学哲学社会学院副教授，博士生导师，研究方向：社会保障与社会政策。

国各地纷纷根据当地卫生机构的规模和水平全面推行"小病在社区，大病上医院，康复回社区"的首诊、分诊和轮诊模式。2015年，国务院办公厅进一步提出到2020年逐步完成"基层首诊、双向转诊、急慢分治、上下联动"的分级诊疗目标。那么，能否实现且如何实现该目标则成为各部门亟待探讨和解决的问题，据此，具体剖析现行社区首诊的运行状况、深入透视其运行困境并有效探讨突破路径对于促进"十三五"时期联动有序的分级诊疗具有重要的实践意义。

东北具有特殊的经济社会环境、政策参与观念和人口结构。而地处东北中间地带的长春市，无论是经济基础、政治制度还是文化观念、社会结构等都是东北地区的缩影。研究长春市社区首诊制度实施状况是全面、具体、深入把握东北地区社区首诊模式运行情况的重要窗口。

长春市现有7个辖区、2个县级市、1个县和5个开发区，包括194个街道、3189个社区（村）居委会。截至2016年末，全市户籍总人口7543677人①，其中，14周岁及以下户籍人口321890人，占总人口的4.27%；15~59周岁户籍人口5736440人，占总人口的76.04%；60周岁及以上人口1485347，占总人口的19.69%；百岁以上老人220人，年纪最大者男性为117岁，女性为116岁②。长春市分级诊疗体系面临人口结构性需求和经济地域性挑战。

一 社区首诊制度运行现状：成绩与问题共存

社区首诊制实质上是分级医疗制，由社区卫生服务机构逐步承担大中型医院的一般门诊康复和护理等服务，即社区卫生机构负责诊治辖区居民的常见病、多发病，及时监控居民的大病征兆，让居民在大病初期能得到尽早治疗。如果病情较重，再由社区医生负责向上一级医院转诊，康复期也可以重

---

① 长春市2012年末户籍总人口为756.9万人，2014年末户籍总人口为754.5万人，2016年末为754.4万人。
② 数据由长春市公安局于2017年2月21日提供。

回社区卫生服务机构治疗。推行社区首诊和双向转诊制的目的是缓解到大医院看病难问题，减少卫生资源的浪费，为患者节省医疗费用并最终实现城市医疗卫生资源合理配置。

长春市自开展社区首诊和分级诊疗制度以来，陆续制定并出台了系列具体实施方案，同时开展试点运行和全面推行的步骤。

（一）运行现状

1. 首诊政策与试点服务同步探索

为了推进基层诊疗和分级诊疗制度，长春市陆续发布了《进一步推进改善医疗服务行动计划工作的通知》《建立多层次医疗联合体实施方案》等文件，明确了社区首诊和分级诊疗制度的运行目标及措施；从顶层设计方面提出建立政府主导的多层次医疗联合体，把健康扶贫、对口支援、分级诊疗、双向转诊、远程会诊、"三下乡"活动、县级医院骨干医师培训和提升县级医院服务能力等内容及资源进行全面整合，形成提升基层医疗机构综合服务能力的合力，确保医疗卫生工作重心下沉、优质医疗资源下沉、高层次人才下沉；提出助推基层首诊、双向转诊、急慢分治、上下联动的分级诊疗格局的形成和医疗服务体系的建立，进而形成市级、区级、县级的多层次医疗联合体建设，要求医联体内的上下级医院，既要明确各自分工，确保医联体务实高效，不走过场，又要建立便捷、合理、绿色、畅通的双向转诊机制，并形成基层与上级医院互联的远程问诊模式。

长春市社区首诊制度的试点工作从优势资源比较突出的朝阳区开始，2011 年朝阳区率先启动家庭医生试点，由此拉开了长春市社区首诊模式的帷幕，到 2012 年，仅朝阳区就有 10 家社区卫生服务中心开展了家庭医生制度构建，133 名家庭医生签约，占居民家庭数的 30%。到 2015 年，朝阳区全面推广家庭医生制度，并于 2015 年 5 月 18 日举办了社区家庭医生签约式服务推进会。截至目前，朝阳区家庭医生签约 74774 人次，重点为 60 岁以上老年人免费体检 16612 人次，发放宣传材料 12 万份，开展健康知识讲座18 场次。

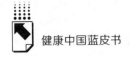

与此同时，长春市各大辖区社区也纷纷探索通过家庭医生签约方式来促进社区首诊和分级诊疗制度建设。2016年末，长春市已经在200个公立医院综合改革试点城市开展家庭医生签约服务，覆盖率达到15%以上，重点人群签约覆盖率达到30%以上。为了提高患者的健康水平，长春市开展了家庭医生医疗保健活动。朝阳区"家庭医生"服务项目已开通了24小时"健康一线通"热线，为签约居民提供全天候、全过程服务，签约居民可随时拨打电话，咨询健康问题。二道区把"家庭医生"签约合同放置于居民健康档案中，详细罗列了社区居民应享受的权利以及双方应尽的义务等，便于居民知晓服务内容。绿园区创新了"流动巡访车""医讯通平台""十项免费服务菜单"等服务方式，通过在"流动巡访车"上配备心电图设备、B超检测仪、常用药品和常规医疗器具，方便社区居民随时就医。南关区成立了54支健康管理团队，覆盖全区11个街道，实现网格化管理，并为"家庭医生"统一定做电动自行车，车上配备出诊箱、常用设备和药品、通信工具，方便入户服务。为了确保医疗服务质量，长春市卫生局要求家庭医生从每组签约10户开始，最多签约不超过700户，同时还建立了家庭医生准入和退出机制，制定家庭医生考核奖惩措施、工作内容及质量标准，制定相关的保障政策，提高家庭医生的工资待遇，充分调动家庭医生的工作积极性。到2016年底，长春市有20余万户签约了家庭医生，部分社区推行了远程首诊服务。

2.诊疗模式与医保制度有机结合

为了促进社区首诊制度有效推进，长春市实行了社区问诊与医保制度挂钩的模式。到2016年末，全市参加城镇居民基本医疗保险的人数为165.6万人，参加城镇职工基本医疗保险的人数为114万人，参加新型农村合作医疗保险的人数为398.95万人①。门诊费用0元以上报销50%，年度报销额封顶线为1200元；住院费用2000元以上报销70%，年度报销额封顶线为16万元。城镇职工基本医疗保险的报销比例分别为：社区医疗机构门诊费

---

① 该数据由长春市民政局于2017年2月提供。

的报销比例为50%，住院费用的报销比例为85%。

3.硬件设施与软件设施差异化推进

2016年4月末，长春市累计投资5.7亿元改造了7个县级医院，重建、改建了59个乡镇卫生院，使145个乡镇卫生院全部达到标准化建设。新建、改扩建社区卫生服务机构19家，按国家标准建设的城乡社区卫生服务中心达到61家。截至2016年10月，已有72家社区卫生服务中心和134家乡镇卫生院及1571个村卫生所，占全市基层医疗机构总数的97%，为居民提供了便捷的医疗卫生服务，覆盖人数已达770余万人①。

2016年6月，长春市累计培训乡村医生5000人次，相继有153家医疗机构组建志愿医疗服务队184支，开展巡诊、体检、治疗、专业知识培训、健康宣教、免费发放健康指导材料、送药及利于健康的小礼品等多种形式的志愿医疗服务活动，免费送药达12.6万余元。

（二）存在的问题

应当看到，取得成绩的同时也暴露出首诊制度存在如下问题。

1.社区诊所铺建率较低，便民诊所不便利，供需结构失衡

方便居民看病、实惠就医问题仍未得到根本解决。为了解长春市居民对看病就医的需求程度，我们对长春市7个辖区（南关区、宽城区、朝阳区、二道区、绿园区、双阳区和九台区）、2个县级市（榆树市和德惠市）、1个县（农安县）和2个开发区（长春汽车产业开发区和长春经济技术开发区）进行了调查，从12651份有效问卷和部分典型社区深度访谈可以看出，医疗费用高、就诊不便等问题是大部分市民最急切要解决的问题。当问及"在生活中您最担忧的事情是什么"②，问题涉及生活费、医疗费等方面，在被调查的12651人中，有7247人认为医疗费是最担心的问题，占到被调查人数的57.3%。其中，9345位城镇被调查者中有5812人把医疗费置于担忧之

---

① 数据由长春市卫计委于2016年12月提供。
② 数据来自本人与长春市老龄办于2016年10月共同开展的"长春市老龄人口的保障与服务状况研究"项目组所做的问卷调查。

首，高达 62.2%；农村 2370 人中有 1132 人认为医疗费是最担忧的问题，占 47.8%，农村低于城镇的原因是农村居民有相当一部分认为生活费来源也是他们所担忧的事情。男性居民中 56.6% 最担心的事情是医疗费，女性居民中 61.9% 最担心的事情是医疗费用。看病贵的问题仍然是百姓最亟须解决的问题，这和长春市居民仍然选择到大医院看病就医，希望一步到位关系密切。

社区首诊服务满足不了居民需求的另一表现形式是社区诊所的铺建率仍然很低。K 社区居民对基层医疗机构的需求情况如下。

（社区 D 代表）整个这一块没有医疗机构，所以说有些问题曹主任（社区主任）也解决不了。我们周边就一个诊所，少的时候是 100~200 人，多的时候要 200~300 人，比那个市级、区级医院的人还多，有时候都忙不过来，招 4~5 个护士。

所访谈的社区是规模较大的回迁小区，据了解，附近几个小区居民都是到这一个诊所就诊，所以，社区诊所的供给严重不足，这无形中阻碍了社区首诊制度的推广。这一问题在农村更为严峻。东北地区的农村大多地广人稀，村落之间距离较远，在取消村卫生所的情况下最近的就医场所为乡镇卫生院，在同样需要出门就医的情况下，更多村民选择进城问诊。

（调查员 T）咱们这个村里边有诊所吗？

（村民 F 代表）以前有，现在没有，有私人大夫，他也不开药，就是定期给 60 岁以上的老年人检查一下心脑血管、量量血压，给你开个单子，看看有什么毛病。

（调查员 T）那觉得这种还是有用的吧，有预防作用？

（村民 F 代表）就是告诉你有什么病，没有药，他也不在村里，就是医院定期做的义诊，大家都愿意去做。

长春市公立基层医疗机构的设置明显不足，居民们对于便捷、低成本的基层医疗机构设置的呼声也不断高涨，供给与需求方面形成了较大差距。首先，大部分社区未设置社区诊所，给居民的就医造成了不便。其次，有的社区的诊所为私人设立，距离较远且就医环境较为拥挤，给居民带来了诸多不便。最后，由于社区缺少充足且完备的基层医疗设施，突发小病，居民也不得不去大医院，而大医院看病价格昂贵，这无疑给居民带来了经济上的负担，致使目前"看病贵、看病难"的问题仍然严峻。从上述关于基层医疗机构的问卷和访谈资料来看，基层医疗机构不仅数量较少，医疗资源分配的比例也较小，社区首诊供需矛盾仍然突出。

2.缺乏统一协调管理，联动不联、分治难分问题突出

制度是一种确定的规则，它们抑制着人际交往中可能出现的任意行为和机会主义行为，使得人们的行为更可预见并由此促进劳动分工和财富创造[1]。可见，社区首诊制度作为一种确定的制度规则，需要通过分工合作来优化配置医疗资源，提高诊治效率，给城乡居民提供便利，但它需要通过协调、通畅的上下联动机制来完成。而目前的情况是能上不能下、联动不联、分治难分的问题非常明显。大医院对基层医院的对口支援流于形式，居民就医更倾向于去大医院，部分辖区政府强制推行社区首诊，但是大多数病人还是选择通过社区医院进而转入上级医院，上级医院收治病人后并未按照患者实际病情选择去留问题，小病患者也接收诊治，康复期的患者也继续留在大医院，出现社区诊所与大医院之间名义上的联诊而实际上的断裂。部分社区诊所出现"留名不留人"的现象，由于推行社区首诊制度，部分辖区用医保报销比例和流程来引导人们首选社区诊所，但是又缺少进一步的协调管理，而且政府也担心百姓抱怨情绪增加而无法强制性执行，导致很多患者到社区仅仅为了开具转诊单，看病依旧选择大医院，大医院对于前来就诊的患者无论轻重缓急均一视同仁，没有给社区留下空间，这样，社区医院仅有转

---

① 柯武刚、史漫飞：《制度经济学：社会秩序与公共政策》，韩朝华译，商务印书馆，2002，第32页。

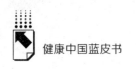
诊证明作备案存档，发挥不到真正看病治疗的作用，社区首诊和分级诊疗名实不符，患者盲目扎堆大医院的问题仍然很突出。

二 首诊制度改革维艰：内因外因并存

（一）患者的自爱本性和思维惯性为社区首诊设置了第一道障碍

一方面，人无法试错的自爱本性是阻碍患者选择社区诊治的根本性原因。健康与疾病都是最体己的方面，除了健康，其他皆为身外之物。祛病不像购买商品，不容许有赝品或次品，只能选择最好的，人的体己且自爱的本性驱使人们不敢尝试社区首诊，担忧社区可能误诊带来白白忍受痛苦、浪费金钱甚至耽误治疗，从而导致患者就医过程中倾向于选择一步到位、能够精准治愈的医术最高明的医生来为自己诊疗，免去反复检查的痛苦，尤其是随着人们生活质量的提高和医保制度的普惠，人们的就医要求也不断提高，不再单纯以医疗费可承受和就医便捷为主要考虑要素，而是更注重医术、服务态度、就医环境和医保报销方式及比例等方面。

另一方面，患者就医的思维惯性也影响其行为选择。绝大部分人都有"小病拖，大病治"的思想观念，忽视预防和小病诊治，拖到大病又必须选择大医院的专科医生，久而久之，形成一种惯性和风气，习惯于"治病＋医院"而非"防治＋社区"的思维。同时，随着东北地区传统（企业）基层医院的消逝，人们已经不再有单位制的观念，全民和集体企业（单位）提供的免费附属基层医院已经不复存在，人们已经彻底转变观念，看病治病成为自我解决而不是单位解决的事情，所以，非到万不得已不去看病，万不得已时也只能去大医院接受治疗。而且，在就医观念方面，多数患者已经习惯性地相信无论何种疾病，只要去大医院就基本能够一步到位，免去诊所无法诊治甚至误诊的烦忧，不认可、不信任基层医疗卫生服务机构医务人员的技术水平。这种"重治疗轻预防""小病拖大病"的思维惯性导致很多患者最终只能去大医院接受诊治，三甲医院人潮汹涌、社区医院门可罗雀的问题依然突出。

（二）医疗供给方的利益藩篱是隔断上下联动的第二道障碍

社区首诊、分级诊疗推进困难的主要原因在于利益。医疗机构的利益冲突使大医院缺乏向基层转诊患者的内在动力，大医院的向下转诊困难。

一方面，大医院治疗流程的隐秘性和医生开具处方的自主权为医院和医生开辟了获取利益的渠道，这导致大医院对患者量的控制较小，阻挡了向下流动的路线。就像韦伯所说的，"任何权力，甚至任何生活利益，一般可以察觉到有需要证明自身是正当的……受到更多优惠待遇的人感到有永无休止的需要以把自己的地位视为在某些方面是'合法'的，把自己的利益视为'应得的'"①。很多大医院的各级部门甚至医生都认为通过自己掌控的资源来获取利益是正当的，导致社区诊所和三甲医院的医生在收入方面存在天壤之别，由于缺少公开透明的监管机制和对医生医疗处方的限制，在各医药公司的巨大利益诱惑面前，很多大医院的医生运用多开药、开利润高的药品来增加自己的收入，与较高社会地位相伴随的是不菲的个人收入，久而久之形成不良的社会风气。社区医院的医生不仅社会地位低，而且只能按照《国家基本药品目录》上的要求给患者开药，名录和价格清晰透明，利益的驱使导致很多医生不愿留在社区医院。而且，如果医院更多地考虑自身利益，那么，自然会在不同层级的医院之间形成利益竞争关系，从而使大医院缺乏分级诊疗和向下转诊的内在动力，在实际中便表现为上转易下转难。

另一方面，现行的医疗保障制度和补偿机制给居民带来的实惠也让居民不在意大医院的医疗费用，更无视医生开具的过度医疗项目，政府承诺的高比例报销权利是其最大的后盾，因此，即使得小病的患者也倾向于选择住院治疗。因为医疗保障补偿水平在不断提高，居民更愿意享受这一惠

---

① Max Weber. *Economy and Society*, three volumes, edited by Guenther Roth and Claus Wittich (New York：Bed minister Press, 1968), Volume 3, p. 953.

民政策，而报销的唯一前提是需住院治疗，社区诊所由于不能提供住院治疗的条件而不在报销范围之内，所以，当报销后的住院费用和不能报销的门诊费用大体相当甚至前者比后者更低时，更多居民愿意到医院去住院，这样，本来惠民利民的医保报销制度反倒成为完善医疗体系、减少资源浪费的一道障碍。

（三）社区诊所治疗不到位是影响首诊推行的第三道障碍

社区首诊制度名实不符、首诊尚未达标等因素是居民进社区诊治的较大阻力。首先，政府未给社区医疗机构提供充足的医疗设施，未配备到位的全科医生，药物品种不能满足需求也影响着患者的选择。在政策设计和执行过程中，"政府不仅承担着顶层设计及政策主导责任，更肩负具体执行和监管运行责任"[1]。然而，在推进社区首诊制度的过程中，政府仅仅设计并推行了该方案，在具体落实和监管过程中却出现了不足和漏洞。长春市目前的社区诊所中的医疗条件和设备都较为简陋，大部分医院只能提供抽血、量血压、测心率、查视力等简单基本的检查，从仪器设备的角度尚不能满足患者更高的检查要求，看得见摸得着的硬件设施直接影响患者的选择。更重要的是，要想发挥社区首诊的"守门人"作用，必须配备可信的全科医生，这在目前的社区诊所中比较匮乏，因为长期以来东北地区体制内工作才是好工作的观念使得很多医生形成两个主要的职业选择，要么千方百计进入大医院以谋求高地位甚至高收入，要么自起炉灶开诊所赚取实惠，对于既无地位又没利益的社区医院，很少有优秀者愿意前去工作，导致全科医生和优秀医生的配备严重不足。基层医疗卫生机构医疗服务能力不足、基层医疗卫生机构发展参差不齐、基层医疗设备配备不足、基层卫生机构服务人员严重不足等一系列问题，使居民对基层医疗卫生机构缺乏信任，居民在基层就医的意愿很低。此外，药品种类的限制也是社区医院门前冷清的原因，一些慢性病患者本可在社区开药治疗，但因社区医院药物不全，

---

[1] 蒲新微：《养老保障与政府责任》，中国劳动与社会保障出版社，2016，第21～27页。

只能回到大医院。大医院不仅集中了优质的医疗资源，而且药品种类繁多，而基层医疗卫生机构的医疗设施相对薄弱且药品种类单一，部分基层医疗卫生机构尚不具备承担基层首诊的能力，这也是社区首诊推行不力的主要原因。

其次，社区医院自身的定位不清晰，社区医疗服务形式单一，医务责任不明确，缺少详细的首诊实施细则。社区首诊是让社区医院肩负起基础医疗的作用，通过与大医院的有效对接和协同合作来完善医疗卫生服务体系，所以，社区医院实际上也承担着首诊和协调的作用。但目前很多社区诊所并未意识到这一点，仍然把自身定位于解决居民简单的头痛脑热问题，没有很好地认清自身的职责，所以在医疗服务水平、医疗服务管理上难以提升，无法保证医疗技术质量。同时，社区首诊服务形式单一，无法满足居民多样性的保健需求。目前社区诊所能够提供的服务局限于常见病和老年人免费体检等项目，实际上，随着人们生活质量的提高以及健康意识的增强，人们对医疗服务形式的要求越来越多，如对健康体检、保健讲座、义诊等公益性医疗服务的需求在逐步增加，但是目前低水平的诊疗项目无法引导居民进社区看病。虽然社区首诊作为医改政策的一部分早已被明确提出，但是至今仍缺少规范化、科学化的实施细则。转诊标准的不规范和不具体使得在实际操作中很容易出现上去容易下来难的畸形局面。与此同时，很多社区医院并不清楚到底何时、何种情况下应该把病人转到上一级医院，对病人康复到什么程度就可以转回社区医院进行后续治疗也没有指引和标准，患者从治疗的保险性、有效性方面考虑，宁可麻烦一点、多花点钱，也要舍社区而求大医院，这些都导致"双向转诊"在现实操作中成了"单行线"。

（四）计划体制后遗症、部门协调不利是妨碍居民社区首诊的第四道障碍

首先，作为中国重要的老工业城市，长春曾经有着辉煌的机车厂、热电厂、纺织厂、拖拉机厂等，厂内职工引以为豪的是广覆盖、高福利

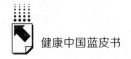
的职工待遇，其中包括厂属医院为所有职工及家属提供的免费及时的医疗服务，城镇职工已经习惯于相信国营、大集体等公办大机构提供的保障，农村居民对赤脚医生的信任度极高，但随着市场经济大潮的到来，很多企业要么转轨要么濒临破产，随之而来的是企业附属医院不再提供全方位的免费医疗，而这一代人内心深处更愿意"享受公家的"，所以，当再一次能够通过医疗保障制度享受"公家"报销待遇时，他们自然会首选去能够享受报销待遇的大医院就诊，这就是计划体制下高福利待遇引发的后遗症。

其次，社会信任缺失是阻碍居民进社区首诊的重要原因。如果说大医院有"看病难、看病贵"、一号难求等问题，那么社区医院则存在"看病难、看病虑"的无法信任问题。这种信任缺失不仅来自患者对社区医疗环境、医疗设备、医务人员的严重不信任，更来自整个社会信任环境的不完善。全球化、现代化、城市化带来了多元文化的融合和不同利益关系的重组，在社会进步过程中各种以利益为核心的尔虞我诈、上欺下骗等问题频频出现，导致人与人之间、人与组织之间利益关系越来越压倒信任关系，因此，在无法判断社区医生是否可信的情况下，大医院的医生在医术方面至少被认为是可信的。

最后，各管理部门指导监督、各级医院协作配合、各项医改政策同步衔接推进的工作网络和机制还不健全也影响社区首诊推广的步伐。现行政策虽然对分级诊疗做出了制度安排，但很多体制机制问题还没有得到解决，如各级医疗机构之间的利益分配问题、基层医院的技术问题、上下级医院的药品衔接问题等，这些都依赖于政府的协调和有效监督。

三 面向未来的对策及建议：挑战与机遇共生

长春市医疗卫生体制改革面临巨大的挑战，一方面，要破除利益藩篱、改变就医观念、摒弃"公家"思想、优化分级诊疗系统；另一方面，要面对发展迟滞的经济环境和不断失衡的人口结构，立足市情去服务好不同层次患者的需求，所以，要以此为契机，从半强制化的政府引导、公开透明的就诊项目、不断提升的社区诊所建设等方面增进社区首诊在医疗卫生体系中的作用。

（一）建立公开透明的医疗服务体系，破除医疗卫生机构自身的利益壁垒

社区首诊制度不仅引导居民小病进社区、大病上医院的向上流动，而且引导大病治疗在医院、治后康复回社区的向下流动。但是目前的情况是上去容易下来难，原因之一在于患者就医和大医院以及医生的利益紧密相连，从药品到住院的一系列环节都是内部操作，患者为治愈疾病、减轻痛苦，对过度医疗现象往往保持沉默，这导致乱开药、开名贵药成为医疗界的一种常态，尤其是东北地区经济发展较为落后，医生的处方是提高自身经济收益的重要途径，因此大医院即使人满为患，也愿意收纳更多患者。对此，只能建立公开透明的医疗服务体系，让患者和监管机构清晰地看到各种名目和相关费用，这样才能打破医院和医生的利益囿限。

（二）提升社区医院服务能力，逐步改变居民看病的路径依赖

社区首诊局限于常见病的治疗和大医院到社区的定期巡诊，社区医院的就诊人群除了消炎降烧的患者之外，就是新增的患慢性病的老年人。所以，首先要扩大医疗供给侧的服务内容，增加可检查的项目，加大对社区卫生机构的投入力度和建设力度，同时对社区诊所按照服务人次进行相应的激励和经费补贴，让社区医院利用医疗保健服务职能及贴近普通群众的优势，提供多种形式的医疗服务；其次，从人员配备方面，要根据社区人数增加编制、提高薪酬待遇、建立合理的晋升机制，按照每万人配备 2~3 名全科医生的标准和目标，为每个社区诊所提供一定的正式编制，打造高素质、专业化的全科医生队伍，提高基层医院的软实力；最后，在提高社区医院问诊率方面，要首先把着眼点置于不断增加的老年群体身上，这也是应对老龄化和高龄化程度不断加重的必然要求。

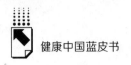

（三）构建合理的医保报销制度，共创优良的信任环境，优化医疗生态

"一种制度如果不受到批判，就无法得到改进；任何东西如果永远不去找出毛病，那就永远无法改正；如果我们作出一项决定，对每件事物不问好歹一味赞成，而不加任何指责，那么将来一旦实行这项决定，它必然会成为一种有效的障碍，妨碍我们可以不断期望的一切追加的幸福。"[①]要合理分析现行医保报销制度存在的问题，构建合理的报销机制。长春市部分社区已经开始通过报销机制来增加社区医院的问诊率，比如有些社区明确提出居民只有首先在社区检查后，符合住院条件的，由社区提供转诊证明，才能在大医院治疗后享受相应的医保报销待遇，这对于引导居民进入社区问诊有重要的作用。由此，有三条路径可以尝试：一是开通社区医院的医保报销渠道，门诊慢性病人可增加一家社区卫生服务机构作为可报销的就诊医疗机构；二是提高社区医院住院的报销比例，凡参加新型农村合作医疗、城镇职工医疗保险和公费医疗等的患者，在社区看病享有更多优惠；三是将社区医院和大医院之间的报销条件进行统一管理，参保病人下转后报销零起付，上转时只需补足不同等级医疗机构起付标准的差额部分。同时，要强化政府的制度设计和监督运行职能，政府要缓解大医院的就医压力，还要从社区医院和整个医疗系统方面建立优良的信任环境和良好的医疗生态，如加快制定出可持续的分级诊疗细则和详细的转诊目录表，除了对医生的职业资格、社区医院场地等进行明确规定外，还要引导大医院以多种形式为社区医院提供业务指导、咨询和培训，更重要的是根据国家分级诊疗管理规范，制定详细的住院和转院条件、诊疗项目、结算标准等，各级政府出台各级财政最低补偿标准财政支出比例，用激励和约束机制来促进分级诊疗制度落实，制定有效的监督制约机制，为居民提供可信度高的就医环境，并对可能

---

① 边沁：《政府片论》，沈叔平等译，商务印书馆，1995，第100页。

出现的服务质量不高问题加强监管，这样才能引导参保人员首诊、小病、康复在社区，通过有效分流来优化就医结构。

参考文献

蒲新微：《养老保障与政府责任》，中国劳动与社会保障出版社，2016。

边沁：《政府片论》，沈叔平等译，商务印书馆，1995。

柯武刚、史漫飞：《制度经济学：社会秩序与公共政策》，韩朝华译，商务印书馆，2002。

Max Weber. *Economy and Society*, three volumes, edited by Guenther Roth and Claus Wittich（New York：Bed minister Press，1968）Volume 3.

B.4
沈阳市社区首诊制度实施报告

董经政*

摘　要： 沈阳市在分级诊疗和社区首诊特别是在提升社区卫生服务能力、推进家庭医生签约服务、加强基层医疗卫生人才队伍建设、完善双向转诊管理、促进上下联动开展示范医疗合体等方面取得了成效。但是在制度实施中，仍然存在优秀基层卫生技术人员缺乏、稳定长效的多渠道补偿机制不完善、社区首诊宣传不足、居民参与社区首诊意识不强等问题。针对上述问题，我们提出了增加基层全科医生配置、健全服务价格形成机制、推进医疗联合体建设和卫生信息化建设、加强社区首诊宣传等应对策略。

关键词： 全科医生　价格机制　医疗联合体

建立分级诊疗制度，是合理配置医疗资源、促进基本医疗卫生服务均等化的重要举措，是深化医药卫生体制改革、建立中国特色基本医疗卫生制度的重要内容，对于促进医药卫生事业长远健康发展、提高人民健康水平、保障和改善民生具有重要意义。

基层（社区）首诊是分级诊疗制度的发展基础。2006年国务院出台的《关于发展城市社区卫生服务的指导意见》明确指出：要探索开展社区首诊制试点，由社区卫生服务机构逐步承担大中型医院的一般门诊、康复和护理

---

* 董经政，辽宁大学人口研究所助理研究员，研究方向：社会转型、社会治理。

等服务。我国开展分级诊疗制度以来，主要以基层首诊和双向转诊为主要的实施路径，取得了一定的成效。在此基础上，2015 年国务院办公厅《关于推进分级诊疗制度建设的指导意见》中明确要求：到 2017 年，分级诊疗政策体系逐步完善，医疗卫生机构分工协作机制基本形成，优质医疗资源有序、有效下沉，以全科医生为重点的基层医疗卫生人才队伍建设得到加强，医疗资源利用效率和整体效益进一步提高，基层医疗卫生机构诊疗量占总诊疗量比例明显提升，就医秩序更加合理规范。力争到 2020 年，分级诊疗服务能力全面提升，保障机制逐步健全，布局合理、规模适当、层级优化、职责明晰、功能完善、富有效率的医疗服务体系基本建成，基层首诊、双向转诊、急慢分治、上下联动的分级诊疗模式逐步形成，基本建立符合国情的分级诊疗制度。

一　辽宁省基层首诊制度的开展

自实施分级诊疗、基层首诊以来，辽宁省在基层卫生机构、基层卫生人员、基层卫生设置和基层卫生经费上投入了大量资源提供基层卫生医疗服务。

（一）建立基层医疗卫生机构

基层医疗卫生机构主要有社区卫生服务中心（站）、乡镇卫生院、村卫生室、医务室、门诊部（所）等，是医疗卫生服务体系的重要组成部分，是为城乡居民提供基本医疗和公共卫生服务的重要部门，更是基层首诊的主要承担者。从 2011 年至 2015 年，辽宁省基层医疗卫生机构已发展到 33112家，其中非营利性基层医疗卫生机构 21350 家；社区卫生服务中心（站）1146 家，其中社区卫生服务中心 369 家、社区卫生服务站 777 家；街道和乡镇卫生院 1025 家，村卫生室 19777 家，门诊部 535 家，诊所（医务室）10629 家[1]。

---

[1]　资料来源：《2015 辽宁卫生计生统计年鉴》。

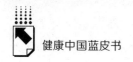

（二）培养基层卫生机构卫生人员

截至2015年底，辽宁省已有卫生技术人员59808人、执业医师24580人、执业助理医师30578人、注册护士18893人、药剂师2955人、检验师1423人。从事非营利性医疗服务的基层卫生人员68900人，其中卫生技术人员37058人、执业医师12838人。

在直接承担城市社区首诊的社区服务中心提供医疗服务的卫生人员已达15864人，其中医疗技术人员13322人。从年龄层次上看，25～34岁的卫生服务人员占16.36%，35～44岁的占26.96%，45～54岁的占35.54%；从从业年限上看，工作10～19年的占16.46%，20～29年的占31.65%；拥有硕士以上学历的占4.14%，拥有学士学位的占95.86%；拥有中级以上专业技术资格的占39.15%。这些年富力强、经验丰富、专业技术水平高的基层社区卫生人员为实施分级诊疗和社区首诊提供了人员和技术保障[1]。

（三）加大基层医疗卫生机构医疗服务量

在基层医疗卫生机构医疗服务量上，辽宁省基层医疗卫生机构累计提供诊疗人次数9236.2万，入院人数63万。直接承担社区首诊的社区卫生服务中心诊疗人次数975.4万，入院人数7.2万，社区卫生服务站诊疗人次数537.4万。在医疗服务量上，社区卫生服务中心占10.6%，社区卫生服务站占5.8%。

（四）增加基层医疗卫生机构床位数

从2011年至2015年，辽宁省社区卫生服务中心由280家增加到369家，社区卫生服务站由759家增加到777家。截至2015年底，拥有10～49张床位的基层卫生服务机构已达72家，拥有50～99张床位的已达34家，拥有100张及以上床位的已达11家。社区卫生服务中心

---

① 资料来源：《2015辽宁卫生计生统计年鉴》。

已拥有床位 5378 张，社区卫生服务站拥有床位数在 2011 年就已达 1292 张。

（五）提高基层医疗卫生机构全科诊室比例

在科室分类上，辽宁省全科医疗科已拥有床位 816 张，占全部科室的 15.17%；累计门诊 4522486 人次，占全部门诊量的 49.59%；累计出院 8212 人，占全部出院人数的 11.48%。

此外，在社区卫生服务中心门诊病人人均医疗费上，2011 年人均医疗费 76.37 元，2012 年为 59.5 元，2013 年为 56.5 元，2014 年为 68.3 元，2015 年为 72.2 元。社区卫生服务中心门诊病人人均药费 2011 年为 44.14 元，2012 年为 37.4 元，2013 年为 32.7 元，2014 年为 44.3 元，2015 年为 47.7 元。

截至 2015 年，社区卫生服务中心住院病人人均医疗费 2868.8 元，药费 1467.3 元，占住院医疗费用的 51.15%[1]。

（六）建立基层医疗卫生机构城市试点

除省会沈阳外，辽宁省还在丹东、盘锦等城市建立社区卫生服务和医疗卫生服务体系四级联动改革试点。

1. 丹东市建立社区卫生服务试点

丹东市拥有 22 个社区卫生服务中心、21 个社区卫生服务站、若干个社区卫生服务团队。全市有 1 个社区卫生服务中心被评为国家级"群众最满意的社区卫生服务中心"，4 个社区卫生服务中心被评为省级"示范社区卫生服务中心"。

在社区卫生服务中心基础建设上，丹东市争取国家、省专项资金近 2000 万元；并与财政部门联合建立社区卫生服务机构以奖代补考核机制，市财政连续四年每年投入 200 万元用于考核优秀的社区卫生服务机构，进行

---

[1] 资料来源：《2015 辽宁卫生计生统计年鉴》。

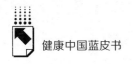

以奖代补；丹东市还与人社部门沟通，将社区卫生服务机构开展康复项目纳入医保报销范围，将残疾人联合会开展的残疾人社区康复建设项目落实到社区卫生服务机构。

自2011年以来，通过争创示范社区卫生服务中心，在国家专项建设资金支持下，丹东市共投入3000余万元对社区卫生服务中心基本业务用房进行改、扩建；投入近1000万元，为社区卫生服务中心配备基本医疗设备、检验治疗设备、中医康复理疗设备，改变了社区基层医疗机构设备落后、短缺的被动局面。在人社部门配合下，丹东市面向社会公开招聘社区医师、护士、检验师、公卫医师，初步摆脱了人才不足的困境。在全地区开展社区卫生服务中心内涵建设达标活动，并将其纳入目标考核，推动了社区卫生工作向纵深发展。全市社区卫生服务中心内涵建设合格率达到100%。

丹东市各个社区卫生服务中心（或服务站）均成立了由社区医生、社区护士、预防保健医师组成的家庭医生团队，通过各种服务形式，深入社区，进入家庭，为居民开展社区卫生服务。目前全市共建立居民健康档案94.83万份，规范化电子健康档案建档率达到93.83%；规范管理65岁以上老年人12.45万人，健康管理率达94.03%；规范管理高血压病患者9.01万人、糖尿病患者4.48万人，每年每人提供1次健康体检和4次随访，重点人群受益面及规范管理率有所提高。启动实施了中医药健康管理服务项目，为辖区内65岁以上老年人、0~36个月婴幼儿提供了中医保健知识宣传和服务，深受百姓欢迎。

2014年，丹东市人均基本公共卫生服务经费已经达到35元，城市服务人口110万，各级财政补助资金为3850万元，年初预拨额定经费70%。为了确保资金使用规范、安全，使社区居民真正免费享受基本公共卫生服务，丹东市建立了市、县（区）基本公共卫生工作督导组织和"五大"公共卫生专业机构督导检查制度，实行逐级检查督导，并在督导检查的同时对业务人员进行培训。各社区卫生服务中心按工作实际对社区卫生服务站采取以会代训等多种形式的考核培训，形成了月督导、季考核、半年督导考核的层层督导考核机制，确保工作任务完成；对基本公共卫生服务项目补助资金，通过督导检查、培训等方式，加强了管理，确保项目经费用于基本公共卫生服务人员成本和耗材的支出上，保证资金使用的合规性。

2. 盘锦市建立医疗卫生服务体系四级联动改革试点

盘锦市在全市开展和推进了以城市大医院为依托、区县级医院为龙头、镇卫生院和社区卫生服务中心为枢纽、村卫生室和社区卫生服务站为网底的医疗卫生服务体系四级联动改革试点工作，初步建成了"小病不出村、大病不出市"的分级诊疗新秩序。

盘锦市推进"互联网＋"医疗服务，开通城市大医院与基层的直通车，在市中心医院建设具有心电、影像、检验会诊和技能培训等功能的"6大中心"，为镇卫生院提供远程咨询、会诊和治疗指导，使群众在家门口就能享受到一流的诊疗服务。建立了以县级医院为龙头、与镇医疗机构紧密或半紧密结合的医联体，镇卫生院对村卫生室实行一体化管理，形成了分级诊疗、双向转诊、资源共享的诊疗新格局。四级机构联动一体，形成了一张方便群众看病就医的服务网。

盘锦已被确定为全国城市公立医院改革试点市、省县乡村卫生服务一体化管理试点地区。

二 沈阳市社区首诊制度的实施开展

作为辽宁省省会，沈阳市在分级诊疗和社区首诊方面进行了很多有益的尝试，在提升社区卫生服务机构能力、推进家庭医生签约服务、加强基层医疗卫生人才队伍建设、完善双向转诊管理制度、促进上下联动开展示范医疗联合体建设方面取得了很多积极的经验。

（一）基层医疗卫生机构

截至2015年底，沈阳市基层医疗卫生机构已发展到4596家，其中非营利性基层医疗卫生机构已达 3160 家。社区卫生服务中心（站）136 家，其中社区卫生服务中心 73 家，社区卫生服务站 63 家。街道和乡镇卫生院 111 家，村卫生室 2787 家，门诊部 157 家，诊所（医务室）1405 家。基层医疗卫生机构实有床位数 4063 张[①]。

（二）基层卫生机构卫生人员

截至 2015 年底，沈阳市基层卫生机构有卫生技术人员 10723 人、执业医师 4304 人、执业助理医师 5184 人、注册护士 18893 人、药剂师 588 人、检验师 233 人。

表 1　沈阳市基层医疗机构数、床位数

单位：家，张

机构分类	机构总数	已报机构数	编制床位数	实有床位数
基层医疗卫生机构	4596	4596	4728	4063
社区卫生服务中心(站)	136	136	1719	1174
社区卫生服务中心	73	73	1711	1174
社区卫生服务站	63	63	8	0
乡镇卫生院	111	111	3009	2843
中心卫生院	29	29	1302	1132
乡卫生院	82	82	1707	1711
村卫生室	2787	2787		0
门诊部	157	157	0	46
诊所、卫生所、医务室	1405	1405	0	0
诊所	1297	1297	0	0
卫生所、医务室	108	108	0	0

资料来源：《2015 沈阳卫生计生统计年鉴》。

---

① 资料来源：《2015 沈阳卫生计生统计年鉴》。

表2　沈阳市基层卫生技术人员数

单位：人

机构分类	卫生技术人员								
	小计	执业（助理）医师		注册护士	药师（士）	技师（士）		其他	
		执业助理医师	执业医师				检验师		见习医师
基层医疗卫生机构	10723	5184	4304	3946	588	338	233	667	176
社区卫生服务中心（站）	3132	1207	1050	1335	260	162	128	168	76
社区卫生服务中心	2827	1060	908	1189	253	161	127	164	74
社区卫生服务站	305	147	142	146	7	1	1	4	2
乡镇卫生院	1997	886	546	579	170	98	54	264	53
中心卫生院	791	364	234	234	61	44	25	88	22
乡卫生院	1206	522	312	345	109	54	29	176	31
村卫生室	70	58	30	12					
门诊部	1716	890	805	639	62	57	36	68	17
诊所、卫生所、医务室	3808	2143	1873	1381	96	21	15	167	30
诊所	3389	1925	1681	1255	85	9	4	115	29
卫生所、医务室、护理站	419	218	192	126	11	12	11	52	1

资料来源：《2015 沈阳卫生计生统计年鉴》。

（三）基层医疗卫生机构医疗服务量

在基层医疗卫生机构医疗服务量上，累计提供诊疗 11179619 人次，门诊 9870994 人次，急诊 156354 人次，向上级医院转诊数 17727 人次，上级医院向下转诊 3370 人次。

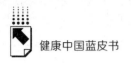

表3 沈阳市基层医疗机构服务量

机构分类	总诊疗人次数	门诊人次数	急诊人次数	家庭卫生服务人次数	观察室留观病例数	健康检查人数	上级医院向下转诊人次数	向上级医院转诊人次数
基层医疗卫生机构	11179619	9870994	156354	23331	389948	1177370	3370	17727
社区卫生服务中心(站)	3130915	2791754	131896	23331	271917	999578	3341	4271
社区卫生服务中心	2843392	2516035	126441	22501	263688	987251	1893	1884
社区卫生服务站	287523	275719	5455	830	8229	12327	1448	2387
乡镇卫生院	1435806	1386335	24458	0	118031	157541	29	13456
中心卫生院	590313	563393	18501	0	63316	44023	0	952
乡卫生院	845493	822942	5957	0	54715	113518	29	12504
村卫生室	3758126	3086007					0	0
门诊部	655183	476198	0	0	0	20251	0	0
诊所、卫生所、医务室	2199589	2130700	0	0	0	0	0	0
诊所	1790414	1752222	0	0	0	0	0	0
卫生所、医务室	409175	378478	0	0	0	0	0	0
护理站	0	0	0	0	0	0	0	0

资料来源:《2015沈阳卫生计生统计年鉴》。

(四)基层医疗卫生机构床位量

截至2015年底,沈阳市基层医疗卫生机构实际开放总床位1414969张,实际占用总床日数613858张,病床使用率达到了43.38%。

表4 沈阳市基层医疗机构病床使用情况

机构分类	实际开放总床位(床日)	平均开放病床数(张)	实际占用总床日数(床日)	出院者占用总床日数	观察床数(张)	全年开设家庭病床总数(张)	病床周转次数	病床工作日(日)	病床使用率(%)
基层医疗卫生机构	1414969	3877	613858	573558	2978	2771	20.2	158.3	43.38
社区卫生服务中心(站)	396380	1086	151012	141984	2672	2523	12.7	139.1	38.10
社区卫生服务中心	396380	1086	151012	141984	2576	2163	12.7	139.1	38.10

续表

机构分类	实际开放总床位（床日）	平均开放病床数（张）	实际占用总床日数（床日）	出院者占用总床日数（床日）	观察床数（张）	全年开设家庭病床总数（张）	病床周转次数	病床工作日（日）	病床使用率（%）
社区卫生服务站	0	0	0	0	96	360	—	—	—
乡镇卫生院	1018589	2791	462846	431574	306	248	23.2	165.9	45.44
中心卫生院	410955	1126	206408	191354	90	0	22.9	183.3	50.23
乡卫生院	607634	1665	256438	240220	216	248	23.4	154.0	42.20
门诊部	0	0	0	0	0	0	—	—	—
诊所、卫生所、医务室	0	0	0	0	0	0	—	—	—
诊所	0	0	0	0	0	0	—	—	—
卫生所、医务室	0	0	0	0	0	0	—	—	—
护理站	0	0	0	0	0	0	0	0	0

资料来源：《2015 沈阳卫生计生统计年鉴》。

（五）沈阳市基层医疗机构门诊平均诊疗费

2015 年沈阳社区卫生服务中心门诊病人人均医疗费 44.9 元，其中社区卫生服务站门诊病人人均诊疗费 52.5 元，社区卫生服务站门诊人均诊疗费 50.2 元。

表 5　基层医疗机构门诊人均诊疗费

单位：元

机构分类	门诊病人次均诊疗费用	挂号费	诊察费	检查费	化验费	治疗费	手术费	卫生材料费	药费
基层医疗卫生机构	44.9	0.2	0.1	3.9	2.4	4.3	0.5	1.0	18.2
社区卫生服务中心(站)	52.5	0.3	0.2	4.3	3.6	6.4	0.1	1.4	30.2
社区卫生服务中心	52.8	0.3	0.2	4.6	3.9	6.3	0.2	1.3	29.9
社区卫生服务站	50.2	0.2	0.6	1.5	0.2	7.3	0.0	2.4	33.5
乡镇卫生院	65.0	0.2	0.3	10.9	4.4	8.1	2.2	1.9	28.2
中心卫生院	76.6	0.3	0.7	12.9	6.2	11.2	2.7	2.5	32.6

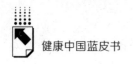

续表

机构分类	门诊病人次均诊疗费用	挂号费	诊察费	检查费	化验费	治疗费	手术费	卫生材料费	药费
乡卫生院	56.9	0.1	0.1	9.5	3.1	5.8	1.9	1.6	25.1
门诊部	115.2	0.0	0.0	0.0	0.0	0.0	0.0	0.0	0.0
诊所、卫生所、医务室	0.0	0.0	0.0	0.0	0.0	0.0	0.0	0.0	0.0
诊所	0.0	0.0	0.0	0.0	0.0	0.0	0.0	0.0	0.0
卫生所、医务室	0.0	0.0	0.0	0.0	0.0	0.0	0.0	0.0	0.0
护理站	0.0	0.0	0.0	0.0	0.0	0.0	0.0	0.0	0.0

资料来源：《2015 沈阳卫生计生统计年鉴》。

（六）基层医疗机构平均住院费

2015 年沈阳社区卫生服务中心病人人均住院费为 1715.7 元，其中社区卫生服务站住院病人人均住院费 2820.9 元，人均药费 679.1 元。

（七）基层医疗机构医生工作负担及处方药使用

沈阳市社区卫生服务站医师人均全年诊疗 2594 人次，日均 10.4 人次。社区卫生服务中心医师人均全年诊疗 2682.4 人次，日均 10.7 人次。

在处方药使用上，社区卫生服务站门诊抗菌药物处方占比 20.7%，中医处方占比 24.9%。社区卫生服务中心门诊抗菌药物处方占比 15.51%，中医处方占比 26%。

表6　沈阳市基层医疗机构人均住院费

单位：元

机构分类	住院病人人均住院费用	床位费	诊察费	检查费	化验费	治疗费	手术费	护理费	卫生材料费	药费
基层医疗卫生机构	1715.7	89.6	8.0	188.0	208.4	206.5	87.9	42.3	66.2	679.1
社区卫生服务中心（站）	2820.9	134.9	8.7	317.4	376.1	569.9	28.7	53.6	54.3	1035.2

续表

机构分类	住院病人人均住院费用	床位费	诊察费	检查费	化验费	治疗费	手术费	护理费	卫生材料费	药费
社区卫生服务中心	2820.9	134.9	8.7	317.4	376.1	569.9	28.7	53.6	54.3	1035.2
社区卫生服务站	—	—	—	—	—	—	—	—	—	—
乡镇卫生院	1480.8	79.9	7.9	160.5	172.8	129.2	100.5	39.9	68.8	603.3
中心卫生院	1924.3	95.2	12.9	262.3	295.8	199.7	103.3	50.4	61.1	706.6
乡卫生院	1186.8	69.8	4.6	93.0	91.3	82.5	98.7	33.0	73.9	534.9
门诊部	—	—	—	—	—	—	—	—	—	—
诊所、卫生所、医务室	—	—	—	—	—	—	—	—	—	—
诊所	—	—	—	—	—	—	—	—	—	—
卫生所、医务室	—	—	—	—	—	—	—	—	—	—
护理站	0.0	0.0	0.0	0.0	0.0	0.0	0.0	0.0	0.0	0.0

资料来源:《2015 沈阳卫生计生统计年鉴》。其中"—"表示数据无法获取。

表7　沈阳市基层医疗机构医生工作负担及处方药使用情况

机构分类	医师人均全年担负		医师人均每日担负		门诊抗菌药物处方占比(%)	中医处方占比(%)
	诊疗人次	住院床日	诊疗人次	住院床日		
基层医疗卫生机构	1448.7	119.8	5.8	0.3	22.85	21.8
社区卫生服务中心(站)	2594.0	125.1	10.4	0.3	20.70	24.9
社区卫生服务中心	2682.4	142.5	10.7	0.4	15.51	26.0
社区卫生服务站	1955.9	0.0	7.8	0.0	46.37	19.4
乡镇卫生院	1620.5	522.4	6.5	1.4	26.12	17.1
中心卫生院	1621.7	567.1	6.5	1.6	27.71	22.9
乡卫生院	1619.7	491.3	6.5	1.3	25.23	13.9
门诊部	738.7	0.0	3.0	0.0	—	—
诊所、卫生所、医务室	1026.4	0.0	4.1	0.0	—	—
诊所	930.1	0.0	3.7	0.0	—	—
卫生所、医务室	1876.9	0.0	7.5	0.0	—	—
护理站	—	—	—	—	0.00	0.0

资料来源:《2015 沈阳卫生计生统计年鉴》。其中"—"表示数据无法获取。

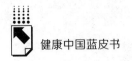

（八）基层医疗机构拥有万元以上设备数量

沈阳市社区卫生服务站拥有万元以上设备价值共计 11122 万元，单价 100 万元及以上的设备 11 台。社区卫生服务中心拥有万元以上设备价值共计 11105 万元，单价 100 万元及以上的设备 11 台。

表 8   沈阳市基层医疗机构拥有万元以上设备数量

机构分类	万元以上设备总价值（万元）	万元以上设备台数（台）				
		合计	10 万元以下	10 万~49 万元	50 万~99 万元	100 万元及以上
基层医疗卫生机构	19718	2453	2038	363	36	16
社区卫生服务中心（站）	11122	1342	1147	158	26	11
社区卫生服务中心	11105	1333	1138	158	26	11
乡镇卫生院	8596	1111	891	205	10	5
中心卫生院	4783	497	385	102	6	4
乡卫生院	3813	614	506	103	4	1
门诊部	0	0	0	0	0	0
综合门诊部	0	0	0	0	0	0
中医门诊部	0	0	0	0	0	0
中西医结合门诊部	0	0	0	0	0	0
民族医门诊部	0	0	0	0	0	0
专科门诊部	0	0	0	0	0	0
诊所、卫生所、医务室	0	0	0	0	0	0
诊所	0	0	0	0	0	0
卫生所、医务室	0	0	0	0	0	0
护理站	0	0	0	0	0	0

资料来源：《2015 沈阳卫生计生统计年鉴》。

（九）基层医疗卫生机构及人才队伍建设

沈阳市通过在岗医生全科转岗培训、全科医生订单定向培养、全科规范化培训以及全科医生特岗招聘等多渠道培养全科医生。截至 2015 年，沈阳市共培养全科医生 476 人。同时开展社区临床医师培训。在开展社区药学、护理、康复、精神及心理等专业培训每年 4000 人次的基础上，沈阳市采取集中培训方式进行急救医疗知识培训，使全市 400 名社区医生获得了国家认可的医疗急救合格证，全方位提升了基层医疗卫生人员的专业能力。

此外，沈阳市基层医疗卫生机构建设达标率为 100%（2914/2914）。沈阳市已有 10 个全国示范中心、21 个省级示范中心，内涵建设和示范中心活动的开展为实施社区首诊夯实了基础。

（十）推进家庭医生签约服务

辽宁省卫计委 2014 年底下发的《关于开展全省社区以全科医生为核心的团队签约服务试点工作的实施意见》要求，以老年人、儿童、孕产妇和慢性病患者为重点人群开展签约服务试点工作。2016 年，沈阳市开展签约服务的社区卫生服务中心达到 42 个，机构覆盖率 49.4%，累计签约 10.5 万户，涉及 23.06 万人。

（十一）建设沈阳市区域示范医疗联合体

沈阳市共建立了 20 个示范医联体，以省级医院、二级及以上综合医院、基层医疗机构（社区卫生服务中心或乡镇卫生院）为主体，以高血压、糖尿病为切入点，以诊疗服务、技术指导、人员培训、双向转诊、健康信息等医疗业务的整合管理为纽带，组成医疗机构联合体跨行政隶属关系、跨资源所属关系。

20 家示范医联体均已签订了协议，并已制定了双向转诊实施细则，专管部门和人员负责双向转诊工作，通过软件、微信、电话等方式开展转诊工作。自开展示范医联体工作以来，沈阳市双向转诊上转 553 人次、下转 1462 人次，其中高血压上转 65 人次、下转 72 人次，糖尿病上转 62 人次、下转 93 人次；上级医疗机构医师到基层接诊门急诊 17702 人次，完成手术 64 例，会诊 4723 人次，查房 1078 次，讲座 228 次；基层医疗机构到上级医疗机构免费培训 87 人次，进修 128 人次，开展学术活动 69 次[①]。

---

① 资料来源：沈阳市卫生计生委。

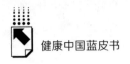

表9　2016 年沈阳区域示范医疗联合体名单

	区县	省级医院	二级以上综合医院	基层医疗机构
1	和平区	中国医科大学附属第一医院	和平区中心医院	和平区长白社区卫生服务中心
2	和平区	中国医科大学附属盛京医院	沈阳医学院附属第二医院	和平区南湖社区卫生服务中心
3	沈河区	辽宁省人民医院	沈阳市红十字会医院	沈河区大西社区卫生服务中心
4	大东区	中国医科大学附属第一医院	中国医科大学附属第一医院大东医院	大东区小东社区卫生服务中心
5	大东区	中国医科大学附属第一医院	沈阳市第十人民医院	大东区万泉社区卫生服务中心
6	大东区	中国医科大学附属第一医院	沈阳市第一人民医院	大东区大北社区卫生服务中心
7	铁西区	中国医科大学附属第一医院	沈阳市第五人民医院	铁西区凌空社区卫生服务中心、齐贤社区卫生服务中心、兴顺社区卫生服务中心、路官社区卫生服务中心、兴工社区卫生服务中心、兴华社区卫生服务中心
8	铁西区	中国医科大学附属第一医院	沈阳医学院附属中心医院	铁西区昆明湖社区卫生服务中心、重工社区卫生服务中心
9	铁西区	中国医科大学附属第一医院	沈阳市第九人民医院	铁西区七路社区卫生服务中心、工人村社区卫生服务中心、轻工社区卫生服务中心、卫工社区卫生服务中心
10	铁西区	中国医科大学附属第一医院、中国医科大学附属盛京医院	铁西区中心医院	铁西区笃工社区卫生服务中心、启工社区卫生服务中心
11	皇姑区	中国医科大学附属盛京医院	沈阳市第四人民医院	皇姑区怒江社区卫生服务中心
12	皇姑区	辽宁中医药大学附属第一医院	沈阳市中医院	皇姑区亚明社区卫生服务中心
13	浑南区	辽宁省人民医院	浑南区中心医院	浑南区深井子社区卫生服务中心
14	苏家屯区	中国医科大学附属第一医院	苏家屯区中心医院	苏家屯区解放街道解放社区卫生服务中心
15	于洪区	中国医科大学附属第一医院	于洪区人民医院	于洪区大兴卫生院、老边卫生院、造化卫生院、解放卫生院、平罗卫生院

	区县	省级医院	二级以上综合医院	基层医疗机构
16	沈北新区	沈阳军区总医院	沈北新区中心医院	沈北新区虎石台社区卫生服务中心
17	辽中区	中国医科大学附属盛京医院	沈阳市第四人民医院	辽中区人民医院
18	新民市	中国医科大学附属第一医院	新民市人民医院	新民市大柳屯镇中心卫生院
19	法库县	中国医科大学附属第四医院	法库县中心医院	法库县叶茂台镇卫生院
20	康平县	中国医科大学附属第一医院	康平县人民医院	康平县张强镇中心卫生院

区域示范医疗联合体成为沈阳市分级诊疗和社区首诊制度实施的重点，自2016年以来，20个示范医联体开展了大量具体细致的工作。

例如，中国医科大学附属第一医院－和平区中心医院－和平区长白社区卫生服务中心医联体通过慢性病项目，推进医联体工作。自2013年6月至今"慢性病项目"开展2年多的时间，在长白中心签约居民中共筛选出300多名慢性病患者入组该项目。经过前期的调研及培训后，项目2014年开始运行。经过近3年的联合服务，通过多方面的运动、饮食干预，患者对慢性病的认知度明显提高，健康状况明显好转。2015年，该项目建立了区域心电监测中心，通过区属全部社区卫生服务中心与中国医科大学附属第一医院联合开展远程心电监测与会诊适宜卫生技术项目，实现患者在基层医疗机构就诊，患者可享受医大一院专家经过会诊作出的诊断，会诊结果通过网络直接反馈给社区卫生服务中心，极大地方便了居民就医。在开展双向转诊工作中，建立了包括医大一院全科教研室的专家和中心家庭医生在内的双向转诊微信群，双方指定专人负责。2016年，该医联体尝试开展远程视频会诊，通过信息化手段进行联合服务，让更多患者受益。同时，结合家庭医生签约服务开展慢性病患者管理，通过联合服务提升慢性病管理水平，专家的加入及为患者提供的绿色通道和双向转诊服务，使得患者对中心的信任度有所提高。医大一院专家在中心出诊，在整个工作过程中不断培养热爱社区卫生服

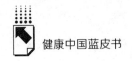

务的年轻全科医生，为社区卫生服务持续发展储备了人才。中国医科大学在辽宁省共建立 15 家基层医疗机构教学基地，和平区中心医院和长白社区卫生服务中心可派有资质的医务人员到医大免费进修。

三　沈阳市社区首诊制度实施中存在的问题

沈阳市政府在分级诊疗和社区首诊工作推进过程中开展了许多具体细致的工作，也取得了很大的进展，但仍然存在一些制约社区首诊等基层社区卫生服务发展的共性问题。

（一）优秀的基层卫生技术人员不足、社区基层医疗服务机构服务能力有待提高

基层医疗卫生服务机构服务能力的提高，是开展分级诊疗和社区首诊的关键。基层医疗卫生服务能力的提升是推行基层首诊制的关键环节。理想状态下，每万人口应配备 3 名全科医生，按照这个标准，沈阳市仍有 2000 名全科医师的缺口[①]。

除全科医生不足问题之外，社区基层卫生医疗服务机构服务能力也有待提高。提供医疗服务的建筑面积、医疗设施设备和诊疗条件都有改善的空间。

（二）社区卫生服务机构稳定长效的多渠道补偿机制不够完善

合理制定和调整医疗服务价格，对医疗机构落实功能定位、患者合理选择就医机构会形成有效的激励引导。而现阶段，社区医疗服务机构和上级医院在诊疗费用上价格差异不明显，不利于引导和激励患者参与到社区首诊中来。

另外，医保支付制度改革、医疗服务价格动态调整和药品支撑体系完善是分级诊疗制度实施的重要保障。城镇职工基本医疗保险、城镇居民基本医

---

① 资料来源：沈阳市卫生和计划生育委员会。

疗保险等多种基本医疗保险制度改革以及医疗服务价格和药品支撑体系的完善尚有进一步调整的空间。

（三）居民就医观念相对传统、参与社区首诊意识不强

居民就医习惯相对传统，遇到相对容易痊愈的"小病"通常会选择自己去药店购买非处方药品来自我治疗。如果遇到相对严重、症状明显且强烈、不适于自我治疗的疾病，通常会选择直接前往大医院就诊，对于社区医院等基层医疗卫生服务机构信任度不够，因此参与社区首诊的意愿不强。

（四）分级诊疗和社区首诊的宣传工作仍有加强的空间

虽然分级诊疗和社区首诊实施多年，但政府对基层医疗卫生机构服务能力的提升和分级诊疗工作的宣传仍有加强的空间，在引导群众提高对基层医疗卫生机构和分级诊疗的认知度和认可度上还有很多工作需要开展。

四　推进社区首诊制度发展的建议

（一）加强基层社区医疗机构建设，增加基层医疗机构全科医生配置

改善基层医疗机构房屋建筑条件，对建筑面积尚未达标的基层医疗卫生机构进行改扩建或重建，使其全部达到国家标准。统筹规划社区卫生服务机构病床规模，合理设置每个社区卫生服务机构床位数，提高床位使用效率。根据分级诊疗工作需要，按照有关规定和要求配备所需药品品种，满足患者用药需求。更新和补充基层医疗机构设备。提升医疗服务能力，确保医疗服务质量和安全。

制定切实可行的全科医师、社区护士培养规划，每年向基层补充一定数量的全科医生和社区护士，做好全科医师、社区护士的在岗、转岗培训。完善大医院对口支援社区卫生服务机制，解决现阶段基层社区卫生服务人才结构不合理、数量不足、服务能力不足等问题。开展基层医疗机构人员全科医

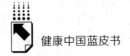
生转岗培训，进一步提升基层医疗机构卫生技术人员能力水平，满足工作需求。加强全科医生规范化培养基地建设和管理，规范培养内容和方法。建立全科医生激励机制，在绩效工资分配、岗位设置、教育培训等方面向全科医生倾斜。加强康复治疗师、护理人员等从业人员培养，满足人民群众多层次、多样化的健康服务需求。

（二）健全基层签约服务制度、医疗服务价格形成机制

通过政策引导，推进居民自愿与签约医生团队签订服务协议。明确签约服务内容和签约条件，确定双方责任、权利、义务及其他有关事项。根据服务半径和服务人口，合理划分签约医生团队责任区域，实行网格化管理。签约医生团队负责提供约定的基本医疗、公共卫生和健康管理服务。规范签约服务收费，完善签约服务激励约束机制。签约服务费用主要由医保基金、签约居民付费和基本公共卫生服务经费等支付。

合理制定和调整医疗服务价格，对社区首诊和上级医院的医疗服务价格进行差异化定价，通过价格机制对医疗机构落实功能定位，对患者合理选择就医机构形成有效的激励引导。

（三）推进区域示范医疗联合体建设和医疗卫生信息化建设

加强分工协作，上下联动，通过政府举办或购买服务等方式，科学布局基层医疗卫生机构，合理划分服务区域，通过组建医疗联合体、对口支援、医师多点执业等方式，鼓励城市二级以上医院医师到基层医疗卫生机构多点执业、定期巡诊，提高基层服务能力。

充分利用居民健康档案、卫生统计数据、专项调查等信息，定期开展社区卫生诊断，明确辖区居民基本健康问题，制订人群健康干预计划。加快全民健康保障信息化工程建设，提高优质医疗资源可及性和医疗服务整体效率，鼓励远程会诊、远程病理诊断、远程影像诊断、远程心电图诊断、远程培训等服务，鼓励有条件的地方探索"基层检查，上级诊断"的有效模式，促进跨地域、跨机构就诊信息共享。

（四）加强对分级诊疗和社区首诊制度的宣传工作

加强对基层医疗卫生服务机构的宣传工作，加强宣传分级诊疗和社区首诊工作，引导居民提高对社区首诊和分级诊疗的认识，改变传统的就医观念和就医习惯，引导居民优先选择到基层医疗卫生服务机构就诊。

同时开展对医疗从业人员的政策培训和宣传工作，加强建立对分级诊疗和社区首诊制度的认知，增强基层医务工作者的服务主动性，提高基层医务工作者的工作积极性。充分发挥公共媒体和新媒体的作用，促进居民树立科学就医理念，提高科学就医认知和意愿，让居民积极参与到社区首诊中来。

B.5
郑州市社区首诊制度实施报告

徐京波*

摘　要：　从2001年起，郑州市就已经逐步建立分级转诊和双向转诊制度，鼓励引导居民到基层首诊，随后出台了一系列政策法规。目前，郑州市社区首诊政策体系比较完善，实施范围较广，涵盖人群数量庞大。截至2016年，全市有社区卫生服务中心91所、服务站167所，覆盖850万人口。而且提出了具有地方特色的"片医责任制"和"区域医疗联合体"。"片医"对辖区内居民进行健康管理，签订《家庭医疗保健协议》，实施一对一的契约化服务。"区域医疗联合体"有利于医疗卫生资源有效整合，实现资源共享。但是在政策执行中也存在社区卫生机构信任危机、转诊缺乏规范、"片医责任制"和"区域医疗联合体"执行障碍等问题。针对上述问题，我们提出了构建社区医院信任机制、规范双向转诊渠道、实现"片医责任制"的优化路径、构建区域联合体整合机制等应对策略。

关键词：　片医责任制　区域医疗联合体

社区首诊制度的主要目的是使患者有效分级诊疗，常见病、多发病在一般情况下到基层社区卫生机构进行就诊，使医疗资源特别是专科医疗资源实

---

* 徐京波，郑州轻工业学院政法学院讲师，校特聘三级教授、研究生导师，社会学博士。

现合理分配。近十年来，有关社区首诊制的试点探索越来越多，但是这一制度在实施过程中出现了不平衡的现象，甚至有的地方出现了资金短缺、利益牵绊、人员不足、信任危机等问题。郑州作为中部地区具有代表性的城市，它的社区首诊制度在实施过程中形成了"片医责任制"和"区域医疗联合体"模式，具有鲜明的郑州特色。为此，本报告通过对郑州市社区首诊制度文本、各级医疗机构以及实施主体与居民进行文献研究、案例研究及访谈调查，勾画出郑州市社区首诊制度的发展情况。

一 郑州市社区首诊实施的制度背景

从 2001 年起，郑州市就已经逐步建立分级转诊和双向转诊制度，鼓励引导参保人员到基层首诊。2006 年，郑州市劳动和社会保障局转发劳动和社会保障部《促进医疗保险参保人员充分利用社区卫生服务的指导意见》，指出要进一步制定、细化社区卫生服务机构的定点资格条件及认定方法，加强对社区卫生服务机构的定点协议管理，降低参保人员在定点社区卫生服务机构住院医疗费用个人负担比例，引导参保人员充分利用基层卫生医疗资源，充分满足参保居民的基本卫生服务需求。

为了提升基层卫生服务能力和质量，实现社区卫生机构与上级卫生机构分工协作，2007 年，郑州市人民政府颁布《关于发展城市社区卫生服务的实施意见》，要求社区医院与上级医院联合，实现社区首诊和双向转诊。为了贯彻国务院《关于发展城市社区卫生服务的指导意见》，构建新型城市卫生服务体系，2008 年，郑州市卫生局印发《关于建立社区卫生服务机构与上级医疗双向转诊制度》的通知。这一通知重点探索双向转诊的运行机制，具体体现在以下三个方面。

第一，明确社区卫生服务范围，推行社区"片医"负责制管理，逐步建立导诊和会诊制度，实现自然转诊转变为主动转诊、盲目转诊转变为合理转诊。"十二五"期间，郑州市基层医疗机构数量增长迅速，服务范围逐渐扩大。到 2014 年年末，郑州市社区卫生服务中心（站）实有床位 1218 张，是

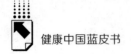

2010 年的 3.8 倍；卫生技术人员 3438 人，是 2010 年的 2.1 倍，其中执业（助理）医师为 1161 人，是 2010 年的 1.76 倍，注册护士 1347 人，是 2010 年的 1.96 倍。2014 年，全市社区卫生服务中心（站）总诊疗人数为 549 万人次，是 2010 年的 2.66 倍。到 2014 年，郑州市"片医"服务覆盖城乡 841 万人。

第二，社区机构职责。社区卫生服务机构向上级医疗机构转诊时，应依据病情，并征得病人及其家属的同意，选择指定的转诊医院。病人转回社区后，社区医师应就病人的康复情况、继续治疗和愈后情况与专科医师保持联系。同时，社区医师还应负责反馈病人对转诊的满意度情况。

第三，上级医疗机构职责。上级医院机构应接受社区卫生服务机构转诊，进行诊断期间，专科医师有义务接受全科医师的咨询，反馈病人的治疗情况，并根据全科医师的要求和病人需要提供相应的医学检查结果。当病人进入康复期，专科医生应说明继续治疗的建议，及时将患者转回社区医院，依据上级医院诊断意见对其进行后期治疗与康复。

2012 年，为了深化公立医院改革，实现医疗资源有效配置，郑州市卫生局制定了《郑州市区域医疗联合体试点工作方案》。区域医疗联合体要统筹规划各医疗机构的功能定位和学科布局，优化医疗资源配置。社区卫生服务中心、一级医院、区属乡镇卫生院临床学科的设置以一级、二级专科为主，主要诊治常见病和多发病；二级、三级医院临床学科的设置要向三级、四级亚专科发展，主要处理疑难复杂病和急危重症患者。通过学科规划，为分级诊疗制度的建立夯实基础。联合体理事会定期召开专题会议研究论证联合体内医疗机构的功能定位与学科布局，统筹谋划。

2016 年 12 月，郑州市卫生和计划生育委员会、郑州市人力资源和社会保障局、郑州市财政局联合印发了《郑州医疗机构双向转诊工作实施方案（试行）》，并于 2017 年 1 月 1 日起正式实施。具体内容有以下几点。

第一，双向转诊要遵循"基层首诊，有序转诊"原则。鼓励患者到基层卫生机构就诊，当基层卫生机构无法诊治时，转诊患者到上级医院。当上级医院患者符合下转标准时，应优先下转至签约医生所在基层医疗卫生机构。

第二，按规定双向转诊可减免医保起付费。从社区卫生服务中心转入上级医院时，只需要向上级医院补齐医疗保险起付标准的差额部分；上级医院下转至社区卫生服务中心时，免交基层医疗卫生机构医保起付费用。

第三，扩大医保报销范围，日间手术或可报销。探索将基层首诊后转诊患者在试点医院进行规定病种的日间手术费用纳入医保报销范围并逐步推广。

第四，基层医疗卫生机构也能用二级、三级医院用药。将二级、三级医院医保目录内用药全部下放到社区卫生服务中心，允许其根据工作实际配备使用并按规定予以报销，实现不同层级医疗机构医保用药目录的衔接，确保基层就医和下转基层的患者治疗、用药的连续性与可及性。

二　郑州市社区首诊制度的实施规模及特色经验

（一）郑州市社区首诊制度的实施规模

2016 年，郑州市已将 105 家社区卫生服务中心（站）和 220 家规模较小一类医疗机构纳入城镇基本医疗保险定点范围，参保人员基本能实现 15 分钟到医院就诊看病。在分级诊疗体系建设方面，全面提升基层医疗服务能力，每个人口超过 1 万人的新型农村社区都将配套建设社区卫生服务中心，全市规划建 30 所，截至 2016 年，已经投入使用 11 所。新增惠济区、航空港区城市社区服务中心，全市社区卫生服务中心达 91 所、服务站达 167 所，覆盖 850 万人口。

这意味着，2016 年郑州市分级诊疗制度基本确立。2017 年，将进一步完善分级诊疗制度体系，具体表现在以下几个方面。

第一，建立完善基层医疗卫生服务网络。力争到 2020 年，实现在每个乡镇办好 1 所标准化的乡镇卫生院，每个街道办事处或每 3 万～10 万居民范围内办好 1 所社区卫生服务中心，每个行政村至少有 1 个标准化村卫生室，基层医疗卫生机构千人口床位数达 1.2 张以上。第二，加强基层医疗卫生机构标准化建设，为基层首诊、双向转诊创造条件。2017 年，基层社区卫生服务机构建设达标率不低于 95%。第三，提升基层医疗卫生机构服务

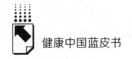
能力，2017年，社区卫生服务机构的诊疗量占总诊疗量比例超过65%。

郑州还将积极推进家庭医生签约服务，构建"签约医生＋服务团队＋支撑平台"的层级化契约服务模式。到2020年，力争将签约服务扩大到全人群，实现签约服务全覆盖，每一个家庭拥有一名家庭医生。签约后，除了急诊、精神病、传染病外，其他疾病原则上应在签约医生所在的基层医疗卫生机构接受首次诊疗，经医生确认无法诊治的疾病，在患者自愿的前提下，按照规定程序进行上转。

（二）郑州"片医"模式

自2008年起，郑州市提出"片医"这一概念，对基层社区卫生服务进行探索。按照分配包干、主动服务的理念，在城市社区每1000户居民拥有一个"片医"小组，由1名医生和1名护士组成；每3000户居民配置1名预防保健人员。"片医"小组对辖区内的常见病、多发病患者进行管理，建立契约化关系。

如何保障这一模式有效运作？郑州市在体制、政策和机制等方面进行创新，构建其支撑体系。首先，在运作资金上，政府财政向基层社区医院倾斜，市、区两级财政以4∶6的比例，向社区卫生服务机构投入资金，而且直接注入社区卫生服务财政专户。其次，政府的政策倾斜，制定相关制度政策，吸引人才流入基层卫生服务机构。利用抽调大医院医生、护士，返聘退休大医院专家到社区医院坐诊，招聘医学专业的大学毕业生进社区等途径，同时吸引义务人员到社区工作。最后，建立居民健康档案，搭建信息平台，实现不同层级医院之间的资源共享。

截至2016年2月，郑州市片医服务覆盖全市88个社区卫生服务中心、168个社区卫生服务站、79个乡镇卫生院、1920个行政村卫生室和省、市、县887个行政事业单位，建立城乡居民电子健康档案778万份。还将流动人口服务管理纳入"片医负责制"社区卫生服务，建立流动人口电子健康档案77.2万份。另外，充分发挥农村片医体系和地图式定位责任服务管理的优势，将签约服务融入农村片医工作，签订家庭保健协议132.2万户。

（三）郑州区域医疗联合体模式

早在 2012 年 11 月 17 日，郑州大学附属郑州中心医院就将不同层级的 44 家医疗卫生机构联合起来，确定不同层级医院的功能定位，实现相互协作，构建"郑州大学附属郑州中心医院区域联合体"。该联合体包括三级医院 1 家、二级医院 3 家、一级医院 10 家、社区卫生服务中心 13 家、乡镇卫生院 17 家。联合体内医务人员 5683 人，片医小组 135 个，服务人口 220 多万。2017 年 2 月，郑州大学附属郑州中心医院区域联合体荥阳分中心成立，使联合体内成员单位达到 79 家。

联合体内实行分级逐级转诊，以郑州大学附属郑州中心医院为核心建立规范化双向转诊渠道，设立统一的转诊预约平台，开通 24 小时服务电话，简化双向转诊流程。联合体内实施免费接送，重点倾向于患者下转社区医院，对患者在社区医院的后续治疗、康复等环节进行制度约束。同时，作为联合体的牵头医院，郑州大学附属郑州中心医院发挥三甲医院的综合医疗优势，对联合体内的医疗机构实施技术和服务帮扶，对联合体内单位成员，特别是社区卫生机构进行人员培训、专家定期社区坐诊、资源共享。2016 年，在原有区域医疗联合体基础上，又成立了郑州市中心医院医疗集团。成立医疗集团后，医院在拥有皮肤病医院、康复医院、高新区医院、豫欣老年病医院、马寨医院五家分院的基础上，在中原区、高新区与政府共建医疗卫生体系。另外，郑州人民医院也开始重视医联体的建设，成立了郑州市第二个区域医疗联合体，分别与六家医疗机构签订合作协议。针对上述实践内容，郑州市卫生局印发了《郑州市区域医疗联合试点工作方案》，提出了区域医疗联合体的治理架构、运行机制、实施步骤等内容。

三　社区首诊制度实施中存在的问题

（一）对社区医院的信任不足

为了发挥基层卫生机构的作用，政府对社区卫生机构进行了较大投入。

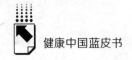

但是社区医院在实践中仍然存在一些问题，社区医院首诊率没有达到预期的效果，居民对社区医院缺乏信任。信任危机主要体现在居民对社区医院医疗水平、医疗设备和医护人员等方面缺乏信任。

　　X社区卫生服务中心，位于郑州市老城区，所在辖区的住宅类型以国企家属院为主，退休工人数量较大。社区医院本应在老年人的健康保健方面发挥重要作用，但是该卫生服务中心的就诊率并不高。通过对X社区卫生服务中心的负责人访谈了解到，在每天的接诊量中，三分之一是因患心脑血管疾病、慢性支气管炎、哮喘等慢性病或老年病前来输液的老病号；三分之一是拿了大医院的诊断书甚至开好的针剂单到这里打针输液的病号；只有三分之一是来社区首诊的病人，主要是感冒发烧、扁桃体发炎之类最为常见的小毛病。另外，一位社区服务中心的医生说，上门建立健康档案时，很多居民不愿透漏自己的信息，如身份证号码、相关病史等，主要还是对社区服务不熟悉，对社区医生不放心。

　　我们在X社区卫生中心所在辖区，对退休工人S1[①]进行了访谈。S1每次头疼脑热都要去三甲医院就医，他说即使很小的问题也不会去社区医院，对社区医院不放心，认为社区医院设备少，医生不专业，根本看不了病。S1的老伴患有慢性糖尿病，她的常规检查都要去三甲医院，她觉得大医院的设备比较好，医生更专业，虽然排队挂号很拥挤，比较麻烦，但认为还是去大医院比较稳妥。

　　由此可见，一些居民虽然意识到常见病可以去社区医院看，但他们依然会选择去大院看病，对基层卫生机构缺乏信任，认为基层医务人员技术不高、硬件设施较差、药品种类不全。即使部分患者选择去社区医院首诊，但是依然存在顾虑。社会信任缺失将会导致社会生活无法继续，信任危机将会影响社区首诊的实践效果。在社区首诊中，居民作为施信者，其生活态度、

　　① S1：S是被访者姓名第一个字的拼音首字母，1为访谈顺序，下同。

过去经验及社会地位影响着对社区卫生服务中心的信任；社区医院作为受信者，其能力、声誉及外在表现影响着居民的信任状况；国家政策引导为居民信任社区医院提供宏观大环境①。

（二）双向转诊管理缺乏规范

双向转诊是上级医院与基层医疗卫生机构间经协商一致，根据患者疾病的轻重缓急和疑难复杂程度等病情需要，在患者自愿、确保医疗安全的前提下，在医疗机构间进行转诊诊治。尽管对转诊流程、转诊原则、转诊标准进行了规定，但是规定相对模糊，对社区医院到底在何时、何种情况下将病人转入上级医院，以及病人康复到什么程度可转回等一系列问题尚无统一规定，导致实践操作无据可依。目前双向转诊面临的困境主要体现在以下几个方面。

1. 从社区医院转向上级医院，程序复杂，限制较多

以 W2 为例，一开始是感冒，后来不断咳嗽，一直在社区卫生服务中心治疗了两个星期，而且加重。W2 怀疑自己患了肺炎，要求社区医生为其转院。社区医院没有同意，说他是慢性病，在社区医院治疗就可以。如果要转也不能直接转到三甲医院，要转到上一级的镇卫生院，镇卫生院再治不好可以转到三甲医院。只有这样才能按比例报销，没有转诊单，直接去三甲医院治疗，无法报销，必须自费。后来，W2 绕开中间环节直接去了三甲医院，确诊为肺炎。

通过上述案例能够发现，这是患者强烈转诊意愿与复杂转诊程序之间的矛盾。这种矛盾的产生与三种心态有关。一是患者认为转诊制度的实施没有考虑到患者对医疗资源的自主选择权；二是患者与社区医务人员对病情的掌

① 臧玲等：《居民对社区卫生服务中心信任状况的影响因素分析》，《法制与社会》2009 年第 36 期。

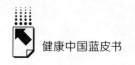

握存在争议，社区医生不能提供明确的诊断结果，业务水平不高；三是转诊过程中，患者与社区医院缺乏第三方的协调与评估。

2.向上转诊大于向下转诊

社区卫生服务机构向上转诊的概率很高，而大医院往下转诊的概率很低，上转后很难转回。

> D社区卫生服务中心位于郑州某开发区，该中心主任Z3认为目前基层医院生存困难，一方面因为社区首诊人数较少，另一方面上级医院轻微患者转不下来。本辖区离最近的三甲医院四十分钟车程，坐公交车1元钱就到了，而且现在许多家庭都有私家车，不少居民直接将三甲医院作为看病的首选。每周都有社区医院向上级医院转诊的病人，但是1年内不到10人从上级医院转到社区卫生服务中心。

> L3突发脑出血，被送到郑州市某三甲医院，经过10天的治疗病情基本稳定。医生建议其到所在社区医院进行康复治疗，这样既方便又便宜。但是L3及其家人拒绝了，并说"我们那个社区卫生站，医生水平不敢恭维"；"向下转也要患者同意，现在经济条件好了，都在大医院住得起，干吗还要下来"。

一方面，与上级医院相比，社区医院自身技术力量和诊疗条件比较薄弱，社区医院在人才队伍建设方面处于劣势。另一方面，居民经济生活水平提高了，而且社区医院与上级医院报销比例差异不大，许多居民将会选择更高质量的医疗消费。另外由于病情往往复杂、多变，患者无法自我准确判断，因此会选择大医院，以规避风险。

（三）片医责任制的实施困境

自2008年起，郑州市在全国率先推出了"片医负责制"，为居民提供了"便捷、实惠、周到"社区卫生服务的就医体验。与此同时，我们也应该看到"片医负责制"发展中遇到的困难和瓶颈。

1. 片医数量少与服务对象数量大的矛盾

郑州市"片医责任制"实施的范围较广，服务人群数量庞大。但是"片医"数量严重不足，每名"片医"负责的片区范围太大，人群太多，难以应付。而且规定"片医"的职责内容繁多，无暇顾及。这导致了在实践中全科医生数量根本满足不了庞大服务对象的需求，从而导致许多政策文本中的"片医"功能难以在实践中有效实现。

L4 是社区卫生服务中心聘用的一名全科医生，目前他们的工作量很大，每天访视的家庭在 15 ~ 20 户，而政策规定要负责 1000 ~ 1500 户居民，根本忙不过来。现在很少去居民家中走访，因为他每天要建立档案、普及健康知识、做康复保健。而真正投入诊疗的机会很少，因为一个全科医生负责的事情太多了，社区全科医生缺口很大。

2. 社区居民对"片医"的认知度不高

认知度是社区居民对"片医责任制"内涵价值的认识和理解度的标准。"片医责任"只有被认知，在现实中才会更容易操作。目前，这一制度尽管实施已将近十年，但一些居民仍然对其不熟悉甚至不知道，认知程度不高。我们在郑州市三环内的 F 社区进行了立意抽样调查，调查结果如下：该社区 56.3% 被访者不知道什么是片医；61.9% 的被访者不知道片医的工作职责是什么；58.8% 的被访者没有见过片医；片医应该是打一个电话就能上门服务的，但是该社区 82% 的被访者不知道片医联系方式；58.3% 的被访者不知道片医有上门服务；72.7% 的被访者认为该小区的片医就没有上门服务；55.5% 被访者不知道片医有为居民建立健康档案的服务；57% 的被访者没有在社区卫生服务中心建立健康档案。

3. 患者上门诊疗需求与社区医生风险规避之间的矛盾

按照政策规定，片医不仅应给居民看病就医提供便利，还将主动敲门入户。只要一个电话，医护人员便会上门。特别是一些特殊人群，不能亲自去社区卫生服务中心，在家治疗成为他们的需求，但是在现实中，许多片医拒

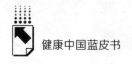

绝上门服务。这也拉大了居民与片医之间的距离。

　　Y5 的妻子正在坐月子，突然发烧，需要立即输液，但是由于是冬天外面风大，坐月子不能见风，而且害怕着凉。于是给片医打电话，片医表示无法上门输液。Y5 无奈只好用大棉被将妻子包裹，小心谨慎地将妻子送往附近的医院。Y5 所在辖区社区卫生服务中心的医生 Z6 解释，他当时不是怕麻烦，主要是卫生服务总是有风险，背一个简易的药箱只能做一些简单处理，出现问题不能及时处理。而且输液属于侵入性治疗，很容易发生不良反应。他们也没有办法，上门服务安全隐患太大。

这是因为"片医"上门诊疗，存在一定的医疗风险，缺乏相关制度保护，应该完善片医上门服务的相关风险规避机制，使片医相关权益得到保障。

（四）区域医疗联合体发展过程中的困境

区域医疗联合体实现联合体内所属医疗机构相互协作，使医疗卫生资源得以有效合理使用。但是在现有体制下，"医联体"的运行面临编制、财政、人事、医保等分散部门职能的外部问题，也面临着不同层级的医疗水平、不同的利益诉求并涉及管理、服务、成本支撑运行等内部问题[①]。

1. 行政管理不统一，隶属各级政府，各自为政

区域医院联合体属于一种松散型组织，在联合体内各层级医院仍保留原有的法人单位，原利益补偿渠道不变。目前郑州市医联体的整体框架较为松散，不同单位法人地位相对独立，已成立医疗联合体理事会作为联合体日常运营管理机构。理事会设理事长 1 名；另有副理事长若干名，由理事长提出拟任人选，报郑州市区域医疗联合体工作领导小组审核批准，负责协助理事

---

① 杨莉等：《区域"医疗联合体"几个机制建设问题的实践与研究》，《重庆医院》2015 年第 24 期。

长工作；还设理事若干名，成员由联合体内各医疗机构院长组成。

2. 利益分配机制与补偿机制未发生变化

S 社区卫生服务中心负责人认为，医联体对社区医院来说没有较好的效果，相反对三甲医院是有利的。这主要是利益问题，大医院的逐利机制没有发生变化，推行医联体，将医生排到基层社区服务中心会增加成本，将患者下转到社区医院会减少大医院的收入。大医院与社区医院之间并没有实现真正的资源互通，更多是大医院对社区的帮扶，资源如何共享，利益如何分配，目前没有明确的相关规定。

3. 联合体架构松散，缺乏法律责任主体

联合体各成员单位之间只是完全的契约关系、业务联系，没有产权关系，连经济联系也没有。它不属于一个完整的事业单位，也不是一个独立法人组织，无专门的组织结构和场所，缺乏独立的财政权，而且也不能独立承担民事责任[1]。另外，患者在成员单位之间转诊时发生医疗事故，责任的归属比较模糊，很难界定。目前医联体缺乏一定的整合机制，大医院更多是提供设备和一定的医务人员，这会增加大医院的支出成本，而社区卫生服务中心并没有得到能力的提升，进而也没能成为患者与大医院之间的中介节点。如果不能构建医联体成员单位之间的整合机制，可能会出现各自为政、貌合神离的局面。

四　推进社区首诊制度发展的建议

（一）构建社区医院的信任机制

社区医院的信任机制应该是社区医院和居民通过制度政策保障实现的，

---

[1]　徐宝龙、于莉靓：《区域医疗联合体发展过程中的困难分析》，《中国医学创新》2015 年第 9 期。

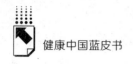
双方要达成一定程度的信任，必须保障对方行为是可预期的，制度将双方的行为限制在所允许的范围内，使双方对彼此具有某种预期。因此，构建社区医院的信任机制必须从卫生服务供方社区医院、卫生服务需方居民、中间媒介政策制度三个方面进行探讨。

第一，对于社区医院而言，基础设施建设和医务人员的业务水平是提供优质卫生服务的关键因素。政府财政要加大向基层卫生机构的投入，改善技术设施条件，实现设备配置升级改造，建设信息网络平台，使社区硬件条件和软件水平得以提高。完善社区卫生人才培养机制。一方面，建立全科医生和全科护士培养体系，目前我国培养专科医生的教育机构较多，而培养全科医生的学校较少，这与社区卫生机构对全科医生的庞大需求存在一定差距。另一方面，要完善社区卫生机构人才激励机制。对长期在基层卫生机构工作的医生和护士在职称评审、教育培训、薪酬待遇等方面给予一定的倾斜。

第二，对于社区居民而言，要提升他们对社区医院的认知度和认同度。更为重要的是要培育"小病在社区，大病进医院，康复回社区"的就医习惯。一方面，需要通过新闻媒体加强对社区卫生服务的发展方向、服务内容、服务形式和相关政策进行宣传。另一方面，通过社区相关机构与活动提升居民对社区首诊的认知度。更为重要的是要通过规范的诊疗和高质量的服务来感染社区居民[1]。社区医生要融入社区生活，主动为社区居民提供诊疗服务，这样可以主动发现问题、及时解决问题，更为重要的是能得到居民的认可与认同。

第三，制度政策向社区医院倾斜，逐步完善社区首诊制的配套政策。首先，医保制度的实施对有效开展社区首诊起到政策调控的作用。医保政策尽量向社区卫生服务机构倾斜，拉大社区医院与大医院的医保报销差距。其次，赋予社区医院更大的用药权、药物处方权并且完善基本药品目录。探讨确定基本药物与非基本药物在基层医疗机构的使用比例，从而使社区卫生机构对社区居民产生吸引力。

---

① 忻红丰：《社区首诊制度发展过程中的障碍分析》，《中国初级卫生保健》2008 年第 3 期。

（二）规范双向转诊渠道

双向转诊制度的建立，为患者就医提供了便利，促进了看病难、看病贵问题在一定程度上有效解决，并在一定程度上实现了资源节约。但是仍然存在转诊程度复杂、转上大于转下、居民认同度低等问题，造成大医院仍然人满为患、社区医院仍然冷清的局面。

第一，要理顺不同层次机构的合理补偿机制。目前联合体内不同层级的医院不是利益共同体，目标不够统一，难以避免相互之间的竞争，因此存在各级医院之间抢病人的现象。在制度设计时，应该把握社会公益与经济利益之间的平衡，既能让医院和医生合理地救治患者，又能充分发挥医生的潜能，使其获得较高的报酬。如果完全按照市场规律从事医疗活动，势必导致医院之间争夺患者不断加剧，在经济利益驱使下，很难有"双向转诊"的生存空间。

第二，在不同层级医院之间建立评价体系和信息公开系统。社区全科医生和服务对象在转诊中做出合理选择，需要对病情进行评估，对转诊机构和转诊医生的医疗水平、医疗安全、费用价格、转诊量、转诊服务流程、转诊便利措施、业务协作的医疗效果等进行信息公开[1]。另外，我们也可以将决定权建议交给第三方，第三方根据信息评估结果确定转诊与否及转入医院的等级，提出相应的治疗方案。

第三，采取多主体联合监督。要想实现有效转诊，应当整合政府、医院、行业协会、普通民众等各个主体，建立起多元监督体系[2]。目前上述各个主体缺乏有效的纽带将其联结在一起，各个主体之间沟通协调还不够，监督主体各自为战、力量分散的现象还比较突出。应该完善监督体系的具体操作路径，一是建立双向转诊监督体系联席会议；二是建立专业的内部委员

---

[1] 匡莉：《基于全科医疗的"社区首诊和双向转诊责任制"政策框架及要素》，《中国卫生政策研究》2015年第2期。

[2] 高和荣：《台湾社区首诊双向转诊制度的运作及其借鉴》，《厦门大学学报》（哲学社会科学版）2015年第5期。

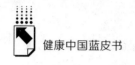
会；三是形成监督信息共享平台和评估研判平台。最后形成一整套有利于加强监督合力的体制机制，从而使监督走向日常化和常态化。

（三）"片医责任制"的优化路径

"片医负责制"以维护社区居民健康为中心，坚持主动服务，逐步承担起居民健康守门人的职责。但是在实践中，也存在对"片医"认知度不高、医生数量与患者需求存在较大差距、拒绝上门服务等问题。我们应该在现有成就的基础上，对其进一步完善。

第一，建立片医激励机制。片医的流动性相对较大，一方面是因为工资报酬待遇较低，使他们面临着一定的生活压力；另一方面，片医的身份模糊，难以界定。身份认同缺失会导致片医对其工作的归属感不强，从而难以形成稳定的工作心态。因此，应该强化片医的管理与考核，完善其服务绩效考评体系。

第二，构建片医上门服务风险规避制度。借鉴医院医疗风险规避规定，制定相关具体措施。上门服务之后，家属签订书面告知、知情同意书，使医生上门服务的过程受到法律保护，从而使医生减少顾虑，患者也能够便利地享受到片医的主动服务。在城市这一陌生人社会中，法律制度是实现相互信任的重要保障基础。

第三，将流动人口纳入片医服务范围。目前，由于片医数量有限，对城市户籍人口管理都存在一定的压力，这使得许多流动人口并没有受到关注。但是随着城市化进程加快，大量流动人口流入城市，未来应该让更多的流动人口享受"片医"服务。

（四）区域医疗联合体的完善机制

1. 明确各层级医院功能定位，避免盲目竞争

区域医疗联合体内各层级医院要界定各自功能。不同联合体内的成员单位应是一个共同体，而不是不同的竞争体，功能定位准确，分工明确，不同医院之间可以实现根据患者病情变化特征向所属层级的医院转诊。这可以避

免不同层级医院之间因为利益发生盲目竞争。

2. 构建区域联合体的整合机制

许多区域联合体是一种松散的治理结构，各个群体相对独立，互动频率不高。一方面，在政府主导下，对联合体的治理结构、财政关系、人事激励、法律责任等进行一系列改革，突破协助障碍，建立分层、结构化的就医秩序[1]。另一方面，不要将理事会当成摆设，而是要使其成为不同成员单位之间互动的重要平台，定期举行例会，商讨联合体的发展战略、管理规范、资源统筹、就医模式等决策[2]。

3. 建立区域联合体内的信息共享平台

由大医院牵头，在不同层级医院之间建立患者信息平台，针对同一病人，在不同层级医院转诊时，实现诊疗信息共享。一是建立信息共享的标准化数据收集、互换系统网络框架，实现科研与临床应用的转化机制[3]。二是向医疗联合体内各级卫生服务机构提供互通互联的电子病历和居民健康档案。三是建立高质量的远程医疗服务体系，创建远程诊治和区域性医学影像中心，更好地解决各种重症和疑难病症。

参考文献

臧玲等：《居民对社区卫生服务中心信任状况的影响因素分析》，《法制与社会》2009 年第 36 期。

程俊：《区域性医疗联合体构建探讨》，《中国农村卫生事业管理》2014 年第 12 期。

高和荣：《台湾社区首诊双向转诊制度的运作及其借鉴》，《厦门大学学报》（哲学社会科学版）2015 年第 5 期。

---

[1] 徐宝龙、于莉靓：《区域医疗联合体发展过程中的困难分析》，《中国医学创新》2015 年第 9 期。

[2] 袁文娟：《医疗成功整合的秘钥——文化整合》，《中国中医药现代远程教育》2010 年第 8 期。

[3] 程俊：《区域性医疗联合体构建探讨》，《中国农村卫生事业管理》2014 年第 12 期。

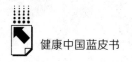
匡莉：《基于全科医疗的"社区首诊和双向转诊责任制"政策框架及要素》，《中国卫生政策研究》2015 年第 2 期。

忻红丰：《社区首诊制度发展过程中的障碍分析》，《中国初级卫生保健》，2008 年第 3 期。

徐宝龙、于莉靓：《区域医疗联合体发展过程中的困难分析》，2015 年第 9 期。

杨莉等：《区域"医疗联合体"几个机制建设问题的实践与研究》，《重庆医院》2015 年第 24 期。

袁文娟：《医疗成功整合的秘钥——文化整合》，《中国中医药现代远程教育》2010 年第 8 期。

B.6
浙江基层首诊制度实施报告

张美丽*

摘　要：　基层首诊制度作为分级诊疗制度的关键一环，是卫生资源配置优化、卫生服务利用最大化的必然结果。浙江省作为医改综合试点省份，以"双下沉，两提升"工程为推手，借助智慧健康、医疗联合体建设，推动优质医疗卫生资源向基层卫生机构流动，全面提升基层医疗卫生服务能力；以家庭医生签约制度与医保差异化制度引导患者到向基层卫生机构就医。截至2016年12月底，全省20分钟医疗卫生服务圈的目标基本实现，全省家庭医生签约规范签约人数1175.9万，规范签约率24.28%。全省基层医疗卫生机构门诊诊疗人次占总门诊人次的50.53%以上，基层首诊取得初步成效。应进一步加强全科医师队伍建设，规范看病就医流程、付费标准的严格性和选择有限性，提高基层医疗卫生服务机构开展社区首诊的积极性。

关键词：　医疗联合体　家庭医生　医保差异化

建立分级诊疗制度是深化医药卫生体制改革的重要内容，是优化就医秩序、推进医疗供给侧改革的重要举措，是保障人人享有基本医疗卫生服务的一项基本医疗卫生制度。党和政府高度重视分级诊疗工作，明确提出，到

---

* 张美丽，温州医科大学公共卫生与管理学院讲师，研究方向：卫生服务研究、医疗保障研究。

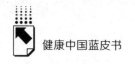
2020 年，分级诊疗服务能力全面提升，分工协作的医疗服务体系基本构建，分级诊疗模式逐步形成，基本建立符合国情的分级诊疗制度①。

基层首诊也可以称为社区首诊，是国际上大多数国家实施的健康"守门人"（gatekeeper）制度，这种制度的核心是由经过专业培训的全科医生或家庭医生扮演"守门人"角色，规定享有政府提供的医疗保障的患者必须先由守门人提供门诊医疗服务，并由其决定是否转诊到更高一级的医疗服务机构。国际经验表明，在建立了"守门人"制度的国家，卫生服务体系内不同层级的卫生服务提供机构之间分工合理、相互协作，患者就医秩序良好，并对初级卫生服务组织（如诊所、社区卫生服务机构）提供的医疗卫生服务利用率高。

基层首诊是实现"小病在社区，大病在医院，康复回社区"的关键一环，对达到资源配置最优化、卫生资源利用最大化、医疗费用最小化的目标实现至关重要。为了更好地推进分级诊疗体系的建立，本报告对浙江省目前正在实施的基层首诊制度运行现状、存在的问题进行梳理及分析就显得非常必要。

一　基层首诊制度的背景与试点

（一）基层首诊制度的背景

我国迫切需要对现有的卫生服务系统进行改革。分级诊疗的实施是有效改善卫生资源配置倒三角与医疗服务需求正三角的矛盾、提高卫生服务系统服务效率的有效手段②。综合性大医院医疗服务资源丰富，但没有按照自身功能定位与诊疗对象相匹配，而是疑难杂症与常见病、多发病兼治，"好钢没用在刀刃上"，基层卫生服务机构本可解决 80% 的基本医疗问题，却"门可罗雀"。合理的患者就诊分流机制尚未完全建立，无序就医现象突出。

2006 年国务院出台的《关于发展城市社区卫生服务的指导意见》中明确

---

①　《关于推进分级诊疗试点工作的通知》，2016 年 8 月 19 日，http：//www.moh.gov.cn/yzygj/s3593g/201608/eed94f9b48e441929f35f9e721064c01.shtml。

②　王林浩：《浙江省分级诊疗问题与对策研究》，浙江大学硕士学位论文，2015。

提出探索社区首诊试点工作。深圳、上海、重庆等城市开展试点。2009 年，国务院出台的《关于深化医药卫生体制改革的意见》再次提出要"逐步实现社区首诊、分级医疗和双向转诊"，社区首诊成为深化医药卫生体制改革的重要内容之一。为了落实基层首诊和建立分级诊疗制度，2011 年国务院出台了《关于建立全科医生制度的指导意见》，提出"到 2020 年基本实现城乡每万名居民有 2～3 名合格的全科医生"。2015 年，国务院办公厅出台《关于推进分级诊疗制度建设的指导意见》，提出采取群众自愿原则以及政策引导的方式，鼓励并逐步规范一般性疾病患者首先进行基层首诊，对于超出基层医疗卫生机构功能定位和服务能力的疾病，则由基层医疗卫生机构为患者提供转诊服务。到 2017 年，达到基层医疗卫生机构诊疗量占总诊疗量比例≥65%。

2016 年 7 月，一项由世界银行、世卫组织，中国财政部、人社部、国家卫计委共同合作的医改联合研究报告指出，我国的卫生服务体系需要向建立以强大的基层卫生服务为基础、以人为本和注重质量的一体化服务提供体系（PCIC）转型，实现下级医疗服务与上级医疗服务和社会服务的一体化整合。

2016 年 8 月 19 日，国家卫计委公布《关于推进分级诊疗试点工作的通知》，确定了北京等 4 个直辖市以及河北石家庄等 266 个地级市作为试点城市开展分级诊疗制度试点工作。

2016 年 10 月，中共中央、国务院印发了《"健康中国 2030"规划纲要》。纲要指出"到 2030 年，全面建成整合型的医疗卫生服务体系。建立完善的分工协作机制、服务网络、运行机制和激励机制，基层普遍具备健康守门人的能力。完善家庭医生签约服务，全面建立基层首诊、双向转诊、上下联动、急慢分治的分级诊疗制度"。2017 年将在 85% 以上的地市开展分级诊疗试点，此外，家庭医生签约服务覆盖率达到 30% 以上，重点人群签约服务覆盖率达到 60% 以上。

各地在分级诊疗工作推进过程中，结合本地实际情况，形成了各具特色的改革模式，促进基层首诊目标的实现。上海市以 60 岁以上老年人为重点服务对象，以"1＋1＋1"的签约医疗机构组合（即一家社区卫生服务中心、一家区级医疗机构和一家市级医疗机构组成）服务提供主体，采用自

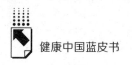

表1　有关推进基层首诊的政策文件（国家层面）

文件名称	发布时间	发文字号	内容
《关于深化医药卫生体制改革的意见》	2009 - 03 - 17	中发〔2009〕6号	引导一般诊疗下沉到基层,逐步实现社区首诊、分级医疗和双向转诊。
《全国医疗卫生服务体系规划纲要（2015 ~ 2020 年）》	2015 - 03 - 30	国办发〔2015〕14号	建立并完善分级诊疗模式,逐步实现基层首诊、双向转诊、上下联动、急慢分治。
《关于推进分级诊疗制度建设的指导意见》	2015 - 09 - 11	国办发〔2015〕70号	要求逐步建立符合国情的分级诊疗制度,对推进分级诊疗制度建设提出了明确的要求和任务。
《关于推进分级诊疗试点工作的通知》	2016 - 08 - 19	国卫医发〔2016〕45号	把建立分级诊疗制度作为履行社会责任、促进事业发展的必然要求,增强主动性,提高积极性。

愿签约的原则,逐步建立分级诊疗制度。厦门市则以特定病种（即高血压、糖尿病）为突破口,通过"三师共管"（即专科医生、全科医生和健康管理师组成）的途径实现大医院和社区医院的有效衔接。江苏省通过医疗联合体来推进分级诊疗工作。而杭州市则采用家庭医生签约形式来推进分级诊疗工作。

表2　部分地区基层首诊的主要措施与成效

地区	主要措施	成效
上海	以做实家庭医生制度为基本路径,根据分类分层需求,有机整合基本医疗和基本公共卫生服务,让家庭医生成为"三方面守门人"（即健康的"守门人"、卫生资源的"守门人"和卫生费用的"守门人"）,并以此为基础,建立分级诊疗制度。	上海市于2011年启动家庭医生制度试点,目前全市245家社区卫生服务中心已全部开展家庭医生制度试点,签约常住居民936万人,占服务人口的42%。截至2014年,全市已有注册全科医师5696人,达到每万常住人口2.36名,实现了国家2020年规划目标。
宁夏盐池县	以支付制度改革引导形成分级诊疗格局。门诊和住院推行经费包干制。	乡村两级门诊人次由2009年的5.3万增加到2014年的25.9万。"村卫生室门诊均费用由2009年的20.6元下降到2014年的16.8元。县内住院人次由2012年的6590增加到2014年的8796。"县外住院人次增幅由2012年的34%下降到2014的9.8%。

地区	主要措施	成效
宝鸡市	市级公立医院预约诊疗留出 5% ~10% 的床位,以城市公立医院 2.5 公里范围分片划区,上下级医疗机构签订"双向转诊协议",上级医院每周派出高年资医师到服务片区坐(巡)诊。在社区卫生服务中心设立首席健康咨询师,组建家庭医生团队。	全市基层首诊率达 66% ,双向转诊下转率达 11% 。全市新农合市域内住院患者达 97% ,其中县、镇医疗机构占 76% ,市级占 21% 。
成都市	以医联体为抓手积极推进分级诊疗制度建设。推动医联体之间"人通、医通、财通"。	2016 年,成都基层医疗卫生机构门诊人次达到 5634.3 万,增速为 13.9% 。纵向比较,2014 ~2016 年,成都基层医疗卫生机构门诊人次增速分别为 1.9% 、1.5% 、13.9% ,其中乡镇卫生院及社区卫生服务中心门诊人次增速分别为 3.1% 、3.3% 、9.9% ;横向比较,2016 年成都全市门诊人次增速为 12.6% ,基层医疗卫生机构门诊人次增速近年来首次超过全市和医院门诊人次增速。
温州市	以"双下沉、两提升"为突破口。推进责任医生签约服务(居民每年支付 24 元,把健康交给责任医生管理)。	全市共建立签约服务团队 344 支,团队人数 1491 人,其中上级医生编入团队人数 50 人,主签约医生数 564 人。

资料来源:《国务院深化医药卫生体制改革领导小组简报》;沈晓初:《上海市构建分级诊疗制度的改革与探索》,《中国卫生资源》2016 年第 1 期,第 1~3 页。

(二)浙江省分级诊疗制度的试点

浙江省地处中国东南沿海长江三角洲南翼,陆域面积 10.55 万平方公里。民营经济发展活跃,2015 年,人均 GDP 为 77644 元(按年平均汇率折算为 12466 美元)。2015 年底浙江全省共有地级市 11 个,市辖区 36 个,县级市 20 个,县 34 个(其中 1 个为自治县),乡 256 个,镇 641 个,街道 444 个。2015 年末全省常住人口为 5539 万人,居住在城镇的人口为 3644.7 万人,城镇化率为 65.8% 。2015 年末,全省共有卫生机构 3.1 万个(含村卫生室)。各类医院床位数 23.8 万张,比上年增长 11.7% 。卫生技术人员 40.4 万人,其中执业(助理)医师 15.7 万人,注册护士 15.9 万人。孕产妇死亡率 5.28/10 万,5 岁以下儿童死亡率

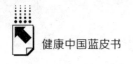
4.65‰，婴儿死亡率 3.27‰①。

就浙江省而言，2009～2014 年，全省基层医疗机构诊疗人次占全省总诊疗人次的比例分别为 54.73%、56.60%、51.36%、50.12%、49.49%、48.73%；其出院人次占全省总出院人次的比例分别为 8.82%、7.44%、5.12%、4.90%、4.12%、3.82%，均呈逐年下降趋势，尤其是出院人次的比例较低②。

为进一步推动医药卫生体制改革向纵深发展，合理、高效利用有限的医疗资源，2011 年，浙江省开展三甲医院托管。从 2012 年起，浙江省推行"健康守门人"制度，"每 1000～1500 服务人口配备 1 名社区责任医生，同时配备社区护士、妇保、儿保医生和联络员等"。2013 年，浙江省进行了以"双下沉，两提升"为中心的医改，从 2014 年起开展分级诊疗保障机制建设，浙江省政府办公厅出台《关于开展分级诊疗推进合理有序就医的试点意见》明确提出"实行当地医疗机构首诊制。参加基本医疗保险的参保人员转诊需要首诊医疗机构根据病情确定，若自行转诊（特殊、紧急情况除外），其医疗费用报销比例要在原有基础上明显下降。具体报销比例由试点地区确定"。省卫生计生委等联合 4 部门印发《浙江省分级诊疗试点工作实施方案》。自 2014 年 8 月开始，浙江省选择在 24 个县（市、区）通过"双下沉，两提升"工程开展分级诊疗试点工作，同时鼓励温州、绍兴、义乌等有条件的设区市或县（市、区）积极试点并开展双向转诊平台建设工作，并从政策和服务方面提出了具体措施。2015 年，浙江省政府办公厅发布《关于推进责任医生签约服务工作的指导意见》，文件指出"到 2020 年，全省规范签约服务覆盖一半人口，基层就诊比例达到 60% 以上。到 2015 年底，全省已有 7 个市及 47 个县（市、区）开展分级诊疗试点工作"。

---

① 浙江省人民政府，http://www.zj.gov.cn/col/col789/index.html。
② 马伟杭：《浙江省分级诊疗工作整体构想及主要举措》，《中国医疗管理科学》2015 年第 5 期。

表3 浙江省关于推行分级诊疗（基层首诊）制度的政策文件

文件名称	发布时间	发文字号	内容
《关于推进城市优质医疗资源下沉的实施意见》	2013－06－18	浙政办发〔2013〕85号	在城市医院与基层医院合作办医的地区，当地政府要负责同步建立区域内分级诊疗制度
《关于开展分级诊疗推进合理有序就医的试点意见》	2014－05－08	浙政办发〔2014〕57号	启动分级诊疗试点工作
《关于推进"双下沉，两提升"长效机制建设的实施意见》	2015－09－22	浙政发〔2015〕28号	再次强调开展合作办医的地区，要综合运用医疗、医保、价格等手段，同步建立基层首诊、分级诊疗、双向转诊的就医制度。
《浙江省人民政府办公厅关于推进分级诊疗制度建设的实施意见》	2016－06－29	浙政办发〔2016〕63号	到2020年，基层首诊、双向转诊、急慢分治、上下联动的分级诊疗制度基本建立，县域内就诊率达到90%以上。

二 基层首诊制度的实施规模及特点

（一）基层服务能力建设

1. 推进基层医疗卫生机构硬件建设

浙江省高度重视强化基层医疗卫生服务体系和能力建设。2015年，全省基层医疗卫生机构29518个。其中，卫生院1164个；社区卫生服务中心467个，减少了14个；社区卫生服务站5615个；村卫生室12055个；诊所（医务室、卫生所）等基层机构10205个。全省各类医疗卫生机构共设有床位25.8万张，其中社区卫生服务中心6554张，比2014年减少466张；乡镇卫生院16010张，较2014年增加529张。2015年底全省政府举办的乡镇卫生院（社区卫生服务中心）共配置医疗设备76907台（件）。实现全省范围内每个建制乡镇（街道）有一所政府举办的乡镇卫生院（社区卫生服务中心），规范化机构比例达到80%以上，780家乡镇卫生院被评为等级卫生

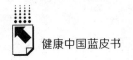
院，165 家社区卫生服务中心创建为国家或省级示范单位。城乡居民就医可及性进一步提高，"20 分钟医疗卫生服务圈"比例达到 93%。"十二五"期间，全省基层卫生队伍增加 5%，人员在岗在编比例接近 80%，本科和专科学历的占比增加 13.3 个百分点，在职职工人均工资性收入增长 28%。

以温州市为例，2016 年，温州市出台了《农村医疗卫生服务体系建设和改革实施方案》，推进全市县、乡、村三级医疗卫生机构建设，各级财政共安排建设经费 35.7 亿元，完成建设项目 2703 个，基本建立"20 分钟医疗卫生服务圈"。在 2016 年的《基层医疗卫生服务能力提升工程实施方案（2016～2020 年）》中，温州市提出"完善基层医疗卫生服务体系、强化基层医疗卫生机构示范创建、提升基层医疗卫生服务能力、推进基层医疗卫生服务供给转变、提高基层医疗卫生服务质量、提升基层医疗卫生工作效率"，力争到 2020 年实现全市建制乡镇卫生院（社区卫生服务中心）标准化建设率和村卫生室规划设置率达 100%，50% 以上的基层医疗卫生机构建有临床特色专科；25 家左右的乡镇卫生院通过省级中心镇卫生院 200 强项目评估，省级等级乡镇卫生院创建率达 70% 以上，所有乡镇卫生院基本达到群众满意乡镇卫生院建设标准；创成 15 家左右"浙江省 100 强社区卫生服务中心"和"全国 500 强社区卫生服务中心"；群众服务满意率达 90% 以上，每万服务人口配备全科医生数达 2 名以上。

2."双下沉，两提升"工程助力基层首诊

为了实现基层首诊的制度目标，浙江省通过"双下沉，两提升"工程，加强基层服务能力建设。2015 年，浙江省出台《关于推进"双下沉，两提升"长效机制建设的实施意见》，提出到 2017 年底，"双下沉，两提升"工程有效推进，分级诊疗体系更加完善，实现 90% 左右的患者在县域内诊疗，群众就医满意度显著提升。

截止到 2016 年底，全省 15 家省级三级甲等医院、39 家市级三级医院与 122 家县级医院开展紧密型合作办医，以县为单位，依托县人民医院或县中医院建立医学检查、影像、心电、慢病管理等 142 个中心，实现省级资源和信息共享。设立基层住院分部和专家门诊，构建技术协作合作体等多种形式，初步实现县级医疗资源下沉乡镇并全覆盖。

2015 年全省县级医院业务水平和学科、专科建设急救能力明显提升，三四类手术台次比上年增加 10.47%；县域内就诊率比上年上升 3.09%，其中桐庐、海宁、海盐等地超过或接近 90%；城市医院门诊量增速放缓，8 家在杭省级医院门诊量出现下降趋势，最大降幅达 5.38%。

2016 年，15 家省级医院共下沉人员 7696 人次，其中副高以上专家 1627 人次，城市医院接受县级医院培训 938 人次[1]。2016 年，浙江 11 个设区市全部纳入国家分级诊疗试点城市，试点地区基层医疗卫生机构门诊量较同期增长 6.34%，浙江 87% 的县市县域内就诊率超过 80%[2]。

2013 年以来，温州市启动"双下沉，两提升"工作，2016 年，全市 18 家县级医院和省市医院开展紧密合作，成立县域医联体 34 个，县级医院下沉 173 家乡镇卫生院，开设固定专家门诊 230 个，联合病房 30 个。城市医生在基层服务时间达到 46084 天。全市基层就诊比例达到 60.42%，县域内就诊比例达到 88.51%。

"双下沉，两提升"工程开展以来，城市医院下沉覆盖 18 家县级医院，县（市、区）覆盖率达 100%。县级医院下沉 82 个乡镇 173 家乡镇卫生院，乡镇有效覆盖率为 75.23%。全市多点执业医师有 912 人，县级医院中级以上医师在协议基层医疗机构服务 18016 天。完善责任医生签约服务配套政策，全市规范签约 203.83 万人，户籍人口规范签约率 25.13%。

3. 基层医疗服务能力

2016 年，浙江省全省基层医疗卫生机构诊疗 281494546 人次，基层医疗卫生机构门诊诊疗人次占总门诊人次的 50.53%，比 2015 年（50.01%）增加了 0.52 个百分点。

2015 年，全省乡镇卫生院病床使用率为 45.41%，比 2014 年上升了

---

[1] 《医改浙江经验引共鸣：双下沉两提升　厚重的获得感》，浙江在线，http://zjnews.zjol.com.cn/ztjj/2017qglh/qmtbb/201703/t20170309_3293919.shtml。

[2] 《浙江 90 个县（市、区）"双下沉，两提升"全覆盖》，浙江在线，http://zjnews.zjol.com.cn/zjnews/zjxw/201701/t20170113_2822812.shtml。

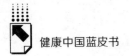

6.21%，出院者平均住院日 9.0 日。社区卫生服务中心病床使用率为 40.13%，比 2014 年上升了 1.41%，出院者平均住院日 14.8 日。

2015 年，全省门诊次均费用为 157.4 元（增长 2.6%），其中，医院 225.6 元，社区卫生服务中心 92.2 元（增长 4.2%），卫生院 75.3 元（增长 5.9%）；全省住院次均费用为 9957.9 元（增长 2.6%），其中，医院 10577.9 元，社区卫生服务中心 5598.1 元（增长 2.3%），卫生院 3243.3 元（增长 31.1%）。

按两周患病率的统计，基层就诊的常见病从高到低主要有：高血压、糖尿病、急慢性胃肠炎、运动损伤、上呼吸道感染、椎间盘突出、急性鼻咽炎、脑血管病、其他类型心脏病、其他消化系统疾病。

（二）家庭医生签约

家庭医生制度是欧美发达国家普遍采用的一种有效的健康管理模式，可对社区居民生命周期进行全程跟踪，促进和引导健康生活方式的形成和合理就医，并控制医疗费用的支出[1]。2011 年，宁波市在浙江省率先开展了家庭医生制服务试点工作，市政府发布《关于推行契约式家庭医生制服务的实施意见》，服务费由医保基金、基本公共卫生服务经费和签约居民个人三方分担，现阶段暂定年 150 元/人。家庭医生服务按签约年度付费，其中医保基金、签约居民各承担 1/3，经济困难群体个人承担部分则由社会救助专项资金支付。实施意见还明确了签约与非签约居民医保差别化支付机制，引导居民形成以家庭医生首诊为基础的有序就医格局。

截至 2016 年 12 月，全省规范签约人数 1175.9 万，规范签约率 24.28%，比 2015 年增加 274.4 人，增长率为 5.35%。全省重点人群规范签约人数 808.9 万，重点人群规范签约数占签约总数的 68.79%，重点人群规范签约数占 10 类重点人群统计总数的 54.66%。其中 65 岁以上老年人

---

① 张玉、马安宁、蔡伟芹：《国外家庭医生制度对我国社区健康管理的启示》，《社区医学杂志》2011 年第 19 期。

398.0 人万, 孕产妇为 14.9 万人, 0~6 岁儿童 76.1 万人, 残疾人 28.4 万人, 失独家庭 1.6 万人, 特困人群 21.7 万人, 高血压患者 320.5 万人, 糖尿病患者 81.4 万人, 严重精神障碍患者 9.4 万人, 结核病患者 0.7 万人。

以宁波市为例, 2016 年全市 148 家社区卫生服务中心 (乡镇卫生院) 均开展了签约服务工作, 签约家庭医生共 3312 名, 组建家庭医生团队 1343 个, 累计签约居民人数达 61.50 万人。其中, 重点人群 (老年人、慢性病人、孕产妇、0~6 岁儿童、残疾人) 签约 47.27 万人, 重点人群签约率达 34.15%。家庭医生共为签约居民提供诊疗服务 516.15 万人次, 减免一般诊疗费 3047 万元。

温州市全面开展家庭医生签约服务, 由家庭医生及其团队为签约对象提供全程健康管理, 家庭医生成为居民健康"守门人"和医疗费用"节流阀"。签约家庭医生为签约对象提供约定的基本医疗卫生服务, 按年收取服务费, 不满一年的按月收取, 现阶段签约服务费按每人每月 10 元标准确定。服务费主要由医保基金、基本公共卫生经费和签约对象个人分担。现阶段, 市区由签约对象承担 20%, 市级医保基金承担 40%, 基本公共卫生经费承担 40%。目前, 全市 262 家乡镇卫生院 (社区卫生服务中心) 已全部开展签约服务, 全市已组建 344 支能提供连续健康管理服务的签约团队, 共计有医师 1441 名。这 1441 名医师包括 564 名社区 (或乡镇) 全科医生, 以及 877 名社区 (或乡镇) 医护人员, 180 万群众已和责任医生签订协议, 享受基本公共卫生服务, 其中有 1.2 万人已缴纳签约服务自费部分费用, 获得由家庭医生团队提供的"健康管家"式服务。

(三)医保差别支付

医保政策是有序就医的重要配套措施。合理的医保差别化支付政策能提高医疗资源利用效率, 引导群众的就医行为。温州市和绍兴市还依据是否按照分级就诊程序就医进行差异化报销。温州市一级至三级医疗机构报销差距最高可达 40%, 对于通过基层全科医师转诊至二级及以上医疗机构的有效签约患者, 门诊费、住院费用报销比例可在原报销比例基础上提高; 未经转

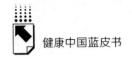

诊自行到区域外就诊的患者，医疗费用报销比例下降25%。绍兴市未经转诊自行到区域外就诊的参保人员，其医疗费用报销比例在原有基础上适度降低。

（四）智慧健康助推基层首诊

1. 宁波云医院

宁波云医院是一种新型的医疗机构。它构建了一个O2O协同平台，通过开放的平台，将各级各类医疗卫生资源进行有机的整合，同时，还引入第三方机构（如药店、保险公司等）接入平台以提供完善的服务。通过足不出户看云医，基层医疗卫生机构结合家庭医生签约服务，将签约居民从线下服务自动延伸到线上服务，并通过移动互联网得到诊疗报告查询、药品配送服务。

宁波全市二甲以上医院已建成远程医疗服务中心15家，开设高血压、糖尿病、心理咨询等在线诊疗云诊室24个；全市基层医疗卫生机构建成基层云诊室109个。据统计，"云医院"的注册用户已有3万多人。在试点的江东区从2016年2月29日到5月底共完成药品配送服务2691人次；二级甲等以上医院开设云诊室，搭建"网上医院"，为复诊的慢性病患者提供在线门诊预约、健康咨询、康复指导、出院后随访等服务。

2. 江干区信息平台建设

杭州市江干区以构建区域信息平台为立足点，累计投入870余万元，建设完善的信息系统，全区8家社区卫生服务中心和61个服务站的心电图和放射数据可实时传送到区人民医院，疑难病例可上传至省市级医院进行专家会诊。居民可在规定时间内到社区领取报告并接受下一步诊疗，以远程协作的方式，居民在家门口即可享受到高质量的医学检验与影像检查等专家会诊，提高了区内就诊率。

3. 邵医健康云平台

2015年初，邵逸夫医院和杭州市江干区卫生和计划生育局联合，并引入上海金仕达卫宁软件股份有限公司、浙江绎盛谷信息技术有限公司、国药控股股份有限公司，共创"互联网＋健康"服务新模式，构建了邵医健康云平台。

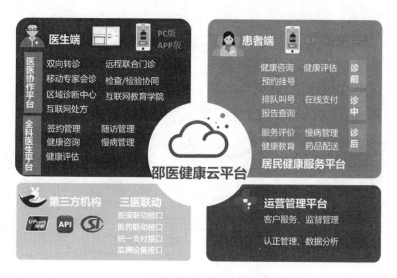

图1　邵医健康云平台业务架构

　　邵医健康云平台是一个以分级诊疗为核心、以实体医院为支撑的移动智慧云医疗平台，其突破了当前移动医疗平台"互联网＋医生"或"互联网＋医院"的模式。该平台通过服务模式创新、医疗资源开放、自身医疗标准输出等举措，实现面向患者就诊的便捷服务，实现对跨地域的医院间协同服务的支持，并进一步支撑医生多点执业以及医药联动、健康管理联动和慢病管理联动等新模式、新业务。各级各类医疗卫生机构有效接入平台，并在平台上有序运行协同业务（医事、药事、药品、支付、病理、检验检查、健康管理等服务）。

　　4. 温州智慧健康

　　温州市以省、市、县三级区域卫生信息平台为载体，逐步搭建了医疗资源纵向整合的双向转诊信息化平台：一是建成市级诊疗信息数据一级交换平台；二是启动市级双向转诊信息平台建设；三是开展网上医疗和咨询、会诊；四是建立远程诊疗中心。

　　在信息化建设上，温州市以全员人口库、电子健康档案库和电子病历库为三大基础数据库，打造市级转诊协同信息、温州健康信息共享一级平台（医疗大数据基础平台）、医疗统一支付"三大基础"平台。温州健康信息

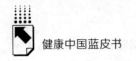

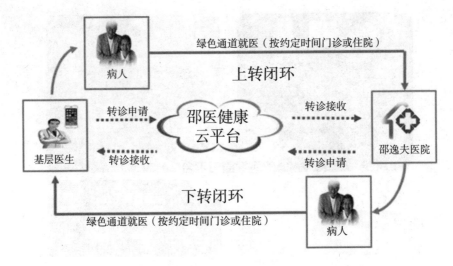

图 2　双向转诊流程

共享一级平台，让全市所有 294 个医疗机构实现市民在医院就诊信息的共享。温州智慧健康手机 APP 平台，则实现了市民在手机端调阅全市医院的就诊信息。互联网支付技术、统一支付平台技术的推进，则让省市 9 家医院实现了支付宝、微信绑定医疗互联网结算，从而极大地方便了广大市民的求医问药。

（五）服务模式创新

杭州市江干区在分级诊疗制度实施过程中，开展了"四诊四定"模式创新。所谓"四诊"是指预约诊疗、双向诊疗、专项诊疗、联合诊疗。"四定"主要是定药品比例、定处方金额、定输液组数和定抗生素使用比例，即根据上一年度情况，规定每个机构、科室和医生的年度药品使用比例、处方金额、输液组数和抗生素使用比例，并动态监控[1]。江干区 8 家社区卫生服务中心设立"全科预约诊室"17 个，推出"病人自主选择全科医生"服务；均建立"慢性病联合诊疗中心"，并以此为枢纽，建成社区健康管理三

---

[1]　章炜颖等：《基于"四诊四定"模式的分级诊疗实践探索》，《卫生经济研究》2016 年第 9 期。

级平台。抽出全区 20% 的医护力量，组成特定病种首席医护团队（首席医师和首席护士各 48 人），开设慢性病门诊，同时负责指导全科责任医师开展社区慢性病管理。2016 年底，江干区基层医疗机构门急诊达到 2384866人次，较 2015 年上涨 7.6%；签约居民社区首诊率和转诊率分别为 62.7%、14.24%。

三　基层首诊制度存在的问题

制约基层首诊制度建立的因素主要包括政策因素、组织因素、供方因素、需方因素、技术因素五方面。这些因素相互叠加，导致基层首诊难以在短期内实现（详见图 3）。

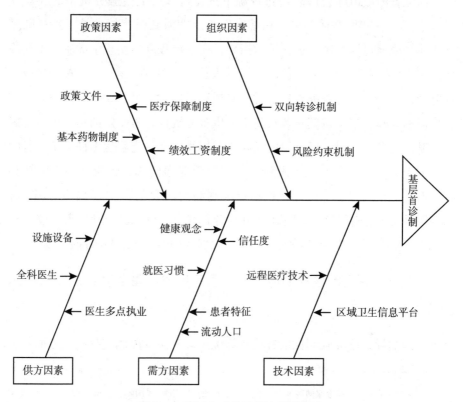

图 3　五种因素对基层首诊制的影响

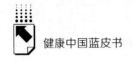

（一）服务提供主体医疗服务能力不足

全科医生队伍数量不足、质量不高是基层首诊目标实现的主要制约因素。从浙江省的整体情况来看，地区间全科医生数量差距明显，以户籍人口作为比较的标准，2015 年浙江省每万人口全科医生数达到了 3. 14 人，其中宁波地区为全省最高，为 4. 76 人，杭州为 4. 38 人；而温州为全省最低，为 1. 30 人。浙江省作为重要的人口流入地区，如果以常住人口为统计标准，那么每万人全科医生数将进一步下降。从社区卫生服务站或村卫生室的人员职称情况看，初级以下及无职称者占比过半，专业技术不足严重影响着居民选择基层就诊的信心。

（二）双向转诊机制还需进一步完善

浙江省内城市综合医院通过资源下沉，与基层卫生服务机构之间建立"医联体"。在"医联体"内，由综合医院定期派驻医疗技术骨干到社区进行坐诊，或通过远程医疗进行技术指导，在一定程度上实现了优质卫生资源向基层卫生服务机构流动，但由于下派人员支援基层带有一定的行政色彩，部分地区对基层卫生服务机构的对口支援流于形式。另外，由于医疗服务具有较高的风险，将患者贸然留在基层卫生服务机构，有一定的责任风险。因此，基层医务人员对社区首诊的风险有所担忧，在一定程度上助推了患者的无序向上流动。综合性三级医院"不愿取消普通门诊、不愿将患者下转到社区医院，很大程度上就是他们在追求利润的最大化"[①]。以温州为例，温州某医科大学的附属第一医院 2015 年的年门急诊人次数达到 405 万，较 2014 年 373 万相比增加 32 万，增幅 8. 58%。数据从侧面反映出基层首诊的窘境。

（三）缺乏强制性的制度约束，患者自愿到基层就诊的观念尚未形成

我国倡导实施非强制性的社区首诊政策，其主要原因包括三个方面：一

---

① 高和荣：《社区首诊双向转诊制度在中国为何难以实施》，《国际社会科学杂志》2014 年第 1 期。

是对目前我国基层服务能力没有信心；二是担心医生对基层首诊不太认可；三是对患者接受基层首诊制的程度不能准确估计，担心引起民怨①。

浙江省和全国大多数地区一样主要通过医保支付比例差异化来引导居民在基层就医，并没有实施严格意义上的基层首诊，基层首诊的实施效果也就非常有限。显然，在当前居民个人现金支付能力普遍提高而医疗消费观念仍旧落后的情形下，仅依靠医保的差异化支付并不能使患者"自愿"选择在基层首诊。

四 基层首诊制度产生问题的原因

（一）现行的人事、薪酬、职称制度阻碍优秀医学人才向基层流动

医生资源的重新配置是卫生资源重新配置的核心，而人事、薪酬、职称制度是引导资源重新配置的核心力量。浙江省以公立医院为主，医生享受事业单位编制待遇，医生数量受到严格控制，薪酬和职称待遇按照相关规定实施，而基层医疗卫生机构的人员职称评审难度较大，优秀医学人才自然会选择平台高、待遇好、易评职称、社会地位高的综合医院。目前浙江省各个地区基层医疗机构空编的现象，可以在一定程度上反映出基层医疗卫生机构对医学人才缺乏吸引力的事实。

（二）新的不同级别医疗机构间的利益格局尚未形成，三级医院的"虹吸效应"短期难以消除

由于尚未建立不同级别医疗机构间良性的分工协作关系，在医疗服务市场上存在着同质化的竞争。而综合医院的医生、设备、诊疗水平、护理水平

---

① 董玉明、杜雪平、董建琴：《北京月坛社区试行家庭医生"首诊制"可行性调查》，《中国全科医学》2009 年第 9 期；胡筱蕾、张立威、王家骥：《深圳市两社区就诊人群对双向转诊认知与评价的分析》，《中国初级卫生保健》2009 年第 11 期；吕春华等：《北京市朝阳区居民社区首诊制信访风险评估研究》，《中国全科医学》2016 年第 25 期。

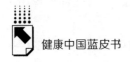

已形成较大的规模、较好的质量，在医疗服务市场竞争中处于绝对的竞争优势，对基层医疗卫生服务机构患者的"虹吸效应"明显。浙江省实施的"双下沉，两提升"工程，在一定程度上将缓解现有的"虹吸效应"，但如果没有建立起不同级别医疗机构间的分工协作机制、重构不同级别医疗机构间的利益格局，现有的"医联体"也可能演变为大医院重分势力范围，从基层汲取医生、汲取患者的捷径，不仅不能缓解还有进一步加剧虹吸效应的风险。

五　推进基层首诊制度发展的建议

（一）健全全科医生培养制度，加强全科医师队伍建设

进一步推广和落实订单定向免费培养制度，增加全科医生数量。建立一套完整的全科医生培训体系，以提高全科医生的质量，达到质量和数量的相对统一，并且提高全科医生的执业资格和准入条件，明确全科医生的执业范围、权力责任和行为规范，将全科医生医疗服务质量与绩效工资、评优评先、晋升聘任等挂钩。

（二）建立法律强制的转诊制度

实施"强制性"基层首诊，其强制性主要体现在看病就医流程和付费标准的规范严格性和选择有限性上。实施强制性基层首诊意味着参加医疗保险的患者必须先在基层医疗卫生机构就诊，医疗保险统筹基金才能按照规定给予一定的支付。如果患者不经过基层医疗卫生机构转诊直接选择在大医院就医，医疗保险将不予支付所发生的医疗费用；而且大医院优先服务通过转诊程序接收的病人，未经转诊的患者需要排队轮候（急诊、抢救性诊疗除外）[1]。

---

① 申曙光、张勃：《分级诊疗、基层首诊与基层医疗卫生机构建设》，《学海》2016 年第 2 期。

（三）提高基层医疗卫生服务机构开展社区首诊的积极性

明确家庭医生、签约对象双方的权利与义务，围绕签约服务构建以家庭医生为核心的新型服务模式，并且赋予家庭医生更多的自主权。建立分级诊疗制度，明确各级各类医疗机构的功能定位，避免功能重复和资源浪费。"借鉴台湾地区的实践经验，政府要以购买服务的形式，让社区卫生服务中心、民营医疗机构等在为居民提供预防、保健、康复护理、健康教育及计生指导中获得必要的经费补贴，增加这些基层医疗机构的收入，减少基层医疗机构对疾病治疗收入的过度依赖。"[①] 这也意味着应该扩大医疗保险支付范围，将公共卫生的相关服务项目纳入其中，鼓励患者进行健康消费。"对家庭医生开展签约提供基本卫生服务，二级、三级医院及区域性医疗资源共享平台等全方位协同支持，以提升家庭医生服务能力。"[②]

参考文献

董玉明、杜雪平、董建琴：《北京月坛社区试行家庭医生"首诊制"可行性调查》，《中国全科医学》2009 第 9 期。

高和荣：《社区首诊双向转诊制度在中国为何难以实施》，《国际社会科学杂志》2014 年第 1 期。

高和荣：《台湾社区首诊双向转诊制度的运作及其借鉴》，《厦门大学学报》（哲学社会科学版）2015 年第 5 期。

《关于推进分级诊疗试点工作的通知》，2016 年 8 月 19 日，http：//www. moh. gov. cn/yzygj/s3593g/201608/eed94f9b48e441929f35f9e721064c01. shtm。

胡筱蕾、张立威、王家骥：《深圳市两社区就诊人群对双向转诊认知与评价的分析》，《中国初级卫生保健》2009 年第 11 期。

---

① 高和荣：《台湾社区首诊双向转诊制度的运作及其借鉴》，《厦门大学学报》（哲学社会科学版）2015 年第 5 期。

② 梁鸿：《建立分级诊疗制度的关键是推进家庭医生签约服务》，新华网，http：//news. xinhuanet. com/health/2016－06/06/c＿129042802. htm。

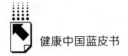

梁鸿：《建立分级诊疗制度的关键是推进家庭医生签约服务》，新华网，http：// news. xinhuanet. com/health/2016－06/06/c_ 129042802. htm。

吕春华等：《北京市朝阳区居民社区首诊制信访风险评估研究》，《中国全科医学》 2016 年第 25 期。

马伟杭：《浙江省分级诊疗工作整体构想及主要举措》，《中国医疗管理科学》2015 年第 5 期。

申曙光、张勃：《分级诊疗、基层首诊与基层医疗卫生机构建设》，《学海》2016 年 第 2 期。

王林浩：《浙江省分级诊疗问题与对策研究》，浙江大学硕士学位论文，2015。

《医改浙江经验引共鸣：双下沉两提升 厚重的获得感》，浙江在线，http：//zjnews. zjol. com. cn/ztjj/2017qglh/qmtbb/201703/t20170309_ 3293919. shtml。

张玉、马安宁、蔡伟芹：《国外家庭医生制度对我国社区健康管理的启示》，《社区 医学杂志》2011 年第 19 期。

章炜颖等：《基于"四诊四定"模式的分级诊疗实践探索》，《卫生经济研究》2016 年第 9 期。

《浙江 90 个县（市、区）"双下沉，两提升"全覆盖》，浙江在线，http：//zjnews. zjol. com. cn/zjnews/zjxw/201701/t20170113_ 2822812. shtml。

杭州市社区首诊制度实施报告

赵定东　李　刚*

摘　要：　杭州市将社区首诊制置于医养护一体化全科医生签约智慧医疗服务系统之中，通过使用现代化信息技术，实现多部门联动，把医疗康复护理进家庭作为基础，根据居民的不同健康需求，提供及时、高效、安全、综合、个性化的健康服务体系，为社区首诊、双向转诊、分级诊疗体系的开展提供了全新的思路。到2016年，杭州市主城区与全科医签约的居民共71.5万人，签约覆盖率达28%，其中重点人群覆盖率达到64%。杭州市社区首诊制的突出经验表现为通过建立健全政策联动体系、提升基础医疗机构的服务能力以及以需求为导向提供签约内容等措施，积极引导居民自愿参与社区首诊。但也存在全科医生数量和服务能力不足、医患信任度低、配套措施不完善等问题，影响了社区首诊制的有效推进，未来应着重从以上几方面入手加强社区首诊制建设。

关键词：　医养护一体化　智慧医疗　健康服务体系

社区首诊制度是指当居民生病需要治疗时，除了急诊外，须首先到社区的卫生服务中心接受社区医生的诊断，如果经过社区医生的诊断，患者需要

---

* 赵定东，杭州师范大学公共管理学院教授，研究方向：健康保障；李刚，杭州师范大学硕士研究生。

转诊到上级医院时，必须经过社区全科医生转诊。社区首诊制度实际上是一种把患者进行有序分流，把患有常见病、多发病、慢性病的患者安排在社区治疗，而将患有疑难急症患者经社区转到上级医院进一步治疗，患者在上级医院接受治疗后，病情允许的话，将患者安排到社区医院进行后期康复治疗的一种制度①。通过该制度，可以合理地分配医疗资源，有效解决居民一旦患了常见病、多发病、慢性病等非疑难急症病总想往大医院跑的问题，缓解大医院的压力，使大医院真正成为治疗疑难急症的地方，患者在其社区便可享受到快捷、优惠、高效的医疗服务②。随着医改的逐步推进，建立层次清晰、功能合理的分级诊疗体系成为医改的关键问题。虽然各省市早已展开分级诊疗试点工作，推行社区首诊制，但是我国的分级诊疗发展情况与西方发达国家早已成熟的社区首诊制相比还存在较大的差距。与全国其他城市的社区首诊制试点情况进行比较，可以发现，杭州市的社区首诊制具有部门联动、强化基层服务能力、契合居民需求等特点，在顶层设计、服务流程等方面值得其他地区借鉴。

一 社区首诊制度的起源与试点

（一）社区首诊制度的起源

社区首诊制最早起源于欧洲，当时的贵族聘请医生为家庭成员提供医疗服务。20 世纪以后，欧洲一些国家的普通居民逐渐采纳了这种方式，由几个家庭共同聘请一位家庭医生来保障家庭成员的身体健康，当居民生病时首先由家庭医生进行治疗，若超出其治疗能力，由家庭医生帮助他们转诊到综合医院或专科医院进行后续治疗。实践证明，社区首诊制是一项合理高效利用医疗资源、降低上级医院的门诊压力、缓解

---

① 李再强、林枫：《国外社区首诊制度简介》，《中国卫生经济》2006 年第 2 期，第 76 ~ 77 页。
② 李再强、林枫：《国外社区首诊制度简介》，《中国卫生经济》2006 年第 2 期，第 76 ~ 77 页。

"看病难、看病贵"的问题、为居民提供连续初级卫生保健服务的有效制度①。

（二）我国社区首诊制度的试点

我国医疗卫生结构体系呈现典型的"倒三角"式结构。这种不合理的结构，造成了医疗资源的低效利用，更加重了政府的卫生支出负担，同时给患者就医带来很大的不便，造成中国特有的"看病难、看病贵"问题②。实际上，80%的疾病在社区卫生、服务中心就可得到医治，剩下的20%的病种才需要去专科医院就诊。大力提高城市社区卫生服务中心的诊疗水平，是我国卫生体制改革的重要内容。为应对我国城市卫生资源配置不合理以及医药费用增长过快的现象，1996年国务院提出要积极发展城市社区卫生服务，着力探索适合我国国情的社区首诊制度。至2006年，我国社区首诊制度得到了突破性的发展，政府出台了关于开展社区首诊试点的政策，引导社区卫生机构和二级、三级医院明确各自的功能和职责。由大医院承担疑难杂症的诊治工作，社区卫生服务机构主要负责其覆盖区域内居民的计划免疫、预防保健、健康管理、一般常见病和多发病的基本医疗服务以及大病发现和转诊工作，并逐步承接大中型医院一般门诊、康复和护理等服务③。在国家政策的指导下，各地陆续展开社区首诊试点工作，其中杭州市基层卫生服务体系发展较为完备，值得借鉴。

二　杭州市社区首诊制度的实施及特点

杭州市早在1999年就开始重视社区卫生服务的建设，出台政策建立社

---

① 陈美婷、梅文华：《我国社区首诊制发展现状及居民社区首诊影响因素分析》，《医学与社会》2016年第4期，第24页。
② 潘美、徐怀伏：《国外社区"首诊制"分析及对我国的启示》，《中国药业》2010年第14期，第2页。
③ 陈美婷、梅文华：《我国社区首诊制发展现状及居民社区首诊影响因素分析》，《医学与社会》2016年第4期，第24页。

区医疗机构，鼓励居民到社区就诊，解决居民"看病难、看病贵"的问题。2003 年，杭州市就提出以"小病不出社区，大病却有保障"为总目标，着力推进医疗卫生体制改革，完善社区卫生服务体系。2007 年，杭州市荣获全国社区卫生服务示范城市称号，其中上城区、下城区更是被民政部、卫生部、国家中医药管理局授予全国社区卫生服务示范区的称号。截止到 2008 年，杭州市已建成 45 个社区医疗机构、218 个社区卫生服务站，人口覆盖率达到 94.9%①。社区卫生服务经过十几年的发展，杭州市基层卫生服务基础已经打得非常扎实，也为杭州市推进分级诊疗体系奠定了坚实的基础。从 2011 年开始，杭州市江干区开始分级诊疗试点，把搭建分级诊疗体系作为推进杭州市医疗改革的关键，通过几年的摸索和创新，创建了"首诊在基层，大病去医院，康复回社区"的分级诊疗模式，逐步推广至全市。

与其他城市把社区首诊制度放在分级诊疗体系中相比，杭州市社区首诊制度被设计在一个更大的框架中——医养护一体化全科医生签约智慧医疗服务系统。该系统是通过使用现代化信息技术，实现多部门联动，把医疗康复护理进家庭作为基础，根据居民的不同健康需求，提供及时、高效、安全、综合、个性化的健康服务体系②。

医养护一体化全科医生签约智慧医疗服务的实施，为社区首诊、双向转诊、分级诊疗体系的开展提供了全新的思路。社区居民首诊率大幅度增加，全科医生签约覆盖面逐年扩大。2014 年主城区（包括 6 个城区和 2 个功能区）率先试点，在试点阶段，签约服务先面向杭州户籍的参保居民，逐步向全人群覆盖。2015 年度这些主城区全面推广，累计签约居民数达到 52 万人，其中慢性病病人签约 19.5 万人，涉及 841 位全科医生。正因为开展了签约，2015 年杭州市主城区社区卫生机构的门急诊总量达到了 937.7 万人次，同比增加 13.35%，签约患者在社区医疗机构的就诊率达 61.09%。杭

---

① 余小吉、钟晓敏：《我国社区卫生服务发展研究——以杭州市社区为例》，浙江财经学院硕士论文，2012，第 25 页。

② 滕建荣、周智林、周华、崔威武：《创建医养护一体化智慧医疗服务模式》，《中国医疗管理科学》2015 年第 1 期，第 24 页。

州市卫计委的数据显示，2016 年度主城区签约 71.5 万人，较上一年度增加近 20 万人，签约覆盖率达 28%，其中重点人群覆盖率达到 64%。参与签约的全科医生到 2016 年底已经达到 1161 名[①]。从这些数据中可以发现，杭州市的分级诊疗制度具有以下几个特点。

（一）部门联动，建立健全政策联动体系，让居民自愿到基层首诊

部门联动是开展社区首诊的重要保障。杭州市卫生部门联合发改委、财政、人力资源与社会保障、卫计委以及物价等部门就调整部分社区卫生医疗费用、基本医疗保险、社区康复护理费用和全科医生签约激励机制等出台政策[②]，从而突破了原来的政策壁垒，努力解决以往基层医疗机构有能力服务却不能提供可允许的服务、居民有实际需求却得不到良好服务的矛盾。具体来说，一是落实费用保障机制。一般社区的签约服务费用为每人每月10 元（全年共 120 元），当然也有个别社区按照不同年龄段收费的。居民签约服务费由个人和市、区两级政府共同分担。签约服务对象只需缴纳10%，其余由市、区财政共同分担，其中市级财政承担 25%，剩余由区财政承担。二是出台医保优惠政策。参保居民签约后在社区就诊可以享受医保起付标准降低 300 元的优惠，通过社区转诊到上级医院的签约居民的诊疗费用与在社区报销比例相同。这意味着，杭州市具有医保的居民在社区就诊，一开始便可以按照规定的比例报销了，而且签约后转诊到上级医院定点医疗机构，报销比例也随之提高。在推动社区首诊、分级诊疗过程中，杭州市坚持政府主导、部门联动，通过政策叠加和利益导向取得了一定进展[③]。

---

① 国家卫生和计划生育委员会，http：//www.zzyykx.com/content/？33.html，2016 年 11 月 11 日。

② 滕建荣、周智林、周华、崔威武：《创建医养护一体化智慧医疗服务模式》，《中国医疗管理科学》2015 年第 1 期，第 24 页。

③ 国家卫生和计划生育委员会，http：//www.zzyykx.com/content/？33.html，2016 年 11 月 11 日。

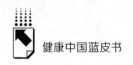

（二）签约服务内容契合居民的需求，吸引居民参加社区首诊

让群众获得更加优质、高效、便捷的医疗服务是医改的出发点和落脚点，也是分级诊疗顺利实施的关键。政策实施前，杭州市对居民的健康服务需求进行了调查摸底，根据居民需求设计适合居民的服务，努力让居民得到实惠、感受到在社区就诊的好处。

例如，考虑到许多患者很难挂到专家号，也为了吸引社区居民到社区首诊，每个月市卫计委还会通过双向转诊平台放一些专家号到社区。该平台是由杭州市所有的社区卫生服务机构与市级医院 HIS 系统（医院内部业务信息系统）全面对接建成的，社区全科医生可以通过该系统面向全市所有上级医院帮助患者挂号。该项服务契合了广大居民特别是行动不便的老人、慢性病患者的健康服务需求，解决了很多家庭的后顾之忧，让签约居民得到了实惠，吸引患者首诊选择社区医院，在分级诊疗上取得了初步成效。

（三）注重提升基层服务能力，让居民放心在基层首诊

一是狠抓社区医疗机构的服务质量。首先，社区医疗机构的服务质量是建立分级诊疗体系的重中之重。杭州市把社区医疗机构的规范化建设作为一项基础性工作长抓不懈。杭州市社区医疗机构（乡镇卫生院）市级标准化率超过95%，居国内前列①。其次是强化全科医生队伍建设。依托主城区51 家社区医疗机构的近1200 名注册全科医生以及其他 1000 余名专科医师、康复师、药师、社区护士等，初步组建起一支以签约居民为对象、医养护一体化签约服务团队。为此，市卫生计生委组织了多期医养护签约服务全科医生技能提高班，参加培训的比例达到96.6%。此外，智慧医疗、优质医疗资源下沉等手段多管齐下，有效提升了基层医疗单位的技术水平和服务能力，把患者留在了社区卫生服务机构就诊。

---

① 韩露：《分级诊疗，先行者做了什么》，《健康报》2014 年 7 月 29 日。

二是搭建平台，发挥智慧医疗助推作用。从 2012 年下半年起，杭州市在社区卫生机构推广"诊间结算"服务，患者无须排队付款，可直接在医生诊室刷医保卡付款，极大地缩短了患者的就诊时间。杭州市各区充分发挥创造性，使用移动互联网技术，建立了移动健康服务平台，连接社区医疗机构、居民以及医养护一体化全科医生。通过该平台，居民可以免费与其签约医生在移动客户端交流、查询体检记录、查看诊断结果甚至开展双向转诊服务。

三是大医院与主城区社区医疗机构建立医联体。2015 年 10 月，杭州市启动了市级医院与主城区社区医疗机构区域医联体试点工作，建立了"紧密合作医联体"和"双向转诊合作医联体"。5 家市属三级综合性医院牵头，与其所在的行政区域内社区医疗机构共同组建成"紧密合作医联体"。各社区医疗机构可以挂与其合作的市属医院分院的牌子。"紧密合作医联体"主要为社区医疗机构的全科医生提供如下技术支持和服务：临床心电会诊、临床影像会诊、消毒供应和慢病联合诊疗①。这些技术和服务的支持，极大地增强了社区医疗机构的诊疗水平，增强了患者对社区全科医生的信心。"双向转诊合作医联体"则由 11 家市属医院与主城区社区医疗机构联合组成，依托市级双向转诊平台在医联体内优先开展就诊、检查、住院等转诊业务②。

这些务实举措有效解决了基层能力弱、专家资源匮乏、社区转诊未体现价值等突出问题，使分级诊疗成为可能。

作为全国最早一批开展社区卫生服务的城市之一，经过十几年的发展，杭州市基层卫生服务体系越来越完善。杭州成为全国社区卫生服务的榜样，尤其是首创了医养护一体化全科医生签约智慧医疗服务模式，不仅缓解了"看病难、看病贵"的问题，而且带动了其他城市社区医疗机构的发展。但是与西方发达国家相比，还存在较大的差距。

---

① 余敏、詹雅：《打造健康杭州新民片》，《杭州日报》2015 年 12 月 14 日。
② 余敏、詹雅：《打造健康杭州新民片》，《杭州日报》2015 年 12 月 14 日。

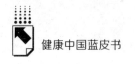
三　杭州市社区首诊制度实施中存在的问题

（一）全科医生数量、服务能力不足

首先，首诊制度需要发挥"守门人"的作用，这个"守门人"的实际操作者就是全科医生。这个门能不能守得住，关键看守门的人数量够不够、能力够不够。杭州市目前的社区全科医生仅有 1200 名左右，未来要服务杭州 900 万左右的人口，平均每名医生大约签约 7500 人。按照每 3 名全科医生服务于 3000 名社区居民的国际标准，杭州至少需要 9000 名全科医生。目前杭州也意识到这个问题，积极对在职社区医生进行短期培训，同时杭州市社区医疗机构都与大医院建立了技术服务联系，大医院专科医生到社区与全科医生联合坐诊。虽然这些措施能在短期内缓解全科医生的紧张问题，但存在一些问题，如培训时间较短、培训内容不够系统化，难以达到预期效果，长期来看效果不明显①。

其次，家庭医生太少难以满足居民及患者的实际需求。全科医生职业要求高，内外妇儿各科都要有基础，心电图、B 超等检查都能操作。除此之外，他们还要有较强的沟通能力、管理能力、组织能力。这样的全能人才在社区可以说是"凤毛麟角"。除了全科医生的数量不足外，还存在社区卫生人员普遍学历低、职称低的问题。社区医疗机构全科医生数量缺乏、质量不高，使得社区居民对其医疗水平缺乏信心，那么当居民患病时，他们首选的还是大医院②。

（二）签约居民对社区医疗机构的信任度低

在杭州市政府的政策影响下，以及每签约一人即得到 108 元的签约费

---

① 刘也良、詹雅：《签约：杭州家庭医生的"主打戏"》，《健康报》，2016 年 9 月 26 日。
② 刘梦洁、吴美珍：《杭州社区全科医生的现状分析与发展对策研究——以余杭区为例》，《全国商情》2014 年第 28 期。

的利益驱动下，杭州社区全科医生积极参与到签约服务中去，目前已经近150万居民参与签约服务。签约的居民数量上来了，可让他们在患病时到社区首诊才是关键。换句话说，要实现有效签约居民与签约居民的数量同步增长。虽然杭州市社区医生签约制度实施得如火如荼，但是由于签约制度是自上而下发起的，居民在面对前来签约的社区医生时，认同度并不高。因为中国的老百姓早已经形成了有病到大医院就诊的习惯，这种习惯是根深蒂固的，想要改变百姓的习惯是非常困难的，所以很多社区医生上门签约都吃了闭门羹。

虽然杭州市也出台了一些优惠政策，如门诊起付标准降低300元等，初期确实有助于签约的开展。但笔者调研发现，这种优惠并不能根本解决问题，政策在实施过程中出现了偏差。首先，杭州先行试点的对象是有杭州户籍的居民，这部分居民的家庭收入相对较高，并不非常在乎这300元钱，而且在居民心里，生命是无价的，万一病重了，还是认为大医院靠谱。许多居民因为在社区卫生服务机构可以挂到大医院的专家号并且转诊后可以享受同在社区一样的报销比例而签约。政策实施的本意是吸引居民生病首先到社区首诊，却被一些居民钻了空子。

其次，签约健康人群更加困难。根据中国健康报报道，杭州市柳营社区医生在签约后的"第二年流失了200名签约人，其中，大多数是健康人群，对于这些人来说，他们的签约感受度不深"①，居民对社区医疗机构的信任度仍然不高。

最后，近年来，人民的生活水平提高了，使用的药品价格也跟着上涨，在患者眼里，好药价格一定高，反而不信任社区里的廉价药。尤其是"老慢性"患者，他们习惯使用某种药物后，会对该药品产生依赖，而目前社区医疗机构与大医院相比，许多基本药物还不齐全，满足不了这类患者的需要。只能看着他们流失，社区无可奈何。据统计，签约居民因药物不足而流失的比例高达三分之一。长此以往，社区医疗机构便给居民留下了一个

---

① 刘也良、詹雅：《签约：杭州家庭医生的"主打戏"》，《健康报》2016年9月26日。

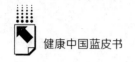
"缺药"的印象。因此，社区服务水平不够、居民购不到需要的药品、对社区里廉价药不信任都使居民对社区医疗机构产生不信任感。

（三）配套措施不完善

首先，杭州市对社区首诊、分级诊疗功能宣传不当。杭州市对社区首诊、分级诊疗的印象就是"小病在社区，大病去医院"。殊不知，社区医疗机构的功能非常广泛，涉及治疗、预防、康复、护理、健康教育及社区计划生育服务等。况且常见病、慢性病并不是小病，用这样的口号宣传社区首诊，会让居民认为社区医疗机构只会看小病，较难推进社区首诊。

其次，监督考核机制不完善。因为杭州实行每签约一个居民可以获得108元的签约费的政策，在利益的驱动下，社区医生倾向去和健康人群签约，而较少和身体不佳的人签约，因为健康人群不易生病，需要为他们服务的机会较少。

再次，医保政策对居民选择社区首诊的影响力度有限，各级医疗机构报销比例差距不大。杭州市医保报销比例如下：三级报销70%，二级报销75%，其他报销80%。可见医保报销比例差距不大。这或许会对部分经济情况较差的患者有所限制，但对收入较高的患者来说，则没有多大的吸引力[1]。况且杭州并没有像西方国家那样强制到社区首诊，否则不予报销的政策。

最后，部分科室在社区没有设置。随着签约居民的增多，如何提供真正个性化的服务正在成为首要问题。就疾病来说，发热门诊在社区还没有设立，眼科、乳腺科、甲状腺科、骨关节病等向上转诊的患者比较多。以乳腺疾病为例，作为社区人群的高发疾病，其没有被纳入公卫服务项目，但疾病危害性很大，签约后应当为服务对象提供后期康复、饮食调理、中医抗癌治疗、情绪管理等服务，但是"乳腺疾病没有服务标准和体系，空白急需填补"[2]。

---

① 宋宿杭、何莉：《我国城市社区首诊制度研究综述》，《中国卫生经济》2017年第1期，第7页。

② 刘也良、詹雅：《签约：杭州家庭医生的"主打戏"》，《健康报》2016年9月26日。

四 推进杭州市社区首诊制度发展的建议

（一）多渠道培养全科医生

推进社区首诊制，关键还是看社区医疗机构是否有足够多、足够专业的医生团队。老百姓就是因为对社区的医疗服务不放心，才不得已去大医院。因此要想把居民留在社区，必须提高社区医生的诊疗水平，必须充实全科医生队伍。一方面，要加强高校对全科医生的培养规模和力度，使学生的知识储备和技能与基层岗位的要求相匹配，还要鼓励他们到社区医疗机构就业。同时要提高全科医生的待遇并增加职称名额，以激励医学专业学生下基层。另一方面，开展基层在岗医生转岗培训，或者鼓励学历低的医生参加成人高考，提高学历水平和专业技能。市卫计委也可以邀请名医到社区培训全科医生，招聘居住在本社区的退休医生，发挥余热为民服务。

（二）强化居民对社区卫生服务的信任

中国人长期养成的"没病不找医生、生病就找好医生"的就医习惯，其实是对"人命关天"的敬畏，如果这个习惯不改变，过不了理性就医取向这道"关"，社区首诊、分级诊疗制度就很难实现。

打铁还需自身硬，只要社区医疗机构真正能服务好社区居民，成为居民的健康守护者和理性就医的指导者，成为居民可以信赖的医生，那么居民自然会就近就诊、理性就医，"看病难、看病贵"问题就会随之解决，社区首诊、分级诊疗就会自然实现①。

当然，要想得到社区居民的信任，除了努力提高社区医疗机构的医疗水平外，还需要做到以下几点。首先，宣传到位，加大宣传力度，通过多种形式宣传报道社区首诊成功案例，提高社区首诊、分级诊疗的知名度，同时提

---

① 王东进：《分级诊疗须闯过五道关》，《中国医疗保险》2016年第10期。

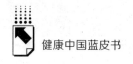

升社区医疗机构的美誉度。其次，社区签约医生要改善服务态度，让签约居民感受到温暖和关怀。能做到这些，社区居民必然认可社区首诊制、信任社区医生。

（三）政府应完善相关的制度政策

一是要明确各级医院的职责，做好疾病分类，这样社区首诊、双向转诊、分级诊疗才能顺利实施。二是扩大覆盖范围，实现居民全覆盖，这样签约对象才可以增加，使更多的居民加入到社区首诊中。应把社区医疗机构与大医院的医保报销差距拉大到足够吸引人的位置，也可以借鉴西方国家的一些经验，必要时强制实施社区首诊模式，或者规定不经过社区首诊或转诊直接去大医院看病的不予报销。三是要逐步增加社区的基本药物种类，尤其是慢性病的药物种类。杜绝因在社区医疗机构买不到药而不得不去大医院的问题。四是完善医养护一体化签约数量、质量考核机制，建立健全"家庭医生"的管理机构。逐步探索建立专司"家庭医生"工作研究、管理、服务的机构。特别是在人才培养、人才管理、收入分配、职称评定、绩效考核等方面要精准施策、综合治理，形成强大的政策合力和"磁场"，把大量优秀医生"吸引"到基层，扭转社区卫生服务机构优秀医生难聘、来了也留不住和无用武之地的局面①。

参考文献

陈美婷、梅文华：《我国社区首诊制发展现状及居民社区首诊影响因素分析》，《医学与社会》2016 第 4 期。

韩露：《分级诊疗，先行者做了什么》，《健康报》2014 年 7 月 29 日。

李再强、林枫：《国外社区首诊制度简介》，《中国卫生经济》2006 年第 2 期。

刘梦洁、吴美珍：《杭州社区全科医生的现状分析与发展对策研究——以余杭区为

---

① 王东进：《分级诊疗须闯过五关》，《中国医疗保险》2016 年第 10 期。

例》,《全国商情》2014 年第 28 期。

刘也良、詹雅:《签约:杭州家庭医生的"主打戏"》,《健康报》2014 年 9 月 26 日。

潘美、徐怀伏:《国外社区"首诊制"分析及对我国的启示》,《中国药业》2010 年第 14 期。

宋宿杭、何莉:《我国城市社区首诊制度研究综述》,《中国卫生经济》2017 年第 1 期。

滕建荣、周智林、周华、崔威武:《创建医养护一体化智慧医疗服务模式》,《中国医疗管理科学》2015 年第 1 期。

王东进:《分级诊疗须闯过五道关》,《中国医疗保险》2016 年第 10 期。

余敏、詹雅:《打造健康杭州新民片》,《杭州日报》2015 年 12 月 24 日。

余小吉、钟晓敏:《我国社区卫生服务发展研究——以杭州市社区为例》,浙江财经学院硕士论文,2012。

B.8
厦门分级诊疗制度实施报告

杨叔禹　姜　杰　洪丰颖*

摘　要： 厦门市分级诊疗制度经历了医院－社区一体化、"上下共管－结对子"、"三师共管、上下联动"、建立"家庭医生团队签约"服务模式、逐步推行"其他慢性病、一般常见病和多发病"的基层首诊五个实施阶段，采取了制度改革与机制完善并重、强基层与突出特色并举等策略与路径选择，实现了从"关注疾病"到"关注健康"的转变。由此，群众"看病难、看病贵"问题明显缓解，基层首诊制度基本建立，探索了全民健康管理新模式，对城市公立医院改革形成倒逼效应，"三师共管"理念在其他病种中继续延伸，全面提升了整体医疗技术水平，医务人员从业价值感不断提升，群众对医改的信心不断增强。厦门经验主要在于坚持柔性引导、循序渐进，坚持急慢分治、慢病先行，坚持上下一体、医防融合，坚持支点撬动、系统改革。

关键词： 健康管理　分级诊疗　医疗服务模式

一　引言

厦门市位于台湾海峡西岸中部、闽南金三角的中心，现辖思明、湖里、

* 杨叔禹，厦门市卫生和计划生育委员会主任；姜杰，厦门大学附属第一医院院长；洪丰颖，厦门市卫生和计划生育委员会副主任。

集美、海沧、同安和翔安6个区。2016年，全市常住人口392万人，户籍人口220.55万人，户籍人口中，城镇人口186.88万人，思明、湖里两区合计105.30万人，占56.3%。户籍人口中，男性人口和女性人口分别为109.21万人和111.34万人，性别比为98.1（女性为100）。全市共有各级各类医疗卫生机构1578个，其中医院47家、社区卫生服务中心25个、卫生院13个、门诊部230个、妇幼保健机构7个、疾控预防控制中心7个、专科防治院1个、疗养院1个。专业卫生技术人员2.75万人，其中执业医师10405人，执业助理医师714人，注册护士11975人。医疗机构实有床位14939张，其中医院13694张，疗养院163张，卫生服务中心、卫生院307张，公共卫生机构775张。全市人口平均期望寿命80.45岁，其中男性77.89岁，女性83.27岁。2016年，厦门市地区生产总值（GDP）3784.25亿元，实现公共财政预算总收入1083.34亿元，财政支出758.64亿元，医疗卫生与计划生育支出49.75亿元，增长19.4%[①]。

厦门市属于人口快速流入型城市，岛内外人口密度差距大，位于厦门岛内的思明、湖里两区城镇人口占厦门市城镇人口总数的近60%，集中了大多数医疗卫生资源。城市三级医院人满为患已成为医疗服务的一大突出问题。为优化配置与合理利用现有医疗卫生资源，有效缓解群众"看病难、看病贵"问题，厦门市引导优质医疗资源向基层下沉，积极探索建立分级诊疗制度，推动公立医院改革。厦门市从医院"放得下"、基层"愿意接、接得住"、群众"乐意去、留得住"三大瓶颈问题入手，坚持"慢病先分、两病起步"的策略，以"三师共管"（"三师"是指医院专科医师、基层家庭医师和健康管理师）的模式加强上下联动、双向转诊和"医防融合"，改革取得阶段性成效——大医院以接诊慢病为主的普通门诊量趋于下降，接诊压力得到明显缓解。

厦门市通过柔性引导、差别化配套机制，从糖尿病、高血压病做起，已带动了心脑血管疾病、慢性阻塞性肺病、代谢综合征、慢性胃肠病、骨质疏松、骨关节病、痛风及肿瘤康复等多种慢性病、常见病、多发病在基层就诊，

---

① 厦门统计局：《厦门市2016年国民经济和社会发展统计公报》。

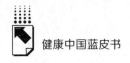

基层诊疗服务量提升了43.67%；看病更为方便，老百姓就医负担、医保费用均减少；治疗效果也更有保障。群众在基层就诊体验进一步改善，满意度大幅提升。分级诊疗改革同时有力地撬动了公立医院改革深入推进：在医疗服务价格调整基础上进一步完善了财政对公立医院的补偿机制；基层在不改变原有体制前提下，进行了激励机制的创新性改革；同时推进了针对医院管理体制、薪酬制度、医保结算和支付制度以及医师多点执业等的多项改革。

二 厦门市分级诊疗制度的实施

（一）厦门市分级诊疗制度的实施阶段

1. 初步试点医院－社区一体化管理模式

早在2012年年初，厦门市以高血压、糖尿病两个患病率最高的慢性病为试点，推行医院－社区一体化管理模式，即由医院接管社区医疗卫生服务机构，并将医院确诊后、病情稳定的慢性病患者引导到基层就诊并进行日常管理。试点初期，由于患者对基层医疗机构不信任、基层医疗机构配套不健全，一些患者转到基层医疗机构后又返回大医院找专科医生就医；而医院专科医生也担心患者流失，不愿意将患者引导到基层医疗机构，因此并未取得很好的分流效果。

2. 尝试开展"上下共管－结对子"服务模式

2013年，厦门市为了解决"患者不愿去基层"和"专科医生不愿放"问题，采取了"上下共管"模式，即由大医院的专科医师与基层医疗机构全科医师结对子，共同对慢性病患者进行全程服务管理，并对大医院的医生下基层提出鼓励措施。这一举措得到医患双方的支持，取得了不错的分流效果。然而，随着服务对象的逐渐增多，仅仅依靠专科医师和全科医师越来越不能满足患者需求，于是厦门市考虑在患者和医生之间增设一名健康管理师作为纽带。

3. 探索形成"三师共管、上下联动"服务模式

2014年，厦门在医院－社区一体化管理和上下共管－结对子基础上，开始探索"三师共管、上下联动"模式，即由 1 名三级医院的专科医师、1 名社区卫生服务中心的全科医师和 1 名经培训认证的健康管理师组成团队，为糖尿病、高血压患者提供定制化、全程性、连续性诊疗和干预等综合性管理服务，让大部分慢病患者在基层解决看病问题。为此，厦门先后创设了"糖尿病病友全程保健网"（简称"糖友网"）和"高血压病友全程保健网"（简称"岛友网"），由"三师组合"对入网的糖友和高友进行全程管理，形成了"三师两网"服务架构。"三师共管、上下联动"服务模式的创新，初步解决了医院专科医师和慢性病患者的顾虑，初步达到了医院"舍得放"、病人"乐意去"的效果。

4. 建立"家庭医生团队签约"服务模式

2015 年起，厦门市各区全面开展慢性病分级诊疗试点改革，开始在基层医疗卫生机构进行家庭医生签约服务试点，建立和完善基层医疗机构首诊责任制，鼓励基层医疗机构、"三师"团队与辖区居民实行家庭医师签约服务，结合"三师共管"模式，让"三师"与签约家庭建立起一种长期、稳定、互信的契约服务关系，使社区医师真正成为群众的健康守门人。

5. 逐步推行"其他慢性病、一般常见病和多发病"的基层首诊

从 2016 年开始，厦门在高血压、糖尿病分级诊疗基础上，逐步将分级诊疗改革拓展至其他慢性病，并与全市建立的一般常见病、多发病分级诊疗制度工作相衔接，逐步达到首诊在社区的目标，形成科学、合理、高效、有序的慢性病诊疗与健康管理相结合的服务体系。

（二）厦门市分级诊疗制度的改革策略与路径选择[①]

1. 建立慢病先行、三师共管的分级诊疗模式

在大医院补偿机制尚未健全、基层服务能力有限、群众的就医习惯尚需

---

① 杨叔禹、陈粮：《用分级诊疗撬动公立医院改革：慢病先行三师共管分级诊疗改革让群众得实惠——厦门市推进分级诊疗改革探索之路》，《现代医院管理》2016年第4期，第2～6页；王虎峰：《用分级诊疗统筹医改实现强基层促健康可持续——厦门市分级诊疗跟踪调研报告》，《现代医院管理》2016年第4期，第13～14页；李玲：《以健康管理推动分级诊疗——厦门市医改调研报告》，《现代医院管理》2016年第4期，第16页。

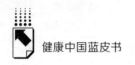

引导的现行体制下，厦门市选择柔性引导、循序渐进的改革策略，不搞"一刀切"去硬性分流病人，而是采取"慢病先行，三师共管"的办法，推动优质医疗资源和患者向基层"双下沉"，实现真正的"医防融合"。

一方面，采取慢病先行。厦门市以慢性病为突破口，带动其他一般常见病、多发病等普通疾病"下沉"社区，既有效分流三级医院普通门诊患者，又使基层诊治水平和能力得到锻炼、提升，进一步增强了病人对基层医疗服务的信任感，同时改变了慢病患者"出了医院无人管"的情况，解决了后续治疗和健康管理不规范等问题，有效延缓和减少慢病并发症、合并症发生，节省大量医疗费用。

另一方面，实行三师共管，即由大医院专科医师、基层家庭医师和健康管理师共同组成的"三师共管"团队服务模式。专科医师负责明确诊断与治疗方案，并带教、指导基层的全科医师；全科医师负责落实、执行治疗方案，进行病情日常监测和双向转诊；健康管理师则侧重于健康教育和患者的行为干预。"三师共管"不仅形成"医防融合、防治结合"的服务模式，而且"上下联动"较好解决了患者信任度低的问题。

2. 构建分级诊疗制度内在激励与外部支撑机制

此项工作重点要处理好基层"接得住"、医院"舍得放"、患者"愿意去"三个关键环节。

第一，着力提升基层医疗卫生机构技术水平和服务能力，使其"愿意接""接得住"。为此，厦门市健全签约服务收付费机制。签约服务费按120元/人·年标准确定，其中签约居民个人承担20元/人·年，由个人现金或医保健康账户支付；医保基金承担70元/人·年，由基层医疗卫生机构门诊500元社会统筹医疗基金支付；基本公共卫生服务经费承担30元/人·年，从拨付基层医疗卫生机构的基本公共卫生服务经费列支。签约服务费主要用于激励签约服务团队，其中70%由团队长（家庭医生）考核后自主分配，30%由机构统筹用于家庭医生签约相关工作。

为了有效调动基层医疗卫生机构服务积极性，厦门市完善了对基层的财政补助机制、考核机制和绩效激励机制，并将延时服务、"三师共管"分级诊疗和家庭医生签约等列入考核评价指标，通过奖励性增量绩效充分调动基层医务人员积极性。重点考核延时服务、"三师共管"分级诊疗和家庭医生签约等指标，给予奖励增量，充分调动了基层积极性。另外，探索设立"健康管理师"专岗，职数单列。全市基层已有284名国家健康管理师。卫生、计生合并后，专项培训了近千名基层计生管理员参与健康管理。同时建立家庭医生职业保障措施，通过地方立法，颁布《厦门经济特区基层卫生服务条例》，建立基层医疗卫生机构高级职称单列评审体系，增强家庭医生的使命感、归属感。不仅如此，厦门市改革基层医保支付结算方式，由"总控定结"调整为"据实结算"，进一步激发基层开展诊疗服务的主动性。

· 第二，改变大医院过度依靠和追求门诊规模经营的模式，让三级医院"愿意放""放得下"。为此，厦门市首先改革补助考核机制，把原来对三级医院门诊量的定额补助，调整为对大医院实行与分级诊疗绩效挂钩的财政补助机制。同步调整1157项医疗服务价格，在中药品零加成基础上取消医用耗材加价，对技术性劳务合理定价，引导患者就近就医。另外，大力推进远程会诊、院士指导平台、"双主任"聘任制、医学人文建设、争创"领先学科"、JCI认证评审等工作。不仅如此，政府推进家庭医生签约服务，引导医疗资源下沉，岛内两个市辖区以三家三甲综合性医院托管15家社区服务中心，建构"院办院管"紧密型的医联体模式；岛外四个市辖区的23家基层医疗卫生机构在"区办区管"基础上，辅以区域性三级医院的对口帮扶制度，全市两大类医联体并举，建立向下延伸的远程会诊平台、确定对口业务指导和技术支持、明晰双向转诊机制、完善多病种慢病中心和专病中心培训带教制度，重点提升基层服务能力与水平。

第三，构建便捷、连续、实惠、有效的诊疗服务链和健康管理体系，让患者"愿意去""留得住"。一方面，政府允许基层使用国家基药目录和基本医保药物目录中的常见病、慢性病药品，增加一次性处方用量，最高可达4~8周量。另一方面，运用价格和医保支付杠杆加以引导，实行差别化价格和医保报销政策。例如，在三级医院门诊就诊个人自付比例为30%，在基层就诊个人只需自付7%。对在基层医疗机构就诊的参保对象实行500元医保优惠政策，即基层就诊时发生的国家基本药物的药品费、一般诊疗费和常规医疗检查项目费用，每人每年不超过500元的部分由社会统筹医疗基金直接支付，以此吸引居民优先选择基层就诊。同时，健全基层诊疗规范，推进"医养护一体化"工程。政府制定了多系统、以十大类核心病种为主的基层病种目录，明确临床路径和转诊标准，使基层诊疗工作质量可控、安全规范，要求家庭医生签约服务与"医养护一体化"有效结合起来，让家庭医生走进百姓家，全心全意服务好普通病患。此外还出台相关扶持鼓励政策，在全市30%的养老服务机构内设医疗机构，护理型床位占养老机构总床位的42%，医养结合建立接续性医养护关照体系。另外，依托覆盖全市的"市民健康信息系统""区域卫生信息平台"助力分级诊疗。引入远程会诊系统、可穿戴设备、手机APP等智能服务，方便患者就诊、转诊、自我监测，提高健康管理效率。

3. 以强基层为核心抓手，全面推进基层医疗卫生机构综合改革

早在2011年，厦门市就率先将岛内社区医疗服务中心和公卫中心合并，回归社区卫生服务中心"六位一体"功能，并实施基层医疗卫生机构管理体制、人事制度、分配制度、激励机制和财政补偿制度等综合改革，实现人财物管理的独立，初步建立维护公益性、调动积极性、保障可持续性的基层医疗卫生机构运行新机制。改革后，厦门市基层医疗卫生机构服务能力显著增强，诊疗量占全市公立医疗机构门诊总量的25.5%。

一是加强机构建设。政府财政投入2亿多元实施基层医疗卫生机构提升改造和设备配置工程。全市按每所200平方米标准完成全市280所村卫生室标准化建设，2013年又将符合条件的143家村卫生所纳入医保服务范围，极大方便农村居民在家门口就近就地使用社保卡就医购药。2015年，厦门市发改委等部门对标国内先进地区，制定出台了《厦门市基层医疗卫生机构标准化建设指导意见》，为基层医疗卫生机构发展留出空间[1]。

---

① 林民强、李跃平：《厦门市城市社区卫生服务中心硬资源建设研究》，《中国卫生标准管理》2016年第13期。

二是加强机制建设。政府办基层医疗卫生机构实行定编、定岗、定人，确保人员的相对稳定并建立绩效考核和"多劳多得，优绩优酬"的分配激励机制。出台《关于改革完善市属医院所管理社区卫生服务中心收入分配机制的通知》，对社区卫生服务中心等基层医疗卫生机构实行考核结果与收入分配挂钩的政策，极大调动基层医疗卫生机构工作积极性。

三是建立大医院和基层医疗卫生机构分工协作机制。岛内社区卫生服务中心与三家三甲医院建立紧密型协作机制，采取"院办院管"方式，由大医院设置社区部专门负责，较好地实现了资源纵向流动、服务上下联动，促进社区首诊、分级医疗、双向转诊。岛外四个行政区建立三级医院与基层医疗卫生机构对口帮扶机制，采取人员下派、业务指导等多种帮扶措施。

四是搭建经验分享、工作交流平台，促进基层医务人员能力与水平的提升。定期举办全科医师分享会、健康管理师的经验分享沙龙活动，通过"传、帮、带"，营造相互学习、积极分享、"比、学、赶、超"的工作和学习氛围，全面带动基层医务人员的服务能力和业务水平的提升，取得了很好的示范效果①。

4. 以分级诊疗改革带动公立医院改革稳步推进

公立医院是分级诊疗制度得以实施的有效保证，按照"上下联动，内增活力，外加推力"的原则和"四个分开"的要求，厦门市稳步推进公立医院改革试点工作。

一是在全国率先实施医药分开。自2011年7月1日起，全市的市、区属公立医院药品加成率由15%降至10%，自2013年3月1日起，政府又按照财政补偿10%、医疗服务价格调整承担82%、医院自行消化8%的原则，使全市公立医院全面取消药品加成（中药饮片加成除外）。

二是推进医疗服务价格调整。自2015年以来，厦门市按照"总量控制、结构调整、有升有降、逐步到位"的思路，以"重技术、重劳务、轻设备"为导向，全面开展医疗服务价格调整工作，自2015年7月15日起，全市对1157项医疗服务价格项目进行调整，具体可以归纳为"两降两升"四个板

---

① 林民强：《我国社区卫生服务人员继续医学教育现状及对策》，《社区医学杂志》2015年第1期。

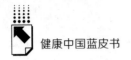

块："两降"体现在耗材降价、实行耗材零差率以及降低部分大型医疗设备检查治疗价格；"两升"体现在调高部分使用耗材较多的手术类价格以及调高部分体现技术能力的诊察费价格方面。

三是完善公立医院财政补偿机制。加大对医院基本建设投入，市财政对公立医院基本建设补助由原来的1/3调整为全额财政补助。通过优化对工作量补助、设备更新补助、学科建设和科研补助等方式引导分级诊疗，提升医疗水平，加大对公立医院财政补偿力度。2014年，市财政局安排市属公立医院财政总补助为8.55亿元（含离退休经费1.17亿元），占市属公立医院医疗收入的比重为14.55%，在全国补助比例较高（全国平均在8%左右）。同时，进一步优化财政补偿机制。市财政局、卫计委联合出台《关于公立医疗机构实行差别化财政补偿政策有关问题的通知》，明确以公益性为目标，根据不同等级公立医疗机构的功能和职责确定其设备、人员、公共卫生服务经费的配置和补助标准。

四是提升公立医院管理和服务水平。厦门市第一医院2015年高分通过国际学术医学中心JCI评审，成为福建省首家通过JCI认证的医院。为此，第一医院严格控制医药费用增长，市公立医疗机构平均门诊费用和住院费用均控制在国家、省要求的增长幅度以内。

不仅如此，厦门市全面开展便民惠民举措，全市已有70%的医院开展全预约诊疗、90%的医院设置自助服务系统、30%的医院实行病人床边结算、40%的医院设立了住院服务中心、90%的医院推行优质护理服务，各医院对大型设备检查实行"人休机不休"等措施，减少患者等待时间。通过开展临床路径管理试点、慢性病（糖尿病、高血压）一体化管理、日间手术等措施减少平均住院天数，自2010年以来每年平均减少1天平均住院天数，2015年厦门市公立医院平均住院天数为9天。

五是建立协调高效的公立医院管理体制。厦门市创新公立医院编制管理方式，明确按编制标准核定各公立医院人员数，并将其作为各公立医院补充工作人员的限额，实行备案制管理，同时以单位岗位设置作为主要依据，推动公立医院管理委员会实质性投入运作。例如，在新设立的海沧医院、儿童医院等公立医院实行试点，不再确定行政级别，建立以理事会为核心的公立医院法人治理结构。另外，厦门市结合实际情况，初步制定《厦门市市属公立医院院长目标年薪制管理办法（试行）》，明确院长目标年薪由财政全额承担，纳入财政年初预算，院长除按规定领取薪酬外，不再参与医院内部的分配，扎实推进公立医院院长目标年薪制改革，确保分级诊疗制度的顺利实施。

六是多措并举提升医疗技术水平。为实现从人民群众"病有所医"向"病有良医"跨越，厦门市以重点学科（专科）建设为引领，以市校合作为重要抓手，拓展医学人才引进与培养机制。首先，积极开展战略性市校合作。2014 年，厦门市与复旦大学合作建设的"复旦大学附属中山医院厦门医院"项目正式落地，并于 2017 年投入运营。由复旦大学附属儿科医院全面托管的厦门市儿童医院于 2014 年 6 月 1 日正式开诊。推动翔安医院成为厦门大学直属附属医院，加强厦门大学与复旦大学合作，提升厦门大学医学院整体实力。推动厦门医学高等专科学校专升本，建成厦门医学院集美校区，并依托厦门医学院开展对全市乡村医生的定向培训。

其次，加大高层次医疗人才引进力度。制定《厦门市高层次卫生人才引进培养暂行办法》及《实施细则》，将卫生人才列入厦门市"海纳百川"人才计划，自 2009 年以来，厦门市共引进卫生高级人才 135 人。推广"双主任制"高层次医学人才柔性引进模式。创设"厦门医学院士指导平台（中心）"，一批中科院院士、工程院院士和澳大利亚、新加坡医学院院士受聘担任厦门市医学院士中心首批特聘导师。

再次，推进医学重点学科建设。加大财政对国家级、省级临床重点专科建设扶持力度，扶持部分条件成熟的市医学中心和重点专科向专科医院发展，全市已有 7 个"卫生部临床重点专科"、6 个国家中医药管理局中医重点专科、1 个国家级传染病研究基地、3 个国家级博士后科研工作站、14 个省级医学/中医重点专科。推动市级医学领先学科建设，第一医院糖尿病及内分泌病中心与肿瘤中心、中山医院消化内科和肝胆外科、中医院肛肠科成为首批市医学领先学科建设项目。实行"院内院"管理制度创新，第一医院和中山医院设立第一医院肿瘤医院、中山医院消化病医院和中山医院肝胆医院 3 家专科医院。

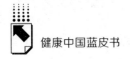

最后，加快医院专业人才队伍建设。全面实施住院医师规范化培训制度，全市二级以上综合性医院与专科医院（含民营医院）所有的临床医学、影像、麻醉、口腔等专业医师，均需参加住院医师规范化培训。出台《厦门市医师多点执业管理办法（试行）》，鼓励医师多点执业，全市已有103名医师注册开展多点执业。

5. 社会资本办医形成厦门特色，营造良性竞争氛围

按照"积极鼓励、规范引导、公平竞争、做优做强"的要求和"管得住、放得开、站得高"的原则，通过规划引导、政策扶持、加大招商等措施，厦门市积极鼓励社会资本办医。截至2014年，全市社会资本举办医疗机构727家，占全市医疗机构总数的56.8%；开放床位占全市的18.1%；门诊量占全市的26.8%；出院人数占全市的20.6%。初步建立起多种所有制并存的多元办医格局。

一是加大财政扶持力度。2011年，厦门市即出台了《关于进一步鼓励和引导社会资本举办医疗机构的实施意见》，2015年，市财政局、卫计委联合出台《关于扶持社会资本举办医疗机构有关财政政策问题的通知》，明确参照市公立医院补助标准，对社会资本举办医疗机构的新增床位、出院人次、国家临床重点专科、获得等级资质认证和购买服务等方面给予补助或贷款贴息支持，与公立医院形成优势互补，受到社会办医疗机构的高度认可。

二是加强社会办医规划引领。明确社会资本办医功能定位，优先支持社会资本在厦门市举办非营利性医疗机构，引导营利性医疗机构走高端化、多样化和差别化的发展道路，进一步提出鼓励社会资本向紧缺医疗资源方向的流动。对《厦门市医疗机构设置规划》进行修订，为社会办医疗机构预留床位发展空间。探讨在岛外翔安等地规划建设医疗园区，以实现医疗产业集聚发展。

三是开展对口帮扶，着力解决民办医疗机构人才短缺问题。厦门市积极推动公立医院与民营医院开展多种形式合作，建立互利共赢机制。如厦门大学附属第一医院与长庚医院、厦门大学附属中山医院与厦门莲花医院开展对口帮扶，让厦门市知名专家定期到民营医院坐诊，为其提供人才支持；厦门大学附属眼科中心旗下的新开元医院，建成后将整体委托第一医院管理，以提升其运营管理水平。

四是推进重大社会办医项目建设和招商。为了鼓励社会办医，厦门市重点引进五缘弘爱医院（1380 床）、新开元医院（1000 床）等重大社会办医项目，落实齐安中医院项目用地，加快推进中山医院湖里分院旧址、集美新城医院、翔安医疗园区的招商工作。同时，建立大医院和基层医疗卫生机构分工协作机制。岛内社区卫生服务中心与三家三甲医院建立紧密型协作机制，采取"院办院管"方式，由大医院设置社区部专门负责，较好地实现了资源纵向流动、服务上下联动，促进了社区首诊、分级医疗、双向转诊。岛外集美、海沧、同安和翔安四个区建立了三级医院与基层医疗卫生机构对口帮扶机制，采取人员下派、业务指导等多种帮扶措施。

6. 以"三师共管"家庭医生签约服务，实现从"关注疾病"到"关注健康"转变

第一，凸显团队服务优势。"三师共管"家庭签约是典型的团队式服务组合，这个团队是医务人员"人的组合"，有别于医联体式的机构间组合，更为贴近管理要素，签约对象的信任度更高，履行签约协议的可操作性也更强。

第二，打破体系界限与层级壁垒。"三师共管"打破了不同层级医疗机构的服务界限，上下真正实现信息共享、互联互通、业务协同，更好地整合了服务资源。"三师"个人背后的机构资源，则为家庭签约服务提供强大的技术支撑和实施保障。

第三，慢病分级诊疗基础扎实。厦门市"慢病先行、两病探路、三师共管"的分级诊疗改革，为家庭签约服务的开展奠定了扎实的工作基础。由两病（高血压、糖尿病）患者家庭先行签约的策略，在试点工作中彰显了效果：一是关注到高危人群，有的放矢，签约针对性强；二是有"岛友网""糖友网"基础，签约依从性好，工作推进顺利；三是口碑在先，服务靠前，群众信任度高。

第四，团队组合灵活，适应性强。"三师共管"在针对慢病患者时原则上"三师"固定，在家庭签约服务中，家庭成员疾病类别不同，健康需求各异，三师团队中专科医师的选配则呈现更为灵活的组合方式，签约对象的自主选择权大，通过服务满意度的定期评价，辅以团队绩效考核，引入激

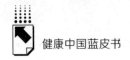

励、约束机制，建立真正意义上的"健康守门人"制度。

第五，医防融合，关注健康。厦门市成立了市级慢病防治中心，通过分级诊疗改革将慢性病、常见病、多发病的诊疗与健康管理引导到基层，各专病防治中心制定了切合实际的疾病诊疗临床路径和转诊标准，家庭医生与健康管理师队伍深入签约家庭，通过病情监测、指标筛查、定期随访、营养与膳食指导、生活方式干预等健康管理手段，守护健康，成为新时期的"赤脚医生"。"三师共管"将"防"与"治"有机结合，使医院与社区、疾控中心三方联动，将慢病防控与深化医改纵横结合，有效构建了上下一体的服务机制和模式，切实提高了基层诊疗技术和服务能力，巩固了慢病防控成效。

三　厦门市分级诊疗的初步成效

（一）群众"看病难、看病贵"问题明显缓解

患者在基层就诊均次费用较三级医院可节省近35%。群众在基层就诊更为方便，按照唐国宝等人的调研，厦门市医疗服务满意率高达91.3%，医院门诊压力明显缓解。他们对本市3家主要三甲医院的抽样调查显示，2015年以慢病为主的普通门诊量（不含外埠病人）平均下降6.02%，高血压、糖尿病普通门诊量下降了22.03%；而基层诊疗服务量提升43.67%。厦门大学附属第一医院通过"分级诊疗，慢病先行，上下联动，三师共管"，内分泌糖尿病科糖尿病患者门诊量显著下降，2015年比2014年下降66.27%；高血压患者门诊量同比下降48.4%；所属6家社区卫生服务中心门诊量明显上升；糖尿病与高血压控制率明显提升①。

（二）基层首诊制度基本建立

根据对2.5万例患者就诊跟踪的统计分析，糖尿病患者在基层的就诊率

---

① 唐国宝、林民强、李卫华：《分级诊疗"厦门模式"的探索与评价》，《中国全科医学》2016年第22期。

从 40.7% 上升到 78.1%，高血压患者从 72.6% 提高到 95.7%，并带动了其他相关疾病或并发症患者"下沉"基层。以糖尿病为例，入网强化管理病人健康干预效果评价的抽样调查显示：入网前后空腹血糖控制率从 13.4% 提高到 57.4%，糖化血红蛋白控制率从 17.3% 提高到 64.8%。病人病情控制情况良好，对基层诊疗信任感明显增强，有获得感。

（三）全科医生签约的规范化管理服务探索了全民健康管理新模式

对多个社区效果追踪调查显示，经过 6 个月的强化管理干预，慢病患者的指标监测、遵医嘱服药、自我护理、早期症状识别等能力都有明显提升，有效降低了并发症发生率。

（四）对城市公立医院改革形成倒逼效应

一般常见病、多发病、慢性病患者向基层大幅度分流，促使公立大医院回归自身功能定位，"倒逼"公立医院综合改革深入推进，进一步加强优势学科建设，加快转型。

（五）"三师共管"理念在其他病种中继续延伸

分级诊疗改革坚持"慢病先行，两病探路"取得了阶段性成效，在前期工作基础上，厦门市以两病分级诊疗、三师共管为模式，将分级诊疗进一步拓展至其他的常见病、慢性病和多发病，并将"三师共管"的管理理念在其他病种中继续延伸。通过家庭签约，促进"医防融合"，将诊疗服务、健康管理从病人进一步延伸至亚健康人群和健康人群。设立全市慢病综合防治中心，并在全市三级医院遴选"专病防治中心"基层医疗卫生机构规范诊疗和健康管理，提升医疗服务质量和诊疗水平，逐步带动冠心病、精神与心理疾病、肺癌、慢性胃肠病、COPD、脂肪肝、慢性妇科炎症等其他常见病、多发病、慢性病的基层首诊和分级诊疗。

（六）全面提升整体的医疗技术水平

积极引导大医院"转型""减肥""长高"。通过大力推进远程会诊、开设院士指导平台、"双主任"聘任制、医学人文建设、争创"领先学科"、JCI 认证评审、院中院建设等工作，促使三级医院回归自身功能定位。例如，厦门大学附属第一医院在 2015 年成为福建省首家通过 JCI 学术医学中心论证的医院；在国家卫计委委托《健康报》开展的"2015 年改革医疗服务创新亮点评选活动"中，荣获"改革服务创新医院"；2016 年通过 HIMSS EMRAM 六级评审，发展模式已由规模型朝着精细化、专业化、高品质的方向转型和提升。从普通门诊中解放出来的医务人员更多地投入到疑难重症病例的救治中。2015 年厦门市三级医院在体现水平和效率的年手术及操作人次、外科手术人次、重症病人收治比例等指标明显优化，平均住院日缩短到 9 天以下，床位使用率控制在 95% ~ 100%。实施全时、全科、全程、多渠道、精确到分的预约，并通过流程再造，实现错峰就诊，最大限度减少病人等候时间，平均每个环节的等待时间从 40 分钟下降至 10 分钟以内。

（七）医务人员从业价值感不断提升，群众对医改的信心不断增强

厦门市创设人文病区，倡导做有人情味医者，改善医患关系，带动服务品质和流程的改进，连续 2 年，通过第三方满意度评价得知，员工的满意度逐年提升。委托国内权威调查机构开展的满意度调查显示：2015 年厦门市医疗服务的总体满意度得分为 85.2 分，比 2014 年提高 8.9 分，90% 的医院表现优秀。在评估的 21 家医院中，90% 的医院得分高于 80 分，全市医疗卫生服务满意度呈现整体跃升的良性局面。另据中国社会科学院 2015 年《公共服务蓝皮书》显示，厦门医疗卫生满意度在全国 38 个城市中排名第四。

四　厦门市分级诊疗的经验及借鉴意义

（一）坚持柔性引导、循序渐进

厦门市的改革没有用行政命令搞"强制转诊"，而是坚持以患者利益为导向，充分发挥部门政策协同作用，通过让慢性病患者得到连续性、规范化

的诊疗和系统化的健康管理，吸引患者自愿加入分级诊疗，让医院真正放得下、基层真正愿意接、老百姓真正得实惠，得到各方的一致认可和欢迎。厦门市通过柔性引导的方式，鼓励慢性病病人大部分就近在基层社区的医疗卫生机构解决诊疗、健康管理等问题。这一做法和观点已纳入 2015 年 9 月 8 日国务院办公厅发布的《关于推进分级诊疗制度建设的指导意见》中。

（二）坚持急慢分治、慢病先行

以慢性病作为突破口，抓住了矛盾的主要方面，慢病管好了，老百姓得到更好的关照，并发症、合并症的医保费用会大为节省，有助于"健康中国"战略的实施。这一改革策略得到国家认可，并写入国务院办公厅发布的《关于推进分级诊疗制度建设的指导意见》中。

（三）坚持上下一体、医防融合

"三师共管"将"防"与"治"有机结合，将医院与社区、疾控中心三方联动，将慢病防控与深化医改纵横结合，有效构建了上下一体的服务机制和模式，在推进分级诊疗改革的同时，也抓住了提高基层医疗卫生机构诊疗技术和服务能力这个重中之重，有力地增强了慢病防控成效。

（四）坚持支点撬动、系统改革

分级诊疗是医改系统工程的一个关键。通过分流公立大医院门诊量，消除其服务规模的垄断优势，是釜底抽薪之举。厦门市以分级诊疗这一支点倒逼和撬动公立医院的人事制度、薪酬绩效、功能定位以及医师多点执业等改革的推进，让公立医院从"走量"转变为"求精"。

五　厦门市分级诊疗制度的发展

展望未来，厦门市将重点在以下方面继续深化综合医改。

一是以慢病全面带动常见病、多发病在基层的首诊，将"三师共管"

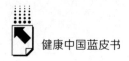

分级诊疗的工作模式，与家庭医师签约服务相结合，延伸覆盖到高危人群、重点人群、亚健康和健康人群；并与长期护理、康复、养老等相结合，形成"防、治、康"一体化、全方位、全周期的健康照护服务体系。

二是以防治结合、医防融合为主要抓手，进一步完善慢病防治中心建设，联合医疗机构与疾控机构，促进基层卫生与计生管理的融合互补，鼓励社会办医积极参与公共卫生、健康管理和分级诊疗改革等工作，建立第三方质量监控与考核评价体系，探索防治结合的长效机制。

三是调导向、创机制、配政策。进一步完善"三医联动"的政策支持保障机制，系统研究和深化调整医保、财政、价格、人事、绩效激励考核机制等相关政策，以慢病病种 DRGs（病例诊断组合工具）为突破口，探索建立集绩效管理和控制费用、规范诊疗行为为一体的健康"守门人"机制。促进大医院功能回归，促进基层医疗机构医疗服务能力进一步提升，提高患者对基层诊疗的信任度和满意度，使以基层医疗服务为主体的健康管理拥有可持续保障机制。

参考文献

李玲：《以健康管理推动分级诊疗——厦门市医改调研报告》，《现代医院管理》2016 年第 4 期。

林民强、李跃平：《厦门市城市社区卫生服务中心硬资源建设研究》，《中国卫生标准管理》2016 年第 13 期。

林民强：《我国社区卫生服务人员继续医学教育现状及对策》，《社区医学杂志》2015 年第 1 期。

唐国宝、林民强、李卫华：《分级诊疗"厦门模式"的探索与评价》，《中国全科医学》2016 年第 22 期。

王虎峰：《用分级诊疗统筹医改实现强基层促健康可持续——厦门市分级诊疗跟踪调研报告》，《现代医院管理》2016 年第 4 期。

杨叔禹、陈粮：《用分级诊疗撬动公立医院改革：慢病先行三师共管分级诊疗改革让群众得实惠——厦门市推进分级诊疗改革探索之路》，《现代医院管理》2016 年第 4 期。

B.9
江西省社区首诊制度的实施

——以新建区为例

朱火云*

摘　要：　2017 年江西省将在全省推进"基层首诊、双向转诊、急慢分治、上下联动"的分级诊疗模式。家庭医生签约服务是有效推进分级诊疗制的基础。自 2012 年实施家庭医生签约服务试点以来，南昌市新建区通过广泛宣传、政策引导、绩效激励和财政投入等措施，实现 100% 行政村覆盖率和 82% 签约对象覆盖率，基本形成了具有本地特色的家庭医生签约服务模式，2012 年成为我国卫生和计划生育委员会的乡村医生签约服务重点联系县。与此同时，还存在重视签约数量而忽视签约服务质量，全科医生人才培养滞后，以及过度依赖政治任务等手段强力推动家庭医生签约制度等问题。新建区家庭医生签约服务试点 6 年所取得的丰富经验和存在的问题为江西省推动以社区首诊制为基础的分级诊疗制度提供了重要借鉴和参考。

关键词：　家庭医生　全科医生　分级诊疗

2007 年江西省人民政府办公厅印发了《江西省推进城镇居民基本医疗保险指导意见的通知》（赣府厅发〔2007〕31 号文），明确指出城镇居民基

---

* 朱火云，南昌大学公共管理学院讲师，研究方向：社会保障。

本医疗保险实行社区首诊制和双向转诊制：参保居民就医时应首先在所在街道（社区）的定点社区卫生服务机构诊治（突发病抢救除外），需要转诊时，可由下级医疗机构向上级医疗机构逐级转诊转院；病情相对稳定后，也可转到下级医疗机构继续治疗。该指导意见的颁布实施标志着江西省成为全国当时为数不多的提出社区首诊制和双向转诊制的省份之一，遗憾的是2016年以前并未有实质进展。根据国务院办公厅《关于推进分级诊疗制度建设的指导意见》（国办发〔2015〕70号文）和江西省人民政府办公厅《关于印发2015年全省深化医药卫生体制改革下步工作要点的通知》（赣府厅字〔2015〕90号文）等要求，江西省政府印发了《关于推进分级诊疗制度建设的实施意见》，要求2016年在九江、景德镇、萍乡、宜春、上饶和新余、鹰潭等公立医院综合改革试点城市开展分级诊疗工作，2017年在全省全面推进，2020年每个家庭都拥有1名全科医生，基本建成基层首诊、双向转诊、急慢分治、上下联动的分级诊疗模式。2017年江西省政府再次印发《江西省医疗卫生服务体系规划（2017~2020年）》（赣府厅发〔2017〕5号文），明确了未来四年分级诊疗制度的目标和规划，标志着江西省分级诊疗制度建设进入快车道。

分级诊疗制度是一项综合性的系统工程，要求在医疗卫生体制改革中与各项工作协调推进。其中，家庭医生签约服务制度是保障分级诊疗制度目标顺利实现的重要基础。为此，江西省卫计委于2017年印发了《江西省推进家庭医生签约服务实施意见》，作为推进家庭医生签约服务的政策指南。事实上，按照江西省和南昌市的统一部署，早在2012年南昌市新建区就以家庭医生签约服务为特色，试点探索符合地方经济文化背景的分级诊疗模式。新建区是江西省省会南昌市的市辖区，根据国务院批准于2015年撤县改区。随着南昌市"一江两岸"发展格局的推进和南昌市红谷滩新区的建设，新建已成为南昌市的新城区，全区面积2193.32平方公里，辖18个乡镇、294个行政村，2016年底户籍总人口为69.24万人，其中非农人口为19.20万人，城市化率为27.7%。2016年新建区城乡人均可支配收入分别为30934元和14636元，皆略高于全省的平均水平。自2012年试点以来，新建区较为成功的家庭医生签约服务模式受到江西省政府和中央的高度肯定，先后被评为全国农村中医工作先进县、全国艾滋病综合防控示范县、全国卫生应急综合管理示范县、全国慢性病综合防控示范县、全国公立医院改革重点联系县，2013 年被中国卫生和计划生育委员会授予全国乡村医生签约服务重点联系县，中国最美乡村医生陈凡经也来自新建区①。了解新建区家庭医生签约服务制度的建立背景、具体模式、实施过程，总结其存在的问题并探究其中的原因，对于有效推进江西省乃至全国家庭医生签约服务和分级诊疗制度的顺利实施具有重要的意义。

一　新建区家庭医生签约服务模式的建立背景

社区首诊制是社区居民首先在本人选择的定点社区医疗机构就诊（急诊除外），因病情需要转诊的，由所在社区卫生服务机构为患者办理转诊登记手续的一项制度。其目的是促进卫生资源在城、乡、村三级医疗卫生服务网络之间合理配置，优化医疗资源的使用；同时引导参保人转变就医观念，"小病在社区，大病上医院"，避免资金浪费，减轻个人负担。家庭医生签约制度是实现社区首诊制的重要内容和关键环节，国外实施社区首诊制的国家普遍通过注册或签约的方式确立居民与社区医院和家庭医生的稳定关系。在"看病难、看病贵"问题的压力下，新医改提出公共服务均等化要求，新建区在学习国内外先进经验，并考虑地方社会经济发展水平和医疗卫生环境的基础上，以农村为突破点，通过试点探索建立家庭医生签约服务制度。

（一）"看病难、看病贵"问题的现实压力

"看病难、看病贵"是世界各国普遍面临的难题，在当今中国表现得尤为明显②。2003 年实施新型农村合作医疗以来，我国医疗保险制度的覆盖面

---

① 2015 年，新建县撤县改区，为表述方便，除固有文件名称外，统一使用"新建区"。
② 高和荣：《台湾社区首诊双向转诊制度的运作及其借鉴》，《厦门大学学报》（哲学社会科学版）2015 年第 5 期。

显著提升，到 2015 年全国城乡各类医疗保险参保人数达到 13.34 亿，参保率为 97.2%，基本实现全民参保；医疗卫生投入也逐年增长，2015 年卫生总费用达到 4.1 万亿元，占 GDP 的 6.05%，创历史新高。然而"看病难、看病贵"问题并没有因此而得到很好的解决。据统计，2014 年全国医疗卫生系统承担了 76 亿人次的诊疗量，同时优质资源主要集中在城市、少数大型医疗机构，占全国近 60% 的农村地区人口只占有 20% 的医疗资源。

作为欠发达的中部省份，江西省的"看病难、看病贵"问题显得更为突出。江西省经济发展水平处于全国中下游，人均收入和医疗支付能力相对较低。2015 年，江西省城乡人均可支配收入分别为 26500 元和 11139 元，低于全国平均水平的 31195 元和 11422 元；2014 年，江西省城乡居民人均医疗保健支出分别为 761 元和 525 元，仅略高于西藏地区，排在全国倒数第二位。医疗保健支出水平低是医疗资源短缺和居民就诊率低等多种因素共同作用的结果。例如，2015 年江西省每千人口医疗卫生机构床位数为 4.33 张，远低于全国平均水平的 5.11 张，排在全国 31 个省（直辖市、自治区）的倒数第三位，与西藏相当，而且城乡差异大于其他地区。反映地区人民健康水平的综合指标——预期寿命显示，2010 年江西省平均预期寿命为 74.33 岁，低于全国平均水平的 74.83 岁，仅高于贵州、云南、西藏、甘肃、青海、宁夏、新疆等地区，与江西省经济发展水平极不相称。

（二）新医改的新要求

2008 年，温家宝在政府工作报告中指出，要加快构建以社区为基础的新型城市医疗卫生服务体系，将符合条件的社区卫生服务机构纳入城镇基本医疗保险的定点范围，实行社区首诊制度试点，逐步实现小病不出社区、大病才上医院。2009 年中共中央、国务院印发《关于深化医药卫生体制改革的意见》（中发〔2009〕6 号文）提出五项重点改革，旨在着力解决"看病难、看病贵"问题。首先，健全以社区卫生服务中心和村卫生室为主体的基层医疗卫生服务体系。改革意见中明确了 2009～2011 年的工作重点和目标：完善农村三级医疗卫生服务网络，完善乡镇卫生院、社区卫生服务中心建设标准，三年内实现全国每个行政村都有卫生室；同时加强基层卫生队伍建设，分别为乡镇卫生院、城市社区卫生服务机构和村卫生室培训医疗卫生人员 36 万人次、16 万人次和 137 万人次。其次，促进基本公共卫生服务逐步均等化。改革意见要求健全城乡公共卫生服务体系，逐步缩小城乡居民基本公共卫生服务差距。当前我国基本医疗卫生服务不仅仅是投入不足和水平过低的问题，更主要的挑战是医疗卫生资源配置不合理、卫生服务供给严重不均等，突出表现为城乡差距过大。2010 年城乡每千人医疗卫生机构床位数分别为 5.94 张和 2.60 张，到 2015 年这一数据分别增加至 8.27 和 3.71，绝对差距呈扩大趋势。同时有研究指出，城乡组间泰尔指数对城乡医疗卫生公共服务差距的贡献率超过 80%，是组内差距的 4 倍①。城乡医疗卫生资源悬殊是长期倾向性制度安排的必然结果。2015 年，社区卫生服务中心（站）总收入为 1170 亿元，其中财政补贴收入为 405 亿元，医疗费收入 717 亿元；相应的，村卫生室总收入为 438 亿元，其中财政补贴收入为 0 元，医疗费收入 303 亿元。因此，实现基本公共卫生服务均等化目标，关键在于缩小城乡差距，而重点在于农村医疗卫生服务制度的改革。

（三）中央及地方政策的推动

2012 年，卫生部召开乡村医生座谈会，提出希望江西省根据实际情况进行乡村医生签约服务试点。根据卫生部的指示精神，为进一步探索新的农村医疗卫生服务模式，充分发挥乡村医生和村卫生室的"网底"作用，逐步建立农村地区乡村医生签约服务模式，2012 年江西省卫生厅制定了《江西省乡村医生签约服务试点实施意见》（赣卫农卫字〔2012〕23 号文），明确了乡村医生签约服务制度的指导思想、基本原则、服务内容、签约模式、保障机制等内容，提出选择有代表性的地区进行乡村医生签约服务试点，力争到 2012 年全省有 20% 的行政村卫生室展开乡村医生签约服务试点工作。

---

① 和立道：《医疗卫生基本公共服务的城乡差距及均等化路径》，《财经科学》2011 年第 12 期。

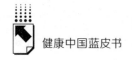

为此，南昌市卫生局选择所辖的新建区和湾里区作为试点区，并印发了《南昌市卫生局关于在新建县、湾里区开展乡村医生签约服务试点工作的通知》（赣卫基卫字〔2012〕43号文）。根据中央及省市的文件精神，新建区于2012年开启了家庭医生签约服务制度探索之路。

二 新建区家庭医生签约服务的实施现状

2012年7月10日，新建区卫生局发布了《新建县乡村医生签约服务实施方案（试行）》的通知（新卫字〔2012〕85号文）和《新建县城镇社区居民家庭医生签约式服务工作实施方案》（新卫字〔2012〕101号文）。新卫字〔2012〕85号文在江西省相关文件的基础上，提出了更高的目标：要求2012年有60%的行政村卫生室开展乡村医生签约服务工作，2013年达到80%，2014年实现100%全覆盖，而且首次在城镇社区推行了家庭医生签约服务制度，提出2012年要完成90%、2013年实现全覆盖的目标。在2012~2014年，新建区在借鉴国内外家庭医生签约服务经验的基础上，结合本地特色，采取推进-巩固-完善的方式，以乡村医生签约服务为载体，以公共卫生服务为切入点，以巩固农村三级卫生服务网底、深化基层卫生综合改革、做实公共卫生服务项目为目标，全力推进签约服务工作的有效落实，探索出了一套较为完整的乡村医生签约服务模式。至2016年，全区乡村医生签约服务已覆盖294个行政村、1456个自然村，覆盖率达到100%；签约服务对象为56.96万，签约服务率达82.26%。

（一）签约服务制度的基本框架

1. 签约模式

村卫生室和社区卫生服务中心是签约服务的主体，全科医生是签约服务的第一责任人，负责为签约居民提供医疗卫生服务。城镇家庭医生要求至少有2年以上的卫生服务工作经历。乡镇卫生院采取技术人员划片包村的管理方式，与村卫生室结成对子，负责对签约乡村医生进行业务指导。农村居民在充分了解乡村医生签约服务内容的前提下，采取自愿选择方式，与乡村医生签订相关服务协议。签约服务协议期限为三年，期满后居民可以选择自动续签或解约，或选择与其他乡村医生签约。

2. 服务内容

根据《新建县乡村医生签约服务实施方案》，签约医生应该为签约居民提供四项基本服务。（1）基本医疗服务。包括一般常见病、多发病的诊疗服务，接受居民监督打分，同时门诊日志需每月统计制表并交由乡镇卫生院审核、存档。（2）基本公共卫生服务。以签约居民需求为导向，以居民健康档案为基础，以65岁以上老年人、0~6岁儿童、孕产妇、慢性病人群为重点服务对象，具体包括五项详细内容：一是每年免费为家庭中65岁以上成员体检1次，每年对签约家庭进行1次家庭健康状况评估，制订个性化的健康规划；二是免费发放健康教育处方及医学科普资料；三是免费为所有家庭成员建立健康档案，并实施动态管理，如对高血压、糖尿病等慢性病患者提供每年不少于4次的主动健康咨询和分类指导服务；四是提供24小时免费电话咨询，给予健康、预防、保健等方面的指导，为行动不便并有需求的服务对象提供上门服务；五是定期通过门诊、电话、上门等方式对服务对象的健康状况进行调查和管理，为其制定健康生活措施和疾病防治方案，紧急情况及时帮助转诊。（3）转诊服务。如遇有疑难、急重症或受条件限制，需要转上级医疗机构诊疗的病例，应及时提供转诊服务，并履行转诊手续。（4）鼓励乡村医生开展以健康管理为主要内容，以主动服务为主要形式的其他个性化服务。城镇全科医生签约服务内容与乡村基本类似。

3. 保障机制

依据多劳多得、优绩优酬的原则，建立能够充分调动家庭医生积极性的补偿方式和绩效考核机制。（1）补偿方式。通过从县级防疫津贴、省级乡村医生公共卫生服务岗位补贴、政府购买基本公共卫生服务经费和一般诊疗收入等渠道筹集家庭医生报酬经费，为家庭医生建立经费保障。同时，支持和允许家庭医生按规定合理收取签约内容以外以及未签约居民的诊疗费。（2）绩效考核机制。每年年初，县卫生局将补偿经费的70%作为基本补助

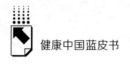

足额发放，剩余的 30% 作为年底绩效，考核合格后予以发放。为此，2013 新建区卫生局印发了《关于新建县 2012 年度农村基本公共卫生服务项目绩效考核方案的通知》（新卫字〔2013〕36 号文），建立了由 6 项一级指标、26 项二级指标、45 项三级指标组成的基本公共卫生服务项目绩效考核指标体系，其中第 6 项一级指标专门设置为乡村医生签约服务工作，权重为 10%，具体包括乡村两级工作实施情况，宣传袋、出诊箱、表格、联系卡发放情况，村试点开展情况，等等。所有考核指标的考核标准为：75～84 分为合格，85～89 分为良好，90 分及以上为优秀。

以考核结果为依据，新建区卫生局印发了《基本公共卫生服务项目绩效考核奖惩办法》（新卫字〔2013〕105 号文）和《新建县医疗卫生机构基本公共卫生服务行政问责办法（试行）》（新卫字〔2013〕107 号文）。前者规定乡村医生公共卫生经费分两批拨付，年初预发 50%，年底再拨 50%；乡镇卫生院服务项目经费分三批拨付，年初预拨 30%，年中预拨 30%，年底依绩效考核结果奖罚结合进行拨付。此外，区卫生局每季度对项目实施情况进行一次检查、评审，年终根据实际完成绩效进行综合考评奖惩，综合排名在前五位的给予表彰和奖励，综合排名在后三位的给予处罚，最后一名实行末位淘汰，连续两次年度考核后三名的需自动辞职。前五名的具体奖励标准为：第一名 20000 元，第二名 15000 元，第三名 10000 元，第四名 8000 元，第五名 5000 元。后者规定了区内承担基本公共卫生服务项目和重大公共卫生服务项目的各级各类医疗卫生机构的主要负责人、分管领导及相关责任人员的责任划分和问责内容，具体涉及 13 类问责事项，如未按照有关要求规范提供服务；单位内部工作效率低下，工作态度生硬，服务质量差，群众反映强烈和满意度未能达到 85% 以上。

（二）签约服务的实施现状

自 2012 年试点以来，新建区开展的家庭医生签约服务创新了健康管理模式、促进了分级诊疗、加强了基层卫生组织管理、提高了社区医生服务水平，推动基层医疗卫生服务实现了"三个根本转变"：（1）家庭医生服务意识从传统坐等患者到向主动上门服务的转变；（2）居民群众的健康保障方式实现了从"治疗为主"向"预防为主"的转变；（3）服务对象实现了从患病人群向普通人群的转变。例如，农村居民健康档案建档率由试点前的60%上升到80%；65岁以上老年人、高血压患者、糖尿病患者等重点人群系统管理满意度由32%提高到80%以上；乡村卫生服务一体管理的比例由37%提高到93%。在制度推行过程中，新建区基本形成了以夯实一个基础、围绕两个转变、强化三大管理、开展四类活动、突出五项重点为主线的工作思路。

1.夯实网络基础

完善基层医疗卫生基础设施是有效推进签约服务、实现社区首诊制的重要基础。新建区先后投入3000万元完成三大基础设施改造：（1）按照5万元/村、每个村卫生室不少于120平方米、五室（诊断室、治疗室、药房、观察室、公共卫生服务室）分开的标准，投入2200万元对辖区内村卫生室进行全面规范化建设；（2）按照每个村卫生室配备一台电脑、票打机，新农合、基本药物、居民电子档案三网同行，化整为一的标准，投入400万元对辖区内294个村卫生室进行信息化建设；（3）投入400万元统一购置简易健康体检设备（包括身高体重器、出诊箱、血糖仪、血压计、听诊器、体温表、视力表等），以及乡村医生签约服务工作牌、联系卡、档案橱、致老百姓的一封信、乡村医生签约服务袋、健教手册、宣传栏、宣传横幅等，做到每个医生一套体检箱，每个卫生室一套档案橱、一块健教牌，每街一条条幅，每户一信、一卡、一手册。此外，把乡村卫生室服务一体化管理与村卫生室实施国家基本药物制度、公共卫生服务均等化相结合、同步推进，实现"三轮驱动"。

2.围绕两个转变

根据新建区乡村医生签约服务制度的设计者之一——王建华副主任的制度构想，希望通过以签约服务为抓手，根本上扭转医生与患者、居民之间的服务关系，即两个转变：一是使基层医疗卫生部门的被动服务转变成主动服务，并进一步转变成社会的主动参与；二是促进已实现有序管理的服务对象

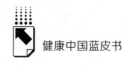

向自主管理转变。新建区正在探索建立居民健康服务俱乐部，每个乡镇都建立不少于15平方米的"健康小屋"，统一购置自助式健康检查设备，引导居民进行健康自主管理。

3. 强化三大管理

为推进家庭医生签约服务制度有效落实，新建区突出强化签约服务的规范性管理、组织管理和绩效考核管理。（1）签约服务的规范性管理。促进卫生资源在城、乡、村三级医疗卫生服务网络之间的合理配置，优化医疗资源的使用。明确了各类医疗机构的诊疗服务功能：三级医院主要提供急稀重症和疑难复杂疾病的诊疗服务；二级医院主要接收三级医院转诊的急性病恢复期患者、术后恢复期患者及先重症稳定期患者；县级医院提供县域内常见病、多发病诊疗，以及急危重症患者抢救和疑难复杂疾病向上转诊服务；基层医疗卫生机构和康复医院、护理院等为诊断明确、病情稳定的慢性病患者、康复期患者、老年病患者、晚期肿瘤患者等提供治疗、康复和护理等服务。其中，基层卫生服务机构要做到五个规范：规范制度、规范签约、规范公开、规范着装、规范转诊。（2）组织管理。针对当前基层医疗卫生服务领域的薄弱环节，新建区在卫生行风九不准的基础上，制定了公共卫生服务十条禁令，把家庭医生签约服务的真实性和履约的实效性内容列入十条禁令之中。同时制定了《新建县村级卫生机构人事和分配制度改革指导意见》和《新建县关于加强乡村医生管理若干规定》等政策，明确医生职责、严肃工作纪律、规范从业行为。（3）绩效考核管理。依据"多劳多得、奖勤罚懒、奖优罚劣、奖罚分明"的原则，新建区先后制定了《新建县开展创建村卫生室达标活动实施方案的通知》（新卫字〔2013〕39号文）、《基本公共卫生服务项目绩效考核奖惩办法》（新卫字〔2012〕105号文）和《新建县医疗卫生机构基本公共卫生服务行政问责办法（试行）》（新卫字〔2012〕107号文）等系列文件，为科学细致的绩效考核管理提供了政策依据。

4. 开展四类活动

除了签约协议规定的固定和常设服务项目以外，新建区在实施家庭医生签约制度中对服务过程中的薄弱环节有针对性地开展主题活动,以促进签约服务的有效落实。自2012年试点以来,新建区主要集中开展了四类活动:(1)"和谐新建健康先行"进村入户健康主题活动。在制度实施之初,为提高居民对家庭医生签约服务的了解度、增强信任、提高主动签约的积极性,新建区卫生局在2012年8~12月,在全县开展进村入户送健康活动,签约服务做到村不漏户、户不漏人,讲政策、发传单、问健康、讲预防,建立健康档案,做到"三要"——老弱特殊病症要上门、急需转诊要通顺、公共卫生服务要免费。新建区门诊就医总人数从2012年1~8月(制度实施前)的78.3万增长至2012年9月到2013年6月的116.0万,其中村卫生室就诊人数由34.5万增至67.1万,占比由44.0%提高至57.8%。(2)"宝宝健康、卫生有责"进村入户检查活动。针对签约服务履约过程中计划免疫工作中的薄弱环节,新建区开展了"宝宝健康、卫生有责"活动,动员全区所有公共卫生人员走村串户,对0~8岁儿童全部上门核查基本信息、检查接种证、查漏补种。(3)"千名医生进万家、巡诊体检送健康"主题活动。动员全区1360名卫生人员,由村卫生室、县乡卫生服务机构组成380个活动服务团队,全面开展进村入户送健康活动。做到"六个一":深入宣讲一项卫生惠农政策,做实一批公共卫生服务项目,每户发放一本健康教育宣传手册,免费开展一次健康体检,举办一系列形式多样的宣传教育活动,建设一批乡村健康教育阵地。(4)卫生室规范达标建设活动。2014~2016年对全区294个村卫生室全部进行规范化标准建设。

5. 突出五项重点

(1)把乡村医生签约服务与城镇家庭医生签约服务紧密结合。按照"城乡切块、统筹规划、全面覆盖"的原则,以"责任医生进社区、健康服务到家庭"为要求,2014年新建区将13个城镇社区分成7个片区,组成36个服务团队,对所有社区进行网格化管理,实现无缝管理。(2)把乡村医生签约服务与群众路线教育实践活动紧密结合。例如,通过"千名医生进万家、巡诊体检送健康"主题活动,向居民宣传健康知识、进行健康体检等。(3)把乡村医生签约服务与创建全国慢性病综合防控示范县紧密结合。

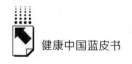

利用国家签约服务平台，做实公共卫生服务项目；利用卫生局创建全国农村中医工作先进县、全国艾滋病综合防控示范县、全国卫生应急综合管理示范县、全国基层卫生综合改革重点联系县等，促进卫生服务全民参与。(4) 把乡村医生签约服务与做好重点人群自我管理相结合。针对高血压患者、糖尿病患者、65 岁以上的老年人等重点人群，根据《江西省高血压和糖尿病患者自我管理工作方案》，新建区要求每个行政村建立至少 2 个自我管理小组，以家庭医生为主导，进行规范管理、指导健康生活。(5) 把乡村医生签约服务与新农合、基本药物、一体化管理、基本诊疗、规范转诊等相结合。例如，新建区及时调整新农合政策，把 20 种常见病作为乡镇卫生院必看病种、50 种疑难病种作为县级医疗机构必看病种。

三　家庭医生签约服务存在的问题

经过近 5 年的试点，新建区家庭医生签约服务模式积累了丰富的经验，取得了显著成效，如提高了广大居民健康知识的知晓率，提高了居民尤其是农村居民医疗卫生服务的可及性，促进了公共卫生预防项目管理的制度化、规范化、精细化，以及为"社区首诊制、双向转诊制"的分级诊疗制度推行奠定了坚实的制度、资源、观念等基础。在总结新建区的经验基础上，2017 年江西省发布了《关于印发江西省推进家庭医生签约服务实施意见的通知》(赣医改办发〔2017〕1 号文)，计划 2017 年在全省 30% 的家庭实现家庭医生签约服务，到 2020 年实现全覆盖。但是，在制度实施过程中，新建区也面临了诸多问题，需要高度关注，如过度追求签约数量及覆盖率，而忽视了签约服务质量；以全科医生为核心的医疗人才队伍建设滞后；缺乏科学的激励机制引导家庭医生为居民提供全面的医疗服务；等等。

（一）过度追求签约数量及覆盖率，而忽视了签约服务质量

作为江西省乃至全国家庭医生签约服务制度先行先试的试点区县，新建区在制度起步时目标定位较高，计划试点当年实现乡村医生签约率达到

60%，并到 2014 年实现 100%全覆盖；城镇地区 2012 年完成 90%，2013 年实现全覆盖。同时将签约服务纳入乡村医生绩效考核、行政官员问责体系之中。因此，一方面，在签约服务模式还未明晰、群众还未了解的背景下，过度追求签约数量必然导致签约形式化、虚幻化；另一方面，在宣传中存在过度宣传问题，很多居民认为签约后家庭医生为自己提供全面的服务，并且随叫随到，导致对家庭医生签约服务制度的误解，医患信任关系难以真正建立起来。在制度实施过程中，确实面临着多方面困难，阻碍签约覆盖率的提升，到 2016 年底签约服务覆盖率仅为 82%。正是考虑到在当前过度追求签约数量而忽视服务质量所引发的问题，江西省卫计委在 2017 年出台的"赣医改办发〔2017〕1 号文"中提出 2017 年在全省 30%的家庭实现家庭医生签约服务，到 2020 年实现全覆盖。

（二）以全科医生为核心的医疗人才队伍建设滞后

"社区首诊和双向转诊"服务是以社区卫生服务机构为服务所场，以社区全科医生为主体、以全科医生团队为依托，以注册签约者为服务对象，以全科医疗提供"首诊、转诊服务"为内容的服务模式①。因此，全科医生是签约服务制度有效实施的根本保障。然而，新建区试点家庭医生签约服务制度过程中，并未出台相关文件就全科医生的概念界定、人才培养、技术要求等方面进行规范。2012 年江西省政府发布的《关于建立全科医生制度的实施意见》（赣府发〔2012〕5 号文）规定，从 2012 年起通过全科医生规范化培训和转岗培训，逐步建立一支合格的全科医生队伍。该《实施意见》进一步明确了全科医生培养路径，即通过基层在岗医师转岗培训、全科医生定向培养、基层在岗位医师学历层次提升、住院医师培训等方式，多渠道培养全科医生，逐步向全科医生规范化培养过渡。在 2020 年实现规范的全科医生培养模式和"首诊在基层"服务模式，城乡每万名居民有 2

---

① 匡莉：《基于全科医疗的"社区首诊和双向转诊责任制"政策框架及要素》，《中国卫生政策研究》2015 年第 2 期。

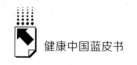

名以上合格的全科医生，每个乡镇拥有 1 名全科医生、每个家庭拥有 1 名合格的家庭医生的目标。据统计，2015 年江西省每万常住人口全科医生数为 0.73 人，此外每千常住人口执业（助理）医师数、注册护士数、公共卫生人员数分别为 1.68 人、1.96 人、0.61 人，难以满足社区首诊制的需求量。新建区与江西省平均水平基本相当，在调研中，据新建区家庭医生签约项目负责人反映，全区所有医疗卫生从业人员（包括行政人员）仅 2000 多人，服务需求与供给矛盾特别突出。虽然该区 2016 年家庭医生签约服务的乡村覆盖率为 100%，但服务对象的服务率仅为 82%，反映了全科医生不足的问题。

（三）缺乏科学的激励机制引导家庭医生为居民提供全面的医疗服务

为了保障制度的顺利实施，新建区相继制定实施了《基本公共卫生服务项目绩效考核奖惩办法》（新卫字〔2012〕105 号文）和《新建县医疗卫生机构基本公共卫生服务行政问责办法（试行）》（新卫字〔2012〕107 号文），两项政策将家庭签约服务纳入医生工作绩效和相关行政官员工作职责考核之中，卫生行政部门把签约服务当成一项政治任务，在试点初期确实能够为制度的有效实施提供强有力的支持和保障。但一项政策的生命力不能来源于政治压力，需要建立起有效的激励机制和科学的运行机制，尤其是在当前签约服务内容庞杂、医疗卫生资源短缺的背景下。根据新建区 2012 年拟定的《乡村医生签约服务协议书》，乡村医生不仅承担原有疾病治疗的服务项目，而且承担多项免费公共卫生服务，如对高血压、糖尿病等慢性病患者提供每年不少于 4 次的主动健康咨询和分类指导服务。家庭医生医疗卫生服务任务过重与政治压力必然导致签约服务难以持续。

四　家庭医生签约服务产生问题的原因

家庭医生签约服务制度实施中出现的种种问题既与制度设计本身有关，

也与我国当前的宏观医疗卫生体系以及国家财政体制有关，具体而言主要包括以下根本原因。

（一）传统医疗观念还未根本转变

我国医生和患者之间的关系仍然停留在"救治"与"被救治"的关系，大部分医生抱有父权主义医疗时代的心态，在实施医疗行为的过程中以患者缺乏专业的医疗知识为由，未能真正将患者置于平等地位，未充分尊重其知情同意权[①]。医生治病"只见病人不见人"，只注重对身体疾病的治疗，而忽视对患者心理的疏导。同样，患者对医生存在严重的不信任心理，只有重病、大病才求治医生，日常较少注重疾病预防、健康生活。患者与医生之间的关系被简化为消费关系，看病就医被视为一种"交易"或"买卖"行为，医患关系的传统伦理道德丧失殆尽。医疗卫生观念和医患关系尚未转变，家庭签约服务无法真正发挥其疾病治疗、卫生防预、健康管理的功能，签约不仅沦为一种形式，而且限制了城乡居民的就医选择权，一旦签约便意味着只能到特定医疗机构和医生处就医。患者选择权的丧失为医疗机构和医生垄断打开了方便之门，利益的驱使必然导致服务质量和服务水平的降低。

（二）签约服务制度建设与其他医疗改革缺乏协调性

签约服务制度是"社区首诊，双向转诊，急慢分治，上下联动"的分级诊疗模式的关键环节和重要基础，需要将签约服务与转诊制度、医联体改革、医疗改革、药品目录改革等各项改革协调推进，其中大部分内容涉及省及全国层面，在我国医疗卫生制度改革还未定性、未定型的背景下，以新建区为改革试点的签约服务制度囿于改革层次，难以突破现有医疗体制框架，提供完善的高质量的医疗健康服务。在社区医疗设施落后、医生技术水平不高、全科医生资源缺乏以及传统观念影响还未消除的背景下，如果按照文件中规定的自愿原则，家庭医生签约率必然很低，因此为了确保年度目标，各

---

① 申卫星：《医患关系的重塑与我国〈医疗法〉的制定》，《学法》2015 年第 12 期。

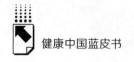

级行政部门及医疗卫生机构只能通过行政手段提高签约率，始终以签约数量为目标，而忽视服务质量的提高。

（三）财政投入不足

基层医疗卫生机构的财政补偿政策是推动医疗资源"下沉"、实现医疗服务均等化的重要财政支撑。新医改试图通过加大政府卫生投入、推进基本医疗保障广覆盖、逐步实现公共服务均等化、加大对基层医疗机构的财政投入等举措来改善我国医疗资源分配不均衡的现状。新医改提出在2009～2011年各级政府投入 8500 亿元推进包括基层医疗卫生在内的五项重点改革，但这究竟是三年政府投入卫生领域的资金总和还是专门为医改的增量投资，成为"新医改悬念"。据测算，如果全国基层医疗机构全部实现药品零加成，按照 2009 年全国基层医疗机构的收支数据，政府需要补偿社区卫生服务中心和乡镇卫生院（不包括村卫生室）药品收入损失 45 亿元/年和 127 亿元/年，即政府财政投入仅在药品零加成项目上需在现有投入基础上增加 70%[①]。加上基础设施建设、医疗设备购置、医务人员经费等，8500 亿资金并不多。新建区在家庭签约服务试点中共投入 3000 万元主要用于基础设施改造和购置医疗器械，没有增加人员经费支出。签约的家庭医生除了提供疾病诊疗以外，还需要提供医疗咨询、基本卫生管理、医疗卫生知识宣传和普及等服务，各项工作完全免费，缺乏相应的资金补偿，只能强制推动。

五 推进家庭医生签约服务制度发展的建议

通过对新建区典型案例的介绍和问题剖析，未来新建区、江西省乃至全国家庭医生签约服务制度建设应着重从以下几个方面着手。

---

① 赵大海：《基层医疗机构财政补偿政策实施的必要条件和配套政策》，《财政研究》2011 年第 2 期。

（一）适度降低家庭医生签约服务覆盖率目标

家庭医生签约服务的根本目标在于以签约为抓手，转变传统"坐堂行医"的父权主义行医观念，树立新的医疗服务理念。医生与患者之间的关系不是消费关系，而是契约或协约关系，双方地位是平等的。医生及医疗机构应该更多地注重内涵建设，关注医疗服务质量的提高。因此，应该借助家庭医生签约服务制度狠抓医疗服务观念的转变，强化服务意识，坚持病人至上、服务第一，同时要提升医务人员的职业道德、职业素质和敬业精神。另外，要以签约制度为依托、以家庭医生为载体，加大医疗卫生知识、新兴医疗观念的宣传力度，提高和转变居民看病就医的传统观念，培养医疗保健、疾病预防的生活理念，改变只有生病才求治医生的传统思想，建立起患者和医生之间相互信任的和谐关系。因此，只有先从医疗服务理念转变入手，才能顺利推动家庭医生签约服务制度的实施和推广。如果医疗服务理念没有转变，家庭医生签约服务最终只能异化为形式主义，过度追求覆盖率的行为无助于分级诊疗制度建设，也无助于"看病难、看病贵"问题的解决。

（二）加强全科医生人才培养

2011 年和 2012 年国务院和江西省先后发布了《关于建立全科医生制度的指导意见》（国发〔2011〕23 号文）和《关于建立全科医生制度的实施意见》（赣府发〔2012〕5 号文），要求到 2020 年初步建设全科医生制度，基本实现城乡每万名居民有 2～3 名全科医生的目标。如果按照当前家庭医生签约服务制度的服务内容，全科医生数量标准显然过低，全科医生负担必然过重。按照国际标准，每万人全科医生数量至少要达到 5 名。例如，英国6 名、加拿大和美国 10 名、德国 11 名、法国 16 名，全科医生占所有医生的比例平均为 50%～55%。因此，要实现家庭医生签约服务制度目标，不仅要在数量上增加全科医生，而且要调整医生结构，提高全科医生的比例。在全科医生培养上，积极实施全科医学教育培训规划，开展多种形式的全科

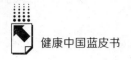
医学教育培训，实施社区健康服务的岗前培训、岗位培训，逐步建立全科医生学位制度和从业资格认定制度，通过统一规范的学历教育和专业考试提高从业门槛，提升全科医生队伍的质量水平。

（三）加大政府财政投入，建立基层医务人员的长效激励机制

家庭医生签约服务是一项综合性的惠民工程，除了传统看病就医的基本内容外，还承接了健康教育、基础卫生等由政府卫生部门负责的众多项目，在制度实施初期通过政治压力能够在一定程度上实现，但长此以往，这些免费服务项目要求财政补偿及时到位。因此，需要完善财政对基层医疗卫生机构运行的补偿机制，建立家庭医生签约服务专项财政支出项目，将基层医疗机构经常性收支差额补偿纳入地方财政预算，鼓励并探索依据签约服务数量和服务质量相结合确定补偿比例的方式。在服务数量上，应综合参考就诊人次、服务类别、目标群体等要素；在服务质量上，应充分考虑复诊次数、成本控制、签约居民满意度等因素。同时，为保障基层医务人员及时、足额领取相关经费和奖励，应改变当前公共卫生服务补助方式，效仿新型农村合作医疗资金发放模式，建立家庭医生签约服务经费"绿色通道"，将财政补助专项经费直接发放到基层医疗卫生机构。

参考文献

高和荣：《台湾社区首诊双向转诊制度的运作及其借鉴》，《厦门大学学报》（哲学社会科学版）2015年第5期。

和立道：《医疗卫生基本公共服务的城乡差距及均等化路径》，《财经科学》2011年第12期。

匡莉：《基于全科医疗的"社区首诊和双向转诊责任制"政策框架及要素》，《中国卫生政策研究》2015年第2期。

申卫星：《医患关系的重塑与我国〈医疗法〉的制定》，《学法》2015年第12期。

赵大海：《基层医疗机构财政补偿政策实施的必要条件和配套政策》，《财政研究》2011年第2期。

B.10
重庆市社区首诊制度的实施*

何健 缪玲 陈星汝 李蓓蓓**

摘　要：　重庆市是我国社区首诊制度试点的首批城市。重庆市在社区医院领域不断探索和改革，建设出具有统筹城乡特征的社区首诊制度，建设成果表现出我国新时期医疗体制深化改革的合理性。重庆市社区首诊制度已经起步，制度框架基本形成，在实施过程中也存在医联体难以形成实质整合、基层全科医生不足、医保激励不够等多方面挑战，需要进一步加大医疗资源下沉力度。

关键词：　医联体　全科医生　医保激励

一　引言

社区医院是医疗卫生健康体系的基石。在社区医院实现初步诊疗就是所谓的社区首诊制度。这一制度通过实现居民就医方便、诊疗程序合理、诊疗费用降低，成为医疗保障体系可持续发展的基本制度。社区首诊制度由"基层首诊""双向诊断""逐级转诊""基层康复"

＊　本研究得到了西南大学校医院副院长潘文峰,重庆市万州区太白街道社区服务中心副主任张洋军、沙坪坝区政策研究室李明忠等同志的支持协助,特此致谢。
＊＊　何健,西南大学社会学系副教授,研究方向：社会政策、发展社会学、福利社会学；缪玲、陈星汝,西南大学社会学系研究生；李蓓蓓,重庆市北碚区歇马镇党政办负责人,研究方向：社会政策、福利社会学。

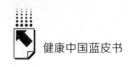

等环节构成（见图1）。这一制度已经在英国、澳大利亚等国取得了
成功①。

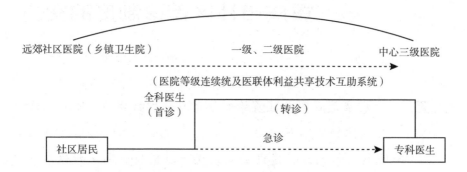

图1　统筹城乡背景下的重庆市社区首诊制度框架

重庆市是我国社区首诊制度试点的首批城市。2006～2016年的十年
间，重庆市在这一领域不断探索和改革，分级医疗网络体系日益完善，城
乡医联体构建顺利，双向转诊机制逐渐发展，形成具有统筹城乡特征的社
区首诊制度。2016年5月，重庆出台了《重庆市深化医药卫生体制综合
改革试点方案》，明确了"建立完善分级治疗制度""区县域内就诊率达
90%以上，基层医疗卫生机构诊疗量占区县域内总诊疗量比例达到75%
以上""推进引导居民到基层首诊""实施差异化报销"等重大改革路径
（见表1）。

表1　重庆市深化医药卫生制综合改革所涉社区首诊制度相关任务

类别	指标	2015年	2017年	2020年
分级诊疗制度	区县域内就诊率(%)	85	>88	>90
	基层医疗卫生机构诊疗量占区县域内总诊疗量比例(%)	60	>65	>75
	家庭医生签约服务率(%)	43	>50	>80
	每万常住人口拥有全科医生数(人)	1	2	2～3
	每千常住人口拥有基层卫生人员数(人)	2.78	3.1	3.5

---

① 李再强、林枫：《国外社区首诊制度简介》，《中国卫生经济》2006年第2期。

类别	指标	2015 年	2017 年	2020 年
医疗保障制度	基本医保参保率(%)	>95	>95	>95
	城乡居民医保二级医院及以下政策范围内报销比例(%)	75	>75	>75
	大病实际报销比例(%)	50	>50	>55
	个人卫生支出占卫生总费用比例(%)	30	<29	<27
医疗服务体系	每千常住人口医疗卫生机构床位数(张)	5.84	5.95	6.18
	每千常住人口执业(助理)医师数(人)	2.02	2.3	2.57
	每千常住人口注册护士数(人)	2.32	2.76	3.21
	社会办医院床位数占比(%)	19.70	22	25
	社会办医院服务量占比(%)	13.60	20	25
基本公共卫生服务	人均基本公共卫生服务经费标准(元)	40	—	—
	高血压、糖尿病规范化管理率(%)	36	>38	>40

资料来源:《重庆市深化医药卫生体制综合改革试点方案》(渝府发〔2016〕18 号)

二 重庆市社区首诊制度的背景与试点

(一)实施背景

在建立现代医疗保障体系的过程中,中国医改遭遇的困扰是到底以市场为重,还是以公益为重。经过一段时间,人们认识到医疗机构公益性质淡化会使卫生医疗领域中经济利益取向蔓延,会直接导致社会问题和社会矛盾增加。然而,市场与公益的矛盾并没有消除,且容易陷入悖论困境,中国医改理念更新就成了必然趋势。国家在 2009 年 3 月出台了"新医改"政策。这一政策的新理念并非市场和公益之间孰轻孰重的问题,也不是非此即彼的问题,二者的关系应该是在国家医疗保障体系有了基本的"守门人"制度后根据经济社会发展状况保持一种动态平衡。

社区首诊正是这样的"守门人"制度。"新医改"政策对此明确提出,要建立覆盖城乡居民的基本医疗卫生制度,为群体提供安全、有效、方便、廉价的医疗卫生服务。第三则第二条强调,"要完善以社区卫生服务为基础

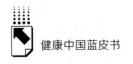

的新型城市医疗卫生服务体系、建立城市医院与社区卫生服务机构的分工协作机制"。具体而言，主要包括以下几个要点。

第一，加快建设以社区卫生服务中心为主体的城市社区卫生服务网络，以维护社区居民健康为中心，提供疾病预防控制等公共卫生服务、一般常见病及多发病的初级诊疗服务、慢性病管理和康复服务。

第二，转变社区卫生服务模式，不断提高服务水平，坚持主动服务、上门服务，逐步承担起居民健康"守门人"的职责，同时引导一般诊疗下沉到基层，逐步实现社区首诊、分级医疗和双向转诊。

第三，整合城市卫生资源，充分利用城市现有一级、二级医院及国有企事业单位所属医疗机构和社会力量举办的医疗机构等资源，发展和完善社区卫生服务网络。

（二）重庆市社区首诊制度处在起步阶段

重庆市社区首诊制度的推行过程基本上和全国医改同步进行，共同表现为医疗公平、基础制度、资源下沉。2006年，在国务院《关于发展城市社区卫生服务的指导意见》（国发〔2006〕10号）中，我国首次提出探索开展社区首诊制试点。重庆市是当时6个试点城市之一，被认为走的是一条"首先通过新型农村合作医疗或门诊统筹制度将首诊制在农村居民中实施，后推广到全体居民"的统筹城乡之路①。《重庆市医疗卫生服务体系规划（2015－2020年）》规定，城乡各区每千常住人口编制床位数应在6.18张，每千人口执业（助理）医师2.57人，每千人口注册护士数3.21人。

例如，沙坪坝区是基础比较好的地区，该区也存在城乡并存情况。一方面，该区在社区首诊制度建设过程中重视基础整合：利用医联体机制和对口支援机制，形成有效的医疗分流机制，逐步建立完善基层首诊、分级诊疗、

---

① 宋宿杭、何莉、梁思园、金音子、孟庆跃：《我国城市社区首诊制度研究综述》，《中国卫生经济》2017年第1期。

双向转诊的就医制度；构建长期稳定的二级、三级医院与基层医疗机构上下联动的分工协作机制，形成科学合理的医疗服务体系；推进责任医生签约服务，提升医疗服务便捷性和可及性；建立各级医疗机构之间的便捷转诊通道，控制区外转诊比例，2017 年的目标是实现本区常住人口区域内就诊率达到 90% 以上，二级医疗机构向基层医疗机构转诊人次达到其住院人次总数的 10% 以上。另一方面，努力做到城乡统筹：新建 4 所卫生院、26 个村卫生室，实现"一镇一院、一街道一中心"的基层医疗卫生机构标准化建设覆盖率达到 100%，每个社区卫生服务中心和镇卫生院配有不少于 2 名全科医生，每万名城乡居民拥有 2 名全科医生。

（三）重庆市试点病种范围广

重庆市《分级诊疗试点工作考核评价标准》规定，凡 30 万以上人口的试点区县（自治县）至少拥有一所二级甲等综合医院和一所二级甲等中医医院，县域内就诊率提高到 90% 左右，基本实现大病不出区县，这就是说，重庆市社区首诊制度基本上是在所辖全部区县施行。

重庆市率先施行首批基层首诊试点 50 种病种：慢性扁桃体炎（非手术）、急性肠炎、小儿支气管炎、阑尾炎（非手术）、慢性胃炎、前列腺增生症（非手术）、腰肌劳损、疱疹性咽炎、上呼吸道感染、小儿支气管肺炎、急性扁桃体炎、慢性胆囊炎、附件炎、骨性关节炎（非手术）、风湿性关节炎、腰椎间盘突出（非手术）、化脓性中耳炎、鼻窦炎、慢性阻塞性肺病（迁延期）、盆腔炎、高血压、锁骨骨折（非手术）、颈椎病、肩周炎、慢性支气管炎、宫颈炎、淋巴结炎、脑梗死恢复期、胆结石（非手术）、前列腺炎、脑神经衰弱、正常分娩、结膜炎、软组织损伤合并轻度感染、急性胃炎、慢性肠炎、牙周脓肿、下尿路感染、营养不良性贫血（轻度）、细菌性痢疾、功能性子宫出血（非手术）、上下肢骨折（非手术）、输尿管结石（非手术）、急性乳腺炎、痔疮（非手术）、急性支气管炎、梅尼埃病、带状疱疹、更年期综合征、糖尿病。

重庆市社区首诊制度正在形成"基层首诊，双向转诊，急慢分治，上下联动"的分级诊疗模式。借助医联体的建设、医保支付制度的改革、医疗信息平台的整合，重庆市基本厘清了三级医院、二级医院、基层医疗机构（包括社区卫生服务机构、乡镇卫生院、村卫生室和一级及以下社会办医疗机构）之间的功能和协作关系，从而提升基层医疗的基本医疗服务能力和医疗康复服务能力。如沙坪坝区规定，2017年基层医疗卫生机构诊疗量占总诊疗量比例≥65%，社区卫生服务中心（镇卫生院）中医诊疗量占到诊疗总量的30%以上；每万名城镇居民拥有2名以上全科医生，每个乡镇卫生院拥有1名以上全科医生，城市全科医生签约服务覆盖率≥30%；完善分级诊疗信息管理功能，实现电子病历的连续记录以及不同层级医疗卫生机构之间的信息共享，基本覆盖区属各医疗机构；按病种付费，定点管理，按人头付费，每年可以享受130元的门诊报销限额（其中包含在基层医院就诊多享受的50元定点门诊报销限额）；为特殊疾病患者提供基本药物目录外的医保药品，将其纳入基层医疗机构的医保报销范围①。

（四）形成比较系统的上下转分级诊疗服务流程

1.基层医疗卫生机构服务流程

上转流程：接诊患者并进行诊断→制订治疗方案→判断患者是否转诊→对符合转诊标准的，经患者知情同意后签约→联系二级及以上医院→二级及以上医院专科医师确定患者确需上转→全科医生开具转诊单，通过信息平台与上转医院共享患者相关信息→在医保信息系统勾选转院→在24小时内将患者上转至二级及以上医院

接收流程：接收患者并治疗→接受上级医师指导→随访

2.二级及以上医院服务流程

下转流程：接诊患者并进行诊断→制订治疗方案→判断患者是否转

---

① 《关于印发沙坪坝区推进分级诊疗制度实施方案（试行）的通知》（沙医改办发〔2016〕1号）。

诊→对符合转诊标准的，经患者知情同意后签约→联系基层医疗卫生机构→专科医生开具转诊单，通过信息平台与下转医疗机构共享患者相关信息→在医保信息系统勾选转院→在 24 小时内将患者下转至基层医疗卫生机构→定期派专科医师到基层医疗卫生机构巡诊、出诊，对分级诊疗服务质量进行评估

接收流程：接诊患者并进行诊断→制订治疗方案→患者经治疗稳定，符合下转标准，进入下转流程

这套转诊制度目前运行良好，制度设计具有合理性和可操作性。比如，2016 年某区 29 家医疗机构共计转诊高血压、糖尿病患者 407 人次（高血压患者 250 人次，糖尿病患者 157 人次）。其中，上转 157 人次（高血压患者 91 人次，糖尿病患者 66 人次），下转 250 人次（高血压患者 159 人次，糖尿病患者 91 人次），任务完成率为 113.6%。

三　重庆市社区首诊制度的实施规模及特点

（一）按照普惠原则全面实施统筹城乡的社区首诊制度

第一，政府加大干预，着力发展区域医疗联合体，促成分级诊疗的分工协作。社区首诊制度首先面临医疗技术资源的下沉，通过有条件的人力资源支持与共享、设备共享、双向转诊可以建立松散型（或紧密型）医院合作模式的医院社区联合体。重庆市从 2016 年起，各区县（自治县）均成立了医疗联合体。

医疗联合体在资源下沉方面的功能和影响比较好。比如，重庆三峡中心医院作为渝东北片区及三峡库区区域性医疗卫生中心，积极探索有效的"共享－免费"分级诊疗模式：免费为成员单位提供信息终端，开展远程会诊、远程影像诊断、远程心电诊断、远程病理诊断、远程培训等，实现"基层检查，上级诊断"；免费为成员单位提供灵活机动、随到随学的专科进修、短期培训、慢性病管理等；免费为成员单位派驻专家和巡回医疗队，

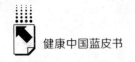

促进优质医疗资源下沉；建立急救绿色通道，免费为成员单位提供急救车载终端，快速有效实施双向转诊①。

案例：

重庆市沙坪坝区医联体建设经验

重庆市沙坪坝区以业务、信息、服务、技术、人才、管理等为纽带，推进纵向一体化的医疗联合体建设，取得了明显的阶段性成效。

七点做法

（一）组建医联体。组建委属单位紧密型医联体和区域内松散型医联体。一是组建以委属4个二级医院为龙头，吸纳辖区24个社区卫生服务中心，纵向到底的东部一体化、中医特色一体化、西部一体化和青凤片区一体化医联体，形成区级优质医疗资源带动基层的服务格局。二是依托辖区军队三甲医院西南医院技术优势，构建区域性脑卒中预防与救治体系。以西南医院为沙坪坝区脑卒中救治中心，结合全区医疗资源分布状况，在全区二级及以上医疗机构范围内，建设若干个沙坪坝区脑卒中救治分中心，不断完善脑卒中筛查和预防服务网络，健全脑卒中预防与救治工作机制。

（二）开展对口支援。以"医学人才下沉、先进技术下沉"为突破口，持续实施医联体龙头医院对口支援基层医疗机构工作，不断优化医疗资源配置。医联体核心医院组建对口支援团队，成员每次连续驻点时间不少于3个月。财政上安排专项经费补助，通过开展临床诊疗、教学查房、病案讨论、技术培训等多种形式的支援，切实提高了受援单位的服务能力。支持多点执业，实施高级职称医务人员"4＋1"弹性工作制的多点执业政策。

（三）强化分级诊疗模式。利用医联体机制，逐步建立完善基层首诊、双向转诊、上下联动的分级诊疗模式。推行转诊办理责任制，建立双向转诊绿色通道，医联体龙头医院对经基层医疗机构转诊的患者实行"一留三优

---

① 陈凤：《落实区域性分级诊疗　促进库区医疗卫生事业健康持续发展——专访重庆三峡中心医院院长张先祥》，《人口与计划生育》2017年第1期。

先"服务（预留病床，优先接诊、优先检查、优先住院），实施居民医疗保险基层医疗机构普通门诊费用统筹制度；参保居民在基层医疗机构首诊，普通门诊费用可按60%的比例限额报销。双向转诊的只按最高级别医院的医保起付现金额收取一次。试点推行糖尿病、高血压病分级诊疗，给予转诊患者200元/人次医疗补助。

（四）实行医院社区帮扶管理。3个医联体龙头医院发挥资源优势，与3个社区卫生服务中心结成对子。每对医疗机构共有1个负责人，通过管理帮扶、人员培训、技术合作等，打造管理一体化的管理模式。对口支援巡回医疗队中至少有1名中级职称以上医师全天候（正常工作时间）在受援单位巡回坐诊，为患者提供诊疗服务。对口支援团队成员每次连续巡回坐诊时间不少于3个月。对口支援团队每月组织开展查房次数不少于4次，病例讨论不少于2次，技术培训不少于2次。

（五）建立疾病综合防控模式。建立健康服务、基本公共卫生和基本医疗服务、常见病多发病服务职能三位一体的防控模式，推进家庭医生签约服务，组建家庭医生团队，实行"1+1+1"签约模式，即一个家庭医生提供健康服务，一个社区卫生服务中心提供基本公共卫生服务和基本医疗服务，一个二级医院提供常见病、多发病医疗服务。截至2016年年底，共签约7093户。

（六）加强区域卫生信息化建设。区政府与西南医院签订卫生信息化建设战略合作协议，扎实开展医疗协同合作服务，实施区域影像中心、检验中心、病理中心、远程会诊中心等项目；积极推动与"北京嘉和""重庆亚德""重庆中联"等信息产品供应商的合作，构建了区域公共卫生、区域电子病历两大数据中心，并实现区域平台数据融合运用，惠及辖区百万群众。

（七）努力提升中医药服务能力。以区中医院为龙头，成立中医专业医联体，区中医院成立基层指导科，加强基层中医药政策扶持力度，夯实中医药服务网络，100%的社区卫生服务中心和镇卫生院设有相对独立的中医"三室""三房"，19名传承人开展中医药"师带徒"工作，开展小针刀等适宜技术培训。

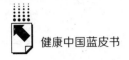
三大成效

（一）公立医疗服务体系得到较大改善。区人民医院改扩建门诊楼及第二住院部，并成功创建为二甲综合医院，提前完成医改目标；陈家桥医院成为医高专附属教学医院；新建区中西医结合医院、区卫生监督所业务楼、区保健院业务大楼以及井口镇等4所卫生院和26个村卫生室。陈家桥医院迁扩建工程已完工，区中医院迁扩建工程已进入内部装饰阶段；实现了"一镇一院、一街道一中心"的基层医疗卫生机构标准化建设覆盖率达100%。

（二）医疗服务质量得到有效提升。2016年，区属医疗机构病人入院诊断与出院诊断符合率达到90%以上，各项检查、检验报告诊断符合率达到95%以上，急诊危重病人抢救成功率达到80%以上。2016年10月，区人民医院、区中医院药占比同比分别降低8.63个百分点和12.13个百分点。2016年处方点评合格率同比提高3.4个百分点。

（三）医疗服务效果得到群众认可。2016年，重庆时报研究院调查结果显示沙坪坝区基本公共卫生服务综合满意度评价得分为89.65分。2017年，涌现好人好事21件，收到赠送锦旗9面、感谢信6封，拒收红包近2万元。

从沙坪坝区医联体的设计和功能来看，在医联体内部，患者可以享受"住院直通车"，即凭基层医院开具的转诊单，直接在上一级医院住院，不用再"跑"门诊；医联体内部住院只收一次"门槛费"，实施就高不就低政策；三级医院专家定期到基层查房、坐诊、办讲座，基层医院医护人员也可到三级医院进修学习以提升业务水平。总的来说，医联体内部，人才、技术、管理、信息等资源要素合理流动，提高了各级医疗机构的运行效率，促进了优质医疗资源下沉。①

第二，政府建立有针对性的补偿机制，解决基层医疗硬件、医保支付、

---

① 李珩：《医联体促进优质医疗资源下沉》，《重庆日报》2016年4月13日，第2版。

医药价格等问题，实现资源下沉。重庆市在现阶段的社区首诊制度创建过程中，发挥政府责任和主导权，增强社区首诊制度创建过程中的补偿机制，从医疗硬件、医疗支付、基本药物等方面着手推动医疗资源下沉。2013 年以来，重庆市对基层医疗机构的"硬件"加大投入，如完成了 2606 所"撤并村"卫生室建设，社区卫生服务中心、乡镇卫生院标准化率达 100%，基层医疗卫生机构建设达标率超过 95%①。引导参保人员合理选择就医，促进基层首诊和双向转诊制度的实施。凡选择定点基层医疗机构的参保人，可享受每年 50 元定点门诊报销限额，加上原本的普通门诊定额包干 80 元，参保人员全年最多有 130 元的门诊报销限额。以北碚天生社区卫生服务中心为例，三甲医院的双黄连胶囊 15.61 元、通心络胶囊 31.07 元，而在该社区医院分别为 13.58 元和 27.02 元。到社区卫生服务中心就诊享受"最高比例报销、最低收费标准"，各种检查费优惠 10%~40%、床位费优惠 30%、各种治疗优惠 10%~20%。为居民发放优诊卡，持优诊卡群众免挂号费，测血糖只收取费用 5 元，体检优惠 30%。这些政策的实施，降低了居民因病致贫的风险，同时也缓解了医患关系（见图 2、图 3）。

图 2 显示，社区卫生服务中心 1 月份的日均担负诊疗量呈现逐年下降的趋势，且下降大幅度低于全市的平均水平。值得注意的是，一级、二级医院日均诊疗人数高于三级医院，也高于医院的总体均值。

图 3 表明，近四年来大部分类型的医疗卫生机构的人均住院费用呈现总体性上涨，但是，一级、二级、三级医院的人均住院费用却有一个先上涨后下降的过程。此外，与次均门诊费用相同，人均住院费用从三级医院、二级医院、一级医院到基层医疗卫生机构呈现递减的趋势，且相差较大。

第三，政府主导推动家庭医生签约制度。社区病人与全科医生之间能否有固定的联系，是社区首诊制度能否顺利实施的关键环节。通过家庭医生签约服务提高社区居民的"医从性"，是分级诊疗的第一步。重庆市计划从 2016 年起，所有区县（自治县）都要开展家庭医生签约服务工作。2017

---

① 李珩：《重庆积极探索分级诊疗之路》，《重庆日报》2016 年 3 月 27 日，第 2 版。

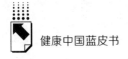

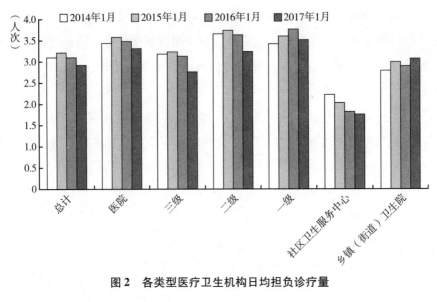

图2 各类型医疗卫生机构日均担负诊疗量

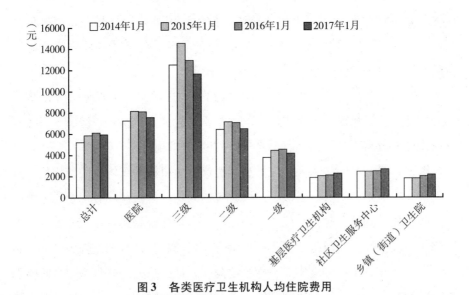

图3 各类医疗卫生机构人均住院费用

年，城镇和农村家庭医生签约服务分别覆盖30%以上和50%以上的常住人口，重点人群签约服务覆盖率达60%以上，建卡贫困户、计划生育特殊家庭签约服务实现全覆盖。到2020年，家庭医生签约服务机制基本建立，签约服务扩大到全人群，基本实现家庭医生签约服务制度的全覆盖①。为推动各社区医院的工作积极性，2016 年，每签约一户，按户内居民人数每人每年 5 元的标准支付签约补助金，主要用于签约服务家庭电话咨询及每年不低于 2 次的主动电话随访服务。到 2017 年 1 月，全市 886 个乡镇（街道）、7765 个行政村（社区）已开展签约服务，重庆全市估计共签约 210 万户。

（二）医疗资源下沉速度加快，医疗费用降低引导部分病人到社区医院就医

调查表明，重庆市社区首诊制度施行后呈现积极影响；而 2014～2017 年 1 月的官方数据却表明社区首诊制度实施后效果不太明显。对此的解释是，官方的数据体现了 1～2 月的情况，而这两个月在中国节庆中具有特殊性，且由于数据偏总体性，可能稍显保守；而本调查在春节之后进行，且以一手个案调查为主，稍显以偏概全。但是，这种积极影响还是应该引起足够的注意。通过分析某大学社区医院、北碚区天生社区卫生服务中心、万州区两镇镇卫生院 2016 年数据后发现，首诊病人数量增加，医疗费用降低（主要是在后几个月），但是，费用对于吸引居民社区医院就医来说只是部分相关（见图 4）。数据表明，不论是从总体还是各类医疗卫生机构的具体情况看，次均门诊费用都呈现上升的趋势；但是，上升的幅度都不大。此外，从次均门诊费用的绝对值来看，从三级医院、二级医院、一级医院到基层医疗卫生机构呈递减趋势。

（三）组建城乡结合的医联体

重庆市具有大城市和大农村、高度发展和低度发展并存的特点，重庆的医院分化比较大，主城医院条件好，远郊区条件比较差。所以，重庆社区首诊制度注重中心三级医院与远郊区县社区医院的结合，形成了统筹城乡的医联体制度，这有利于避免有些大城市存在的医联体内部利益矛盾问题。

---

① 《关于推进家庭医生签约服务的实施意见》（渝卫基层发〔2016〕67 号）。

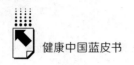

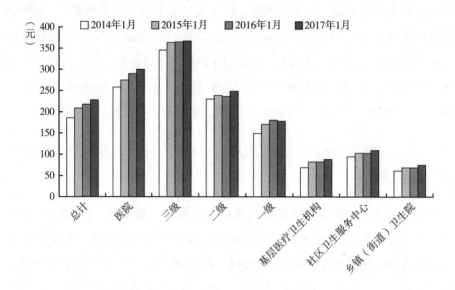

图4　各类医疗机构次均门诊费用

四　重庆市社区首诊制度存在的问题及原因

虽然重庆市政府从总体上进行了社区首诊制度的设计和推动，基本上搭建起了社区制度未来发展的框架，但是由于历史原因，这一制度要达到2020年远景目标，仍有亟须解决的问题。

第一，医联体难以形成实质整合。医联体在社区首诊制度中发挥着促使三级医院支持下级医院的作用，上级医院可以获得稳定的病人来源，下级医院因为上级医院的技术和人员支持而能留住本地社区的就诊病人。然而，由于我国各个医院的体制问题，存在不同的管理体制，因此目前的医联体建设存在形式上整合的问题，即所谓松散整合问题。

第二，全科医生不足与不稳。社区首诊制度建设过程中的一个核心问题是"人才荒"，基层缺乏过硬技术人才成为重庆市推行社区首诊制度的瓶颈问题。据有关数据表明，目前乡镇卫生院和社区卫生服务中心全科医生学历，大专占43.9%，本科占9%，研究生占0.1%；职称主要集中在初级及以下，具有中高级职称的全科医生较少①。我们的访谈也表明，培训后有持证（地方发）的，但持证后基本没执业，国家层面也不认可，现行规划的每万名城镇居民拥有 2 名以上全科医生、每个乡镇卫生院拥有 1 名以上全科医生这个指标很难在年内实现。比如，重庆 2017 年 2 月市属事业单位招聘报名情况显示，43 个无人报名的岗位均为医疗卫生岗位，包括重医大学城医院眼科、急诊科、耳鼻喉科、肾脏科、呼吸科医师，市急救中心护理、急诊抢救室护士、血透室护士等职位。同样，在重庆春季医药卫生人才大型交流会上，区县医院出现更明显的人才缺口②。

第三，医保支付激励不够使得社区就诊引导力弱。虽然目前的制度机制中设计了到社区定点就诊最高报销限额 130 元的激励，但是明显激励性不够。另外，虽然医保报销政策对一级、二级医疗机构做了倾斜，提高了报销比例，城乡居民医保在一级医院起付线为 100 元，二级医院为 300 元，三级医院为 800 元，但显然三者的差距并不大，由于职工医保报销比例在 80% 左右，民众仍然倾向去三级医院就诊。因为当前对于大多数市民来说，不管看小病还是大病，目前的金额根本构不成激励，这方面仅主要对低收入者和贫困者有效。从门诊就诊人数来看，基层医疗卫生机构总体呈明显下降趋势，医院呈小幅上升趋势，但总体变化不明显（见图 5）。从门急诊人数占总急门诊人数的比例来看，基层医疗卫生机构占比下降明显，医院占比明显上升。具体来说，三级医院的门急诊人数占比有较为明显的上升，其余变化均不明显（见图 6）。

第四，家庭医生签约不足。由于群众长期存在"上好医院看病，看好医生，看好病"的认识，没有习惯家庭医生制度，目前家庭医生签约比较难做，很多签约都是通过医生自己的熟人关系进行发展的。我们在某社区医院调查时了解到，签约 64 户全是通过熟人关系实现的，并且来看病的比例仅为约 12%。

---

① 吕琳:《纾解基层首诊之"卡"——来自重庆市"分级诊疗"试点的调查报告》，中国政协传媒网，2017 年 3 月 11 日，http：//www. zgzx. com. cn/2016 – 09/05/content_ 8776768. htm。
② 郝树静:《200 多家医院来渝招聘　为啥有编制都招不到人?》，重庆晚报网 – 都市热报，2017 年 3 月 13 日，http：//news. cqwb. com. cn/cjzx/yw/2017/03/1324394. html。

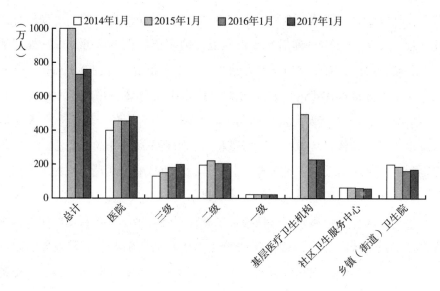

图5　各类医疗卫生机构门诊人次数

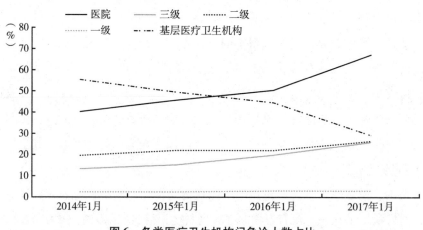

图6　各类医疗卫生机构门急诊人数占比

第五，社区就诊信任度低。医疗资源分布的不平衡是我国医疗体制改革过程中的根本症结，长期的上下失调造成了社区居民对社区医院等基础医院医治能力的不信任，重庆市这一问题因城乡分立特征更显突出。医疗资源的上下失调主要体现在全科医生无法落地在基层，目前虽然开展了全科医生培训，但是基层的大量需要和全科医生无法体面落地之间的矛盾还比较严重，客观存在的待遇和晋升问题尤为严重。

第六，各级医疗卫生机构的病床利用率四年的变化趋势基本一致：先上升后下降。但是，总体而言，一级、二级医院，尤其是一级医院的病床利用率远远低于三级医院的病床利用率（图7）。各类型医疗卫生机构日均担负住院床数情况是，社区卫生服务中心下降，乡镇（街道）卫生院呈整体上升的趋势；一级医院与二级、三级医院相反，呈总体上升的趋势（图8）。

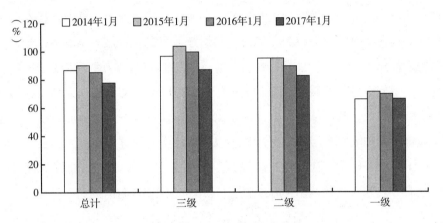

图7 各级医疗卫生机构病床使用率

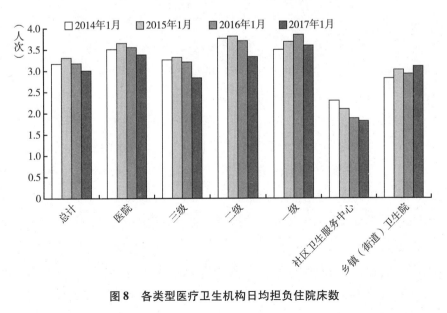

图8 各类型医疗卫生机构日均担负住院床数

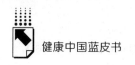

五　推进社区首诊制度发展的建议

上述问题中最主要的还是群众对于基层医院不信任的问题。这种不信任源于两个方面，一是专家权威少，二是医疗设备落后、不先进。人们心里总相信专家，认为他们是该领域的权威，经验丰富，可以很"轻易"地解决他们的病痛，而基层医院缺乏扎实的全科医生，这是其一。再则是技术设备问题。同一个医疗服务行为，如血管瘤治疗，只需要一台激光设备，花上几分钟，治疗 3～5 次便可以治愈，但由于人们对当地医院的不信任，病患总费用达不到设备维修费用，患者本来可以就近医治，却只能到人满为患的大医院挤。因此，我们从这两方面入手给予的建议有以下几个方面。

第一，加大对基层医院医疗效果以及医疗类型的宣传。首先，在群众心中留下一个好印象，让群众知晓社区卫生服务中心（站）能给他们提供的医疗服务。其次，社区卫生服务中心（站）应当对前往治疗的病人给予病愈的信心，让他们相信基层医院背后有一支强大的医疗团队（三级医院）支撑；最后，基层医院应主动在当地宣传，建立使人知晓的平台或者论坛，告知辖区群众会有哪方面的专家在什么时间段在社区卫生服务中心（站）进行诊疗。人们不愿意进社区卫生服务中心，除了对它的不信任，其实有很大部分是辖区居民完全不知道他所居住的地方有社区卫生服务中心，而且不知道社区卫生服务中心能提供什么样的医疗服务。通过宣传告知辖区居民该社区卫生服务中心的优惠政策、医疗团队及技术，给当地居民一支强有力的"药剂"，从而使得居民放下怀疑，相信社区医院而主动求诊。

第二，加强配套政策的改进，如医生的编制制度、薪酬制定、绩效考核指标问题、签约家庭医生的医保报销比例等。由于绩效改革，医生只能拿到固定的绩效工资，基层医生看病的积极性受到了严重的阻碍。对于社区卫生服务中心（站）的医生而言，接待病患的数量多少与他的工资没有任何相关性，这会导致工作的积极性差，同时也可能对病患求诊频率产生影响。家庭医生的签约率低并不是人们不相信医生的水平，而更多的是对政策的不解和担忧。在医院，病人进行医保报账的过程一清二楚，而对于家庭医生诊疗能否实现医保报账持怀疑态度，如果能报账，那么它的流程是什么；而如果不能报账，则意味着病患自费承担家庭医生的诊疗。

第三，改善人才的流失情况。与大学生村官相比，基层医生总是留不住，其根本是没有给到他们想要的待遇。大学生村官之所以在大学生中火爆，是政策导向的结果，它能给大学生带来他们自己预想的结果。对于基层医生的留任问题可以参照大学生村官制度，用不同的待遇吸引人才前往基层服务。

第四，加快医疗体制的改革，如可以在基层社区治愈的病种，在大医院就取消其治愈的设备或者科室，让人才下沉到基层，迫使病患选择在社区求诊。政府对于卫生体制的转变要有强制性，一个新事物的出现必然有一段接受期，在这个接受期内辅以强制性，增强引导性，能加快群众对其接受的速度，从而更好地使社区首诊制度融入百姓生活之中。同时，对于大医院和小医院、公立医院与民营医院要进行清晰的责任划分。民营医院属于大医院还是小医院，它在分级诊疗推进下起什么样的作用，这些都需要政府明确划分，界定界限，体制制度的模糊性可能对分级诊疗推行的效果产生不利影响[①]。

第五，加大对基层医院技术设备建设的投入。有些病患并不是自愿去大医院就诊，只是他居住地区的社区医院不提供小病（如血管瘤）的治疗仪器，只能去人满为患的大医院就诊。相关医疗设备的齐全和更新才能提高基层医院整体医疗水平，给辖区居民吃下一颗"定心丸"。

第六，社区首诊制度还不稳固，特别需要进一步推动基层医疗机构药费下降，强化社区首诊制度的基石。图9数据显示，总体上来看，各类型的医疗卫生机构的药占比都呈现下降的趋势。但是，值得注意的是，与人均住院费用及次均门诊费用不同，药占比呈现出基层医疗高于医院的现象。因此，在基层让病人看到医改实惠是非常迫切的任务。

---

① 刘刚、吴浩、王建辉等：《"分级诊疗制度"主题研讨》，《中国全科医学》2016年第16期。

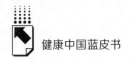
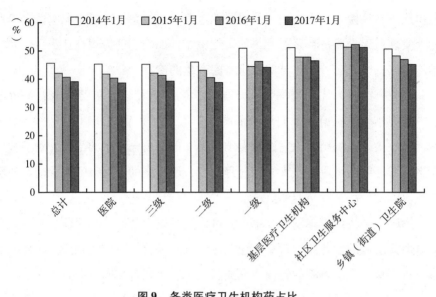

图9　各类医疗卫生机构药占比

参考文献

陈凤：《落实区域性分级诊疗 促进库区医疗卫生事业健康持续发展——专访重庆三峡中心医院院长张先祥》，《人口与计划生育》2017年第1期。

郝树静：《200多家医院来渝招聘 为啥有编制都招不到人?》，重庆晚报网－都市热报，2017年3月13日，http://news.cqwb.com.cn/cjzx/yw/2017/03/1324394.html。

李珩：《重庆积极探索分级诊疗之路》，《重庆日报》2016年3月27日，第2版。

李珩：《医联体促进优质医疗资源下沉》，《重庆日报》2016年4月13日，第2版。

李再强、林枫：《国外社区首诊制度简介》，《中国卫生经济》2006年第2期。

刘刚、吴浩、王建辉等：《"分级诊疗制度"主题研讨》，《中国全科医学》2016年第16期。

吕琳：《纾解基层首诊之"卡"——来自重庆市"分级诊疗"试点的调查报告》，中国政协传媒网，2017年3月11日，http://www.zgzx.com.cn/2016－09/05/content_8776768.htm。

宋宿杭、何莉、梁思园、金音子、孟庆跃：《我国城市社区首诊制度研究综述》，《中国卫生经济》2017年第1期。

B.11
广西社区首诊制度实施报告

徐义海*

摘　要：　广西社区首诊制度始于 2010 年对全科医生的培养，并于 2012 年启动了乡村医生签约服务试点，2015 年开始启动分级诊疗试点，社区首诊涉及面得到了逐步扩展、卫生资源分布进一步优化合理、医疗服务效率显著提高，这些都为社区首诊的深入开展奠定了坚实的基础。但是，广西也存在基层医疗人才匮乏，民众对基层医疗缺乏信任，双向转诊还无法真正实施等问题。因此建议，首先以政府为主导全力推进社区首诊制度，其次加快全科医生队伍建设，最后还要科学合理引导群众就医需求。

关键词：　乡村医生　双向转诊　医疗信任

一　引言

社区首诊制度，又称为全科医生"守门人"制度[1]，一般是指社区居民在患病（急诊除外）就诊时，应首先到定点社区医疗卫生机构接受全科医生的诊疗，因病情需要转诊的由全科医生出具转诊登记手续后到专科医院就诊的一项诊疗制度。从卫生资源的配置和利用效率角度看，社

＊　徐义海，广西右江民族医学院（又称百色医学院）讲师。

[1] S. Westin. The Beginning of the NHS-and the Impact on Norwegian Health Care. *Michael Quarterly*, 2011（8）：476－489.

区首诊制度被认为是"能够合理布局各类医疗卫生服务机构、科学划分各自职责、引导患者合理流动、促进医疗卫生资源合理利用的有效途径之一"①，是缓解看病难的重要举措；从成本－收益角度讲，初级保健以预防保健（preventive care）和健康促进（health promotion）为主要目标，为城乡居民提供常见病、多发病以及慢性病的预防、治疗和康复等服务，不仅成本远远小于治疗的成本，从而可以有效地避免居民灾难性医疗支出，是有效解决群众看病贵的重要举措，而且其对居民健康具有更加积极的影响，有助于提高医疗服务的整体效益，如降低死亡率和住院率等②。

近年来，围绕社区卫生服务和社区首诊问题，政府和学术界进行了一系列的政策和实践探索，取得了一定成效。1996 年，政府首次提出要积极发展社区卫生服务，探索构建适合国情的社区首诊制度。2006 年，国务院《关于发展城市社区卫生服务的指导意见》提出建立由大医院承担疑难杂症的诊治服务，社区卫生服务机构承担预防保健、健康管理、常见病和多发病诊疗服务以及大病发现和转诊等服务的社区首诊－分级诊疗－双向转诊的诊疗体系，并在北京、上海、广州、深圳、青岛、厦门等地相继开展了社区首诊制试点，形成了不同模式，如上海的家庭医生"三步走战略"模式、青岛的"五个一体化"模式、深圳针对外来务工人员的"新型社区首诊制度"等。2015 年，国务院《关于推进分级诊疗制度建设的指导意见》提出以高血压、糖尿病等慢性病为突破口，构建基层首诊、双向转诊、急慢分治、上下联动的分级诊疗体系，形成科学合理的就医格局，进而进一步提高医疗服务体系的整体效益，促进医疗资源的合理利用，最终有助于解决群众的看病难、看病贵问题。

但是，总体来看，社区医疗机构对患者的吸引力不足，社区首诊制度的

---

① 高和荣：《社区首诊双向转诊制度在中国为何难以实施》，《国际社会科学杂志》（中文版）2014 年第 1 期。

② Catherine Agnes O'Donnell, Nicola Burns, Frances Susanne Mair. Reducing the Health Care Burden for Marginalised Migrants: The Potential Role for Primary Care in Europe. *Health Policy*, 2016 (12): 495 –508.

实施效果并不理想。例如，2016 年 1～10 月，我国医疗卫生机构的总诊疗人次达 64.2 亿人次，其规模可谓庞大，但存在着明显的结构性差异。二级、三级公立医院诊疗量达到 23.0 亿人次，占总诊疗量的 35.8%，而社区卫生服务中心（站）为 5.5 亿人次，仅占总诊疗量的 8.5%；从病床使用率看，2016 年 1～10 月，全国医院病床使用率为 86.5%，而社区卫生服务中心则仅为 55.7%[1]。造成这种状况的根源在哪？各地社区首诊制度试点情况如何，面临着哪些困境与挑战？如何破解？围绕这些问题，本报告在全面介绍广西壮族自治区社区首诊试点情况的基础上，深入分析社区首诊制度实施过程中存在的主要问题及其成因，进而提出推进社区首诊制度发展的建议，以期为完善我国社区首诊制度的建设和发展、缓解群众"看病难、看病贵"问题提供有益借鉴。

二　广西社区首诊制度的背景、起步与试点

（一）广西社区首诊制度的实施背景

1. 快速老龄化使得老年人对初级医疗服务的需求日益增长

截至 2016 年末，广西壮族自治区有常住人口 4838 万人，人口自然增长率为 7.87‰。从年龄构成看，在常住人口中，16 周岁至 60 周岁（不含 60 周岁）的劳动年龄人口有 2987.3 万人，占常住人口的比重为 61.75%；60 周岁及以上人口有 716 万人，占常住人口的比重为 14.79%；65 周岁及以上人口有 481.4 万人，占常住人口的 9.95%[2]。按照 60 周岁以上人口占总人口比重超过 10% 即进入人口老龄化的国际标准，广西正处于快速人口老龄化阶段。与快速老龄化相伴而生的是老年人对生活照料、康复护理等初级医疗服务的需求日益增长。老年人机体抵抗力的减弱和社会环境的变化（尤

---

① 资料来源：国家卫生计生委统计信息中心。
② 资料来源：《广西壮族自治区 2016 年统计公报》。

其是环境污染等），造成老年人患病的几率增大，从而增加对医疗卫生服务的消费。一般来讲，老龄人口所得的疾病大部分是慢性疾病，而慢性疾病的治疗往往是长期性的，主要通过接受生活照料以及康复护理等初级医疗卫生服务来治疗。这就需要大力构建社区初级卫生保健体系，尤其是以全科医生为主导的社区首诊制度，为老年人提供初级医疗保健服务。

2. 医疗卫生服务供给与居民健康需求矛盾突出

一方面，广西卫生资源不足，集中表现在医疗机构床位数较少，医护人员尤其是基层人员缺乏，严重影响医疗卫生服务的供给。2015 年底，广西每千常住人口公立医院床位数仅为 3.07 张；每千常住人口县级公立医院床位数更少，仅为 1.64 张；而且绝大部分乡镇卫生院床位数呈现逐年减少的趋势。乡镇卫生院的每千常住人口医师数（执业报告助理医师）与注册护士数分别为 1.92 人和 2.36 人，每万常住人口全科医生数仅为 1.12 人[1]。另一方面，广西居民的健康需求不断增长，就诊人数尤其是基层医疗卫生机构的就诊人数不断攀升。2010 ~ 2015 年广西医疗卫生机构总诊疗人次由 19588.82 万增加到 25197.48 万，增长了 28.63%；其中住院人数由 590.20 万人增加到 831.15 万人，增长了 40.83%。2015 年基层医疗卫生机构（含乡镇卫生院）总诊疗人次为 1.98 亿，占同期总诊疗人次的 78.57%[2]。

3. 生育政策调整以及全面建成小康社会对医疗卫生服务提出新要求

我国全面二孩生育政策的落地和实施，对于促进人口自身均衡发展，推动经济社会和谐发展具有重要的现实意义。同时，生育政策的调整也对合理配置医疗卫生资源提出了新要求，构建向孕产妇、儿童提供覆盖生育全过程和儿童保健的基本医疗保健服务体系是该政策有效实施的重要保障。帮助贫困者全面脱贫是全面建成小康社会的内在要求，造成贫困的原因很复杂，因病致贫是其中一个重要因素，而因大病造成灾难性医疗支出是因病致贫的关键，从而陷入"疾病—贫困—疾病"的怪圈。医疗扶贫不仅是为因大病而

---

[1] 资料来源：《2015 年广西卫生和计划生育事业发展情况简报》。

[2] 资料根据《2015 年广西卫生和计划生育事业发展情况简报》和《广西医疗卫生服务体系规划（2016 ~ 2017 年)》中的数据整理而来。

陷入贫困的人们提供医疗救助资金，更重要的是增加这些群体获得基本医疗卫生保健服务的可及性与可得性，通过前期的预防而避免后期的大病负担。这些就需要医疗卫生资源进一步优化配置，不断改善基层医疗卫生服务条件，进而提高基层医疗卫生机构的供给质量和水平。

（二）社区首诊制度起步与试点

社区首诊制度是应对快速人口老龄化，不断满足群众医疗卫生保健需求，提高医疗卫生资源利用的整体效益的有效措施，也是实现健康中国和全面建成小康社会的重要保障机制。

近年来，广西积极探索社区首诊制度的建设和发展，在借鉴和总结其他地区实践经验的基础上，逐步形成了自己的实践模式。全科医生是社区首诊制度的"守门人"，从 2010 年起，广西医学院开始培养全科医生，并于 2012 年启动了乡村医生签约服务试点，为社区首诊制度的实施奠定了基础，取得了积极进展。按照国家的相关规定要求，从 2015 年起，广西选取了柳州市、玉林市的 2 家公立医院作为改革联系试点开展分级诊疗试点工作，探索构建"基层首诊，双向转诊，急慢分治，上下联动"的分级诊疗制度，推动形成"小病在基层，大病到医院，康复回社区"的就医格局①。为了促进社区首诊制度的发展，广西出台了《关于进一步加强乡村医生队伍建设的实施意见》，目的是进一步提升基层医疗卫生服务机构的医疗服务能力和水平，着重点在于加强基层医生队伍的培养和建设。这为实施社区首诊制度夯实了人力资本基础，将极大地促进基层医疗卫生服务人员的队伍建设。

在总结前期试点工作经验的基础上，2016 年广西又选取了南宁市、桂林市、梧州市、北海市、百色市等 10 个城市进一步开展试点，先后出台了《广西壮族自治区人民政府办公厅关于推进分级诊疗制度建设的实施意见》（以下简称《实施意见》）、《关于全面推开乡村医生签约服务工作实施方案》和《广西壮族自治区区域医疗联合体建设指导意见》等政策文件，对

---

① 资料来源：《广西壮族自治区人民政府办公厅关于推进分级诊疗制度建设的实施意见》。

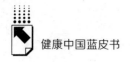
广西社区首诊制度的建设和发展做出了具体规划和明确要求。其中,《实施意见》提出,到 2017 年,广西将在总结各试点经验的基础上,全面推进社区首诊 – 双向转诊的分级诊疗体系建设,目的是建设区域性医疗联合体,不断促进优质医疗卫生资源下沉,不断加大对作为社区首诊制度守门人全科医生的培养力度,实现医疗卫生资源利用效率进一步提高,使群众的就医秩序更趋合理;力争到 2020 年,地区的分级诊疗服务能力和水平将得到全面提升,全区将基本建立符合区情的社区首诊 – 双向转诊的分级诊疗制度。

三 广西社区首诊制度的实施规模及特点

社区首诊制度实施规模是了解该制度受益情况的重要依据,也是深入分析社区首诊制度存在问题的基础。本报告主要使用社区首诊制度涉及面、卫生资源分布、医疗服务效率和医疗服务平均费用四个指标对广西社区首诊制度实施情况进行分析。

(一)社区首诊涉及面

《实施意见》规定,广西全区参加城镇职工基本医疗保险、城镇居民基本医疗保险和新型农村合作医疗的参保(合)人员,原则上应首先选择在居住地或发病时所在地附近的基层医疗机构(社区卫生服务中心、乡镇卫生院)接受治疗,确因病情需要的,要由社区(乡镇)医生出具向上转诊证明材料,然后按照社区(乡镇)医疗机构、二级(县级)医疗机构、三级医疗机构的次序逐级向上转诊。广西社区首诊制度坚持群众自愿、政策引导、鼓励并逐步规范的原则进行,要求到 2017 年各试点地区的基层医疗机构诊疗量占到总诊疗量的 65% 以上。

(二)卫生资源分布

1. 医疗机构数量相对稳定
本报告所指医疗机构是指医院和基层医疗机构,不包括专业公共卫生机构。从医疗机构数量上看，近年来广西医疗机构数量相对稳定，医院和基层医疗机构数量逐年稳定增加。截至 2016 年 11 月，广西全区医疗机构共32882 个，其中医院（按医院等级划分为三级、二级和一级）534 个，占全区医疗机构总数的 1.62%；基层医疗卫生机构（主要是指乡镇卫生院、社区卫生服务中心或站、诊所、村卫生室等）32348 个，占全区医疗机构总数的 98.38%。从医疗机构分布上看，基层医疗机构数量占比最大，为满足城乡居民初级医疗服务提供了有利条件，也为开展社区首诊制度奠定了基础。

表 1　广西医疗机构数量统计

单位：个

年份	医疗机构总数	医院数量	基层医疗卫生机构数量
2016 年 11 月	32882	534	32348
2015 年	32743	527	32216
2014 年	32983	486	32497
2013 年	32593	476	32117

资料来源：根据《2013~2016 年广西卫生事业发展简报》整理。

2. 医疗机构床位数持续增加，服务能力不断提高

充足的床位是医疗机构满足居民医疗服务需求的重要保障。截至 2015年底，广西全区各类医疗机构床位数共计 214485 张，比上年增加了 12885张，增长了 6.39%。其中，医院床位数 140306 张，比上年增加 10923 张，增长了 8.44%。乡镇卫生院床位数 59406 张，比上年增加 1087 张，增长了1.86%（具体见表 2）。

表 2　广西医疗机构床位数

年份	总床位数		医院床位数		乡镇卫生院床位数	
	数量(张)	增长率(%)	数量(张)	增长率(%)	数量(张)	增长率(%)
2015	214485	6.39	140306	8.44	59406	1.86
2014	201600	7.86	129383	9.21	58319	5.03
2013	187216	10.98	118475	10.36	55526	12.56
2012	168691	10.95	107350	12.11	49331	8.63

资料来源：根据《2012~2015 年广西卫生事业发展简报》整理。

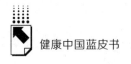

表2显示，近年来，广西各类医疗机构床位数不断增加，其中医院的床位数增加的数量和速度均多于和快于乡镇卫生院。从每千人口医疗卫生机构床位数看，2015年广西全区医疗机构平均每千人口医疗卫生机构床位数是4.47张，而每千农业人口乡镇卫生院床位数仅为1.38张。这表明乡镇卫生院的医疗服务条件仍然有待进一步改善。

3. 医护人员总量不断增加与城乡分布差异并存

医护人员是医疗服务的主要输出者，其数量和质量尤其是基层医疗机构医护人员的数量和质量将严重影响初级医疗服务的质量，也是影响居民基本医疗服务需求的重要因素。

总体来看，广西医疗机构医护人员分布情况表现为两个方面。一是医护人员总量持续增加。例如，截至2015年，全区卫生计生人员总数为375570人，卫生人员比上年增加17958人，增长了5.02%。每千人口卫生人员数为7.83人，比上年增加0.31人；执业医师与执业助理医师共91821人，比上年增加5296人，增长了6.12%。每千人口执业医师和执业助理医师数为1.91人，比上年增加0.09人。二是医护人员城乡分布存在着明显差异。乡镇卫生院在卫生人员总数、每千农业人口卫生人员数、卫生技术人员数等方面都低于城市（具体见图1）。

表3　2012～2015年广西医疗机构医护人员变动情况

单位：人，%

年份	医护人员总数	增长率	每千人口卫生人员数	执业医师与职业助理医师数	每千人口执业医师与执业助理医师数
2015	375570	5.02	7.83	91821	1.91
2014	357612	6.75	7.52	86525	1.82
2013	324442	6.81	6.93	82012	1.74
2012	303759	7.34	5.80	78043	1.49

资料来源：根据《2012～2015年广西卫生事业发展简报》整理。

（三）医疗服务效率

医疗服务效率是衡量各级医疗结构提供医疗服务的能力和水平的重要指

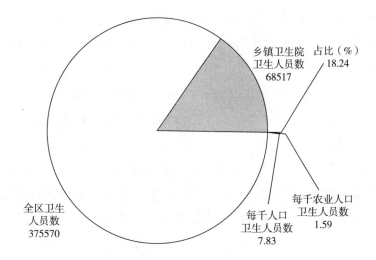

图 1　2015 年乡镇卫生院卫生人员情况

标，也是衡量居民医疗服务利用情况的重要参考。人们通常使用总诊疗人次数、出院人数和病床使用率三个变量进行测量。

1. 医院和基层医疗卫生机构总诊疗人次数呈反向变动趋势

总诊疗人次数在一定程度上反映出各级医疗机构提供医疗服务的数量，也在一定程度上反映了群众的就医格局。2013～2015 年，广西全区各级医疗机构总诊疗人次数不断增加，但医院和基层医疗卫生机构总诊疗人次数呈现反向变动的趋势，即医院总诊疗人次数逐年大幅度增加（尤指公立医院），而基层医疗卫生机构总诊疗人次数则逐年减少（具体见表 4）。

表 4　2013～2015 年广西各级医疗机构总诊疗人次数变化情况

单位：人次

年份	总诊疗人次数	医院总诊疗人次数	基层医疗卫生机构总诊疗人次数
2015	2.52 亿	8702.58 万	1.47 亿
2014	2.50 亿	8351.67 万	1.49 亿
2013	2.49 亿	7752.04 万	1.90 亿

资料来源：根据《2013～2015 年广西卫生事业发展简报》整理。

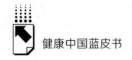

具体来看，2015 年，全区医疗卫生机构总诊疗人次数为 2.52 亿，比 2014 年增加 264.87 万人次。其中，医院总诊疗人次数为 8702.58 万，比 2014 年增加 350.91 万，增长了 4.20%，比 2013 年增加了 950.54 万；基层医疗卫生机构总诊疗人次数 1.47 亿，比 2014 年减少了 200 万，比 2013 年减少了 4300 万[1]。

2. 出院人数增长比例明显向基层医疗机构倾斜，医院和基层医疗机构病床使用率差距较大

从出院人数看，广西近年来的出院人数相对稳定增加，其中乡镇卫生院的出院人数有较大幅度增加。例如，截至 2015 年，广西全区各类医疗机构出院人数共计 828.26 万人，其中医院出院人数 497.56 万人，增加 19.60 万人，增长了 4.10%；农村三级医疗机构出院人数 471.48 万人（县级医院 215.26 万人，乡镇卫生院 256.23 万人)[2]。2013 年，全区医疗机构住院人数 819.18 万人，比上年增加 118.64 万人，增长了 16.94%。其中医院住院人数 438.51 万人，增加 50.47 万人，增长了 13.01%；农村三级医疗机构住院人数 466.85 万人（其中县级医院 205.14 万人，乡镇卫生院 222.03 万人），比上年增长 17.63%（县级医院增长 12.35%，乡镇卫生院增长 24.20%)[3]。这表明广西住院人数增长比例明显向县级医院，尤其是乡镇卫生院倾斜，基层医疗机构的医疗服务效率有明显提高。

从病床使用率看，广西医院的病床使用率有所下降，但仍然较高。如 2015 年，广西全区医院病床使用率为 89.83%，比 2013 年下降了 7.69 个百分点，其中公立医院由 99.52% 下降到 91.77%；医院平均住院日由 2013 年的 9.2 日下降到 2015 年的 8.8 日。2013 年广西乡镇卫生院的病床使用率为 75.66%，而到 2015 年则下降为 65.33%。

（四）医疗服务平均医药费用

平均医药费用的高低能较好地反映群众看病负担情况，不同医疗机构的

---

① 资料来源：《2015 年广西卫生事业发展简报》。
② 资料来源：《2015 年广西卫生事业发展简报》。
③ 资料来源：《2013 年广西卫生事业发展简报》。

平均医药费用数据的发布将有助于引导患者到基层医疗机构就诊。从门诊医药费用看，2016 年 11 月，广西各类医疗机构的门诊病人次均医药费用为 139.45 元①；2015 年，医院门诊病人次均医药费用为 173.2 元，社区卫生服务中心门诊病人次均医药费用为 59.9 元，乡镇卫生院门诊病人次均医药费用为 58.5 元，医院门诊平均医药费用是基层医疗机构的近 3 倍。从出院医疗费用看，2015 年，医院出院病人人均费用 7154.6 元（其中公立医院出院病人人均费用 7391.1 元，三级医院出院病人人均费用 11302.9 元，二级医院出院病人人均费用 4753.7 元）；社区卫生服务中心门诊病人次均医药费用 59.9 元，出院病人人均医药费用 1941.1 元，平均每日住院医疗费为 248.4 元；乡镇卫生院门诊病人次均医药费用 58.5 元，出院病人人均医药费用 1261.8 元②。医院出院病人人均费用是基层医疗机构的近 4 倍。

四　社区首诊制度实施中存在的问题及成因

广西社区首诊制度在运行过程中仍然存在以下几个方面的问题。

（一）基层医务工作者年龄、学历和职称结构不合理

医护人员的年龄结构和职称结构对社会卫生医疗机构的发展有重要的影响。年龄可以从侧面反映医生的实践经验的积累，职称可以直接反映医生的医术水平。医生的医术水平高并且具备丰富的实践经验，理所当然地会吸引社区周围的群众来社区卫生机构看病，反之，群众自然会选择医疗技术实力雄厚的大医院就诊。

从年龄结构看，广西城市社区卫生服务中心卫生技术人员的年龄主要集中在 25～34 岁（41.44%）和 35～44 岁（30.13%）这两个年龄段③。广西

① 资料来源：广西卫计委统计月报。
② 资料来源：《2015 年广西卫生事业发展简报》。
③ 廖健宏等：《广西城市社区卫生服务中心卫生技术人员现状及公平性分析》，《中国公共卫生》2016 年第 5 期。

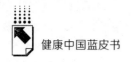

社区卫生服务中心卫生技术人员主要以青年人居多，这虽然可以给社区卫生服务中心注入更多的青春活力，但是，一方面反映出社区卫生服务中心技术人员的看病经验缺乏；另一方面由于青年人的就业不稳定，社区卫生服务中心技术人员的流动性加大，不利于人才的培养。

从学历和职称结构来看，广西社区卫生服务中心医务人员以专科学历和初级职称人员占多数。学历以专科为主（48.07%），研究生所占比例仅为1.54%；职称以初级（41.74%）为主，副高以上职称仅有4.72%，高、中、初级卫生技术人员比例为1∶6.3∶8.8①。这与WHO建议的中等发达国家形似"橄榄球"状的高、中、初的比例为1∶3∶1的标准相比，还存在较大的差距。这不仅不利于广西社区卫生服务中心医疗技术水平的发展和提升，也不利于获得社区周围群众的信任。

基层医疗机构医务人员年龄、学历和职称不合理的原因主要有两点。一是引进与留住人才困难，乡镇卫生院因地理环境、待遇、发展平台等条件较差，高学历人才的技术难以发挥和提高，价值也难以体现。就算有高素质人才，大多也只是把乡镇卫生院作为当下解决就业的暂时性选择和进一步择业的跳板②。二是在岗培训和继续教育政策不健全，政府缺乏带薪学习制度、教育培训激励机制等配套政策③。

（二）全科医生匮乏

全科医生制度的发展，有利于解决"大医院人满为患，小医院门可罗雀"的医疗资源错配问题，有利于形成基层医疗机构与医院合理分工的诊

---

① 廖健宏等：《广西城市社区卫生服务中心卫生技术人员现状及公平性分析》，《中国公共卫生》2016年第5期。

② 张冬梅等：《新医改框架下乡镇卫生院人才队伍建设现状：政策、存在问题、对策》，《中国农村卫生事业管理》2015年第1期；李艺钊等：《广西乡镇卫生院人力资源现状调查与分析》，《中国农村卫生事业管理》2016年第5期。

③ 李艺钊等：《广西乡镇卫生院人力资源现状调查与分析》，《中国农村卫生事业管理》2016年第5期；王文华等：《基于WHO卫生人力战略目标的我国农村卫生人才建设障碍分析》，《中国卫生经济》2012年第1期。

疗模式，是解决"看病难、看病贵"的有效途径之一，是社区首诊制度能够顺利开展的基础。

广西壮族自治区人民政府办公厅在《印发关于建立全科医生制度实施方案的通知》中提出，到 2020 年，广西将努力实现累计培养全科医生12000 名，达到城乡居民每万人口有 2 名全科医生的水平，力争实现统一规范的全科医生培养模式和"首诊在基层"的服务模式，全科医生与城乡居民基本建立起比较稳定的服务关系。截至 2012 年底，广西社区卫生服务机构全科医生总数为 773 人，全科医生拥有量为 1. 47 名全科医生/万人。全科医生拥有量排在前 3 位的城市为南宁市、柳州市、桂林市，分别为 239、232、106 人；防城港市、百色市的全科医生拥有量较少，都在 10 人以下①。

全科医生缺乏的主要原因在于以下几个方面。一是广西区内医学院校 2010 年之后才开始定向培养全科医生，目前由区内院校培养的全科医生在岗人数十分有限。从 2010 年起广西高等医学院校开展了免费医学生培养工作，着重为基层医疗机构尤其是乡镇卫生院培养医疗卫生服务人才。二是我国还没有形成完整的全科医生教育培养体系。欧美国家在 20 世纪 60 年代就开始启动全科医生的培训工作，目前已经形成比较完整的全科医生培养教育体系。全科医学理念 20 世纪 80 年代才引入我国②，到目前为止还没形成完整的全科医生教育培养体系。

（三）双向转诊制度无法有效实施

从国际经验来看，分级诊疗双向转诊制度是解决"看病难，看病贵"的有效途径。日本医疗法划分了三级医疗圈，同时要求享有国家特殊补贴的地区医疗支援型医院要向社区等基层卫生机构开放医疗设备与床位等资源，并要求床位数量达到 200 张，接受转诊比例达 80%（申请当年），逆向转诊

---

① 左延莉等：《广西全科医生的数量和分布情况及需要量预测研究》，《中国全科医学》2016 年第 19 期。

② 张冬梅等：《新医改框架下乡镇卫生院人才队伍建设现状：政策、存在问题、对策》，《中国农村卫生事业管理》2015 年第 1 期。

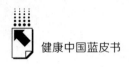

率为 60% 以上[①]。

与发达国家的双向转诊率相比，广西社区基层医疗机构的双向转诊率偏低。究其原因，一是患者的首诊自由权没有受到相应的法律法规限制。英国、美国、加拿大、澳大利亚等国的双向转诊制度有更严格的规定，其居民除意外伤害等急诊情况外，一般只接受全科医生的卫生保健服务，普通病人经过全科医生的转诊才能到专科医生处就诊。二是社区卫生服务机构与城市大医院之间存在利益冲突。对社区卫生服务机构来说，为了创造效益，它们一般不会主动把病人往上级医院转诊；对于城市大医院来说，它们开设了与社区卫生机构功能相同的普通门诊，在利益的驱动下不会主动把普通病人向下级卫生机构转移。三是相对于社区卫生机构来说，大医院在人才、设备、技术、环境等方面具有雄厚的实力，加上管理的规范化和现代化，更加容易得到广大患者的认可。

（四）民众对社区卫生机构缺乏信任

随着广西人民生活水平的提高，民众对于医疗服务水平的要求也不断地提升。虽然相对于大医院来说社区卫生机构看病更加方便，费用也更加低廉，但是更多民众还是会选择实力雄厚的大医院，对社区卫生机构缺乏信任感。《中国青年报》的调查发现，68.3% 的受访者不信任身边的社区医院水平，这主要是基于以下几个原因。一是患者存在惯性心理依赖。他们习惯性地把大医院看成看病的最佳选择场所，惯性的力量不断地强化这种观念，让患者无法轻易地选择社区卫生机构作为自己的首诊场所。二是社区卫生机构在人才、医疗设备、医疗技术、就医环境等方面远远落后于大医院，这使得社区卫生机构的医疗水平和大医院确实存在较大差距，绝大多数患者更加倾向于选择医疗水平高的医疗机构就诊。三是患者缺乏医疗常识。患者缺乏对常见病、多发病、病情稳定的慢性病、康复期的病情等相关情况的了解，不知道这些病情在社区卫生机构就可以得到很好的治疗，从而形成盲目的从众就医的现象。

---

① 吴文强：《发达国家双向转诊制度建设的实践与借鉴》，《重庆交通大学学报》2015 年第 3 期。

五　推进社区首诊制度发展的建议

（一）坚持政府主导，落实政府责任

首先，完善分级诊疗政策体系。政府要对广西社区卫生事业的发展有一个宏观的规划，坚持群众自愿的原则，根据当地居民的健康需求并结合广西经济社会的发展推行多种形式的分级诊疗模式。通过政策引导，鼓励群众选择基层首诊，鼓励三级医院把普通患者向下转诊、逐步完善分级诊疗政策。

其次，通过政策引导，明确基层医疗卫生机构和医院的医疗服务定位。引导三级医院逐步取消普通门诊，减少基层医疗卫生机构与医院在医疗服务功能上的冲突。通过建立规范便捷的转诊程序，一方面使得疑难杂症和危急重症患者能够及时地转移到医院就诊；另一方面，使得疾病稳定期、恢复期患者主动到社区医疗卫生机构就诊。逐步形成基层首诊、双向转诊、急慢分诊、上下联动的就医新格局。

最后，突出重点，试点示范，循序推进。医疗改革是一项重大的系统工程，政府要厘清医疗改革的内在逻辑，突出社区首诊双向转诊制度在医疗资源合理配置中发挥的积极作用，在现有试点的基础上及时总结经验和教训，结合各地区的实际情况，逐步推广地方经验，把握好社区首诊双向转诊制度推广的力度和节奏，注重配套制度的完善，积极稳妥地推进制度的落实。

（二）加快全科医生队伍建设

基层医疗人才的不足是基层卫生服务能力不足的主要原因，而导致广西社区首诊双向转诊制度难以落实的核心原因是全科医生不足。在"守门人"工作队伍建设方面，我们可以借鉴发达国家的经验。目前，美国家庭医生已占医师总数的34%，加拿大至少50%的医生是全科医生或家庭医生，而英国社区卫生工作者发挥90%的医疗作用[1]。从发达国家的经验来看，全科医

---

[1]　吴文强：《发达国家双向转诊制度建设的实践与借鉴》，《重庆交通大学学报》2015年第3期。

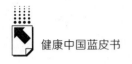

生是基层卫生服务的主力军，他们的医疗技术水平直接关系到群众对社区卫生机构的信任度和就诊率。我们可以从以下几个方面加强全科医生队伍的培养。

第一，充分利用广西区内医学院校的师资力量培养全科医生。一方面，政府要鼓励区内高校积极开展市场调查，根据现实需要开设培养全科医生的学科和专业，为全科医生的培养开辟渠道；另一方面，利用高校资源对正在从事全科医疗服务工作的医师进行规范的在岗培训，努力提高他们的医疗技术水平和门诊处理能力，从而吸引更多的群众前来就诊。

第二，充分利用大医院的医疗资源带动社区卫生机构的人才培养。政府要引导大医院积极利用自身资源优势在人才培养方面帮扶社区卫生机构。一方面，大医院提供条件让社区卫生机构从事全科医生工作的医师定期到大医院的相关科室进行见习观摩，主要培养社区卫生服务机构医务人员对常见病和突发病的处理能力；另一方面，大医院要定期派经验丰富的专家到社区卫生机构进行看病指导，不断提高社区卫生机构医务人员的技术水平，逐渐培养越来越多的全科医生。

（三）科学合理引导群众就医需求

国务院《关于印发"十三五"深化医药卫生体制改革规划的通知》指出，"到2017年，家庭医生签约服务覆盖率达到30%以上，重点人群签约服务覆盖率达到60%以上。到2020年，力争将签约服务扩大到全人群，基本实现家庭医生签约服务制度全覆盖"。广西地区要实现"十三五"深化医药卫生体制改革规划的目标面临较大的压力，要从科学合理引导群众就医需求入手，逐步落实社区首诊双向转诊制度。

第一，提升基层医疗卫生服务能力。首先，通过多渠道补偿机制，提高基层卫生人员的福利待遇，吸引高学历、高职称的医护人员到社区卫生服务机构工作；其次，通过政策引导鼓励大医院的医生下基层、退休医生支持基层。最后，推动建立医疗联合体，加强对口支援、实施远程医疗，把大医院的人才、技术等资源不断输送到基层。

第二，不同级别的医疗机构就医实行医保差异化支付。遵循医学科学规律，明确社区服务机构和三级医院的功能，逐步形成"小病在基层，大病到医院，康复回社区"的就医格局。通过经济手段，适当提高社区卫生服务机构医保支付比例，引导常见病、多发病患者和疾病稳定期、恢复期的患者到社区服务中心就诊。

第三，实施便民惠民措施。通过完善社区卫生机构内部和周围的基础设施建设，提高周围群众就医的效率，不断满足患者就医需求，让群众实实在在体会到在基层就医更省心、更省力、更省钱。

参考文献

高和荣：《社区首诊双向转诊制度在中国为何难以实施》，《国际社会科学杂志》（中文版）2014年第1期。

李艺钊等：《广西乡镇卫生院人力资源现状调查与分析》，《中国农村卫生事业管理》2016年第5期。

廖健宏等：《广西城市社区卫生服务中心卫生技术人员现状及公平性分析》，《中国公共卫生》2016年第5期。

王文华等：《基于WHO卫生人力战略目标的我国农村卫生人才建设障碍分析》，《中国卫生经济》2012年第1期。

吴文强：《发达国家双向转诊制度建设的实践与借鉴》，《重庆交通大学学报》2015年第3期。

张冬梅等：《新医改框架下乡镇卫生院人才队伍建设现状：政策、存在问题、对策》，《中国农村卫生事业管理》2015年第1期。

左延莉等：《广西全科医生的数量和分布情况及需要量预测研究》，《中国全科医学》2016年第19期。

S. Westin. The Beginning of the NHS-and the Impact on Norwegian Health Care. *Michael Quarterly*, 2011（8）：476 – 489.

Catherine Agnes O'Donnell, Nicola Burns, Frances Susanne Mair. Reducing the Health Care Burden for Marginalised Migrants：The Potential Role for Primary Care in Europe. *Health Policy*, 2016（12）：495 – 508.

B.12

云南省社区首诊制度实施报告

李国琼[*]

摘　要：　2007年，云南省提出要实行分级医疗和双向转诊制度，随后围绕这一制度出台了一系列的政策措施。提出了完善绿色通道，城乡对口援助，规范30个试点县县乡村医疗卫生服务一体化管理。加大全科医生的培养力度，提高全科医生的签约服务费，为开展基层首诊提供人才支持。不断提升乡村基层卫生服务水平，开展乡村医生签约服务，明确乡村医生配置标准。这些政策措施的实施提升了基层医疗服务能力，社区首诊取得一定成效。截至2015年，全省设置乡镇卫生院1386个，村卫生室13317个，社区卫生服务中心292个，服务站565个，基层医疗卫生机构标准化建设达标率达到95%以上。但是也存在"看病难、看病贵"、资源不足、人才匮乏、资源分配不均等问题。针对上述问题，提出了县级公立医院能力建设、全科医生特设岗位、远程诊疗、人才激励等应对策略。

关键词：　县乡医疗　乡村医生　乡镇卫生

我国开展社区卫生服务体系建设始于1997年，中共中央、国务院《关于卫生改革与发展的决定》中首次明确提出，"改革城市卫生服务体系，积

---

　　* 李国琼，昆明医科大学副教授，研究方向：医疗卫生政策。

极发展社区卫生服务……把社区医疗服务纳入职工医疗保险，建立双向转诊制度"，为开展社区卫生服务指明了方向。为了扎实推进社区首诊制度的发展，2006 年，国务院《关于发展城市社区卫生服务的指导意见》指出："实行社区卫生服务机构与大中型医院多种形式的联合与合作，建立分级医疗和双向转诊制度，探索开展社区首诊制试点……"从而首次提出开展社区首诊制试点工作，制定社区卫生服务的财政补助、价格税收、服务内容、机构标准等配套政策，推进社区卫生服务发展，促进社区首诊的开展。2009 年，中共中央、国务院《关于深化医药卫生体制改革的意见》明确指出"完善以社区卫生服务为基础的新型城市医疗卫生服务体系……引导一般医疗下沉到基层，逐步实现社区首诊、分级医疗和双向转诊"，这标志着我国开始全面推行社区首诊制度。在这一意见的指导下，各地纷纷出台政策推动社区首诊工作逐步开展和深化。云南在社区首诊制度的实施过程中取得了一定的经验，也遇到了很多的问题，本文通过对云南社区首诊制度实施情况的梳理，为分级诊疗体系的建立和"基层首诊、分级医疗、急慢分治、双向转诊"就医秩序的形成奠定基础。

一 云南省社区首诊制度的实施背景

云南省的社区卫生服务工作启动于 1998 年下半年，为贯彻落实中共中央、国务院《关于发展城市社区卫生服务的指导意见》，2007 年 3 月，云南省人民政府颁布了《关于发展城市社区卫生服务的实施意见》，意见提出了深化社区卫生服务体制改革的任务，指出要实行分级医疗和双向转诊制度，建立社区卫生服务机构与大中型医院之间上下联动、快速有效的"双向转诊"机制……开展社区卫生服务首诊制度试点，由社区卫生服务机构逐步承担大中型医院的一般门诊、康复、护理等服务，实现"小病在社区、大病进医院、康复回社区"的分级诊疗服务。同时出台系列配套文件并要求当时的卫生部门、发展改革部门、教育部门、财政部门、人事部门、劳动保障部门、建设（规划）部门、人口计生部门、食品药品监管部门、公安部门、地税部门、残疾人联合会等各司其职，密切配合，积极支持社区卫生服务的发展。通过相关政策的引导和推动，云南省社区卫生服务有了快速发展，社区卫生服务网络已初步建立。截至 2007 年底，全省有医疗卫生机构9693 个，其中医院 668 个，基层医疗机构 8447 个（乡镇、街道卫生院 1399个，社区卫生服务中心、站 161 个，门诊部 72 个，诊所、卫生所、医务室6815 个），其他 638 个①。全省 129 个县中已有 97 个开展了社区卫生服务工作②。社区卫生服务网络的建立，为开展首诊制奠定了基础。另外，昆明市社会保障局早在 2007 年便确定了首批 51 家城镇居民基本医疗保险定点首诊医院，其中就包含了龙泉路社区卫生服务中心（昆明市红云医院）、平玻社区卫生服务中心、五华区人民医院、黑林铺社区卫生服务中心、盘龙区人民医院江岸社区卫生服务中心、昆机社区卫生服务中心（昆明昆机集团公司医院）、盘龙区人民医院、昆明锦康医院、官渡区人民医院、昆明市东郊杏德社区卫生服务中心、民航路社区卫生服务中心、昆明市城南医院、西山区人民医院、海口云光社区卫生服务中心（云光医院）、白马社区卫生服务中心、福海社区卫生服务中心等 16 家主城区的社区医院（或社区卫生服务中心），可见，昆明市于 2007 年已通过医保报销有关政策的引导开展了社区首诊工作的有益尝试③。

2009 年，根据中共中央、国务院《关于深化医药卫生体制改革的意见》，云南省也出台相应政策开始了社区首诊的有关工作。《云南省人民政府关于印发云南省医药卫生体制改革 3 年实施方案（2009～2011 年)》的通知中明确提出：要转变基层卫生服务运行机制和服务方式，为城乡居民提供安全有效和低成本服务，要求乡镇卫生院以农村居民健康需求为导向，完善新农合制度，组织医务人员开展巡回医疗，城市社区卫生服务中心和服务站对行动不便的患者实行上门服务、主动服务，方便群众就医。同时要"研

---

① 根据《2008 中国卫生统计年鉴》整理，人民卫生出版社。
② 李伟：《云南省部分社区卫生服务中心服务提供现状与对策研究》，昆明医学院（2012 年更名为昆明医科大学）硕士学位论文，2009，第 6 页。
③ 《16 家社区医院成医保定点》，《昆明日报》2007 年 10 月 28 日。

究制定分级诊疗标准，开展社区首诊制试点，探索建立基层医疗卫生服务机构与省、市、县医院双向转诊和委托管理机制"。据此，各州市也制定印发了实施方案并开始在社区（农村社区和城市社区）医疗中开展首诊制工作，极大地为城乡居民看病就医提供了方便。截至 2010 年底，全省有医疗卫生机构 22888 个，其中医院 780 个，基层医疗机构 21505 个（乡镇、街道卫生院 1387 个，社区卫生服务中心、站 367 个，门诊部 78 个，诊所、医务室 6484 个，村卫生室 13189 个），其他卫生机构 603 个[①]。由此可以看出，2010 年比 2007 年的基层医疗机构数有了较大的增加，增长率为 155%，基层医疗机构数的增加为开展基层首诊创造了条件。

2012 年 3 月，国务院《关于印发"十二五"期间深化医药卫生体制改革规划暨实施方案的通知》提出："建立健全分级诊疗、双向转诊制度，积极推进基层首诊负责制试点。明显提高基层医疗卫生机构门急诊量占门急诊总量的比例。"2012 年 10 月，国务院《关于印发卫生事业发展"十二五"规划的通知》强调完善以社区卫生服务为基础的城市医疗卫生服务体系，继续加强社区卫生服务中心（站）能力建设，完善社区卫生服务功能，"逐步建立社区首诊、分级诊疗和双向转诊制度"。据此，云南省人民政府《"十二五"期间深化医药卫生体制改革规划暨实施方案》明确提出，围绕"保基本、强基层、建机制"的基本要求，要巩固和完善基层医疗卫生机构运行新机制，提升基层基本医疗服务能力，明显提升基层医疗卫生机构门急诊率，提高基层医疗机构资源利用效率，使病人流向趋于合理。2012 年，云南投入 44.63 亿元加强重大疾病控制和基层卫生服务体系建设，建设社区卫生服务机构 249 个、乡镇卫生院 1088 个、村卫生室 6932 个，基层医疗卫生条件逐步改善，服务能力得到提升，以社区为基础的新型城市医疗卫生服务体系初步建立，新农合参合率稳定在 96% 以上[②]，这为开展基层（社区）首诊奠定了基础。

---

① 根据《2011 中国卫生统计年鉴》整理，中国协和医科大学出版社。
② 资料来源于 2012 年云南省政府工作报告。

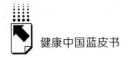

2013 年 7 月，国务院办公厅下发通知提出要研究推进基层首诊负责制试点，建立健全分级诊疗、双向转诊制度和机制，增强医疗服务的连续性和协调性；2014 年 3 月，国务院《政府工作报告》提出要"巩固和完善基本药物制度和基层医疗卫生机构运行新机制，健全分级诊疗体系"；2014 年 5 月，国务院办公厅《关于印发深化医药卫生体制改革 2014 年重点工作任务的通知》提出：健全分级诊疗体系，制定分级诊疗办法，综合运用医疗、医保、价格等手段引导患者在基层就医，推动形成基层首诊、分级诊疗、双向转诊的就医秩序。国务院办公厅《关于印发深化医药卫生体制改革 2014 年工作总结和 2015 年重点工作任务的通知》中强调要完善分级诊疗体系，加快建立基层首诊、双向转诊制度，落实基层首诊。2015 年 9 月，国务院办公厅印发《关于推进分级诊疗制度建设的指导意见》，该指导意见由"总体要求"、"以强基层为重点完善分级诊疗服务体系"、"建立健全分级诊疗保障机制"、"组织实施"4 个部分组成，为各地推进分级诊疗制度建设提供了指导。这一意见的出台表明经过一段时间的探索，分级诊疗制度进一步扩大试点范围已经具备了一定的条件。国务院办公厅在《关于印发深化医药卫生体制改革 2016 年重点工作任务的通知》中提出加快开展分级诊疗试点，扩大家庭医生签约服务，提升基层服务能力的要求，明确了具体的量化指标和工作路径。据此，云南也制定出台了相应的文件和政策，推动分级诊疗制度的实施。

二 云南省社区首诊制度的发展

根据国家有关指导意见和要求，结合云南工作开展情况，云南省卫生厅于 2012 年印发《云南省县乡村医疗服务一体化管理指导意见》，提出进一步建立完善绿色通道、城乡对口援助、基层首诊制、分级诊疗、联合办医等措施，规范 30 个试点县县乡村医疗服务一体化管理。该意见指出，要积极探索多种形式的县乡村医疗服务一体化管理模式。鼓励不同规模级别的医院积极探索以资本、技术、管理为纽带，通过整体托管、重组、联合办医、团队帮扶、城乡对口支援、区域协同医疗、组建医院管理集团和医疗联合体等形式进行县乡村医疗服务一体化管理的有效途径。通过一系列政策措施的引导和执行，到 2016 年，全省已有 109 家县级公立医院与 395 个乡镇卫生院实施了县乡村医疗服务一体化管理试点①，县乡村医疗卫生机构就诊条件和服务能力得到明显提升，就医环境得到明显改善，基层首诊也得到了真正的落实。

2013 年《云南省政府工作报告》指出要加强基层医疗卫生服务体系建设，加大全科医生培养力度。2014 年全省卫生工作会议要求研究制定分级诊疗办法，推行基层首诊、分级诊疗模式试点，开展乡村医生签约服务。2015 年提出大力推进分级诊疗工作，综合运用医疗、医保、价格等手段，拉开不同级别定点医疗机构间的报销比例和服务价格差别，推动形成基层首诊、双向转诊、急慢分治、上下联动的分级诊疗模式。2016 年提出扎实推进分级诊疗制度试点。合理配置资源，细化落实各级各类医疗机构功能定位。以重点学科、临床重点专科（科室）建设为抓手，提升基层医疗卫生机构、各级公立医院的诊疗水平和服务能力。综合施策，通过组建医联体等形式，建立上下联动、分工协作机制，充分调动各级医疗机构实施分级诊疗的积极性。以高血压、糖尿病等慢性病和常见病、多发病为切入点，逐步扩大分级诊疗试点病种，制定分级诊疗考评办法，有序推进分级诊疗试点工作。制定以全科医生为主的家庭医生签约服务实施方案，并运用价格调控、医保支付、便民惠民等措施，切实转变就医观念，引导基层首诊，提高全科医生（乡村医生）签约服务经费，助力分级诊疗实施。2017 年提出加大基层公共医疗卫生投入，不断完善服务网络、运行机制和激励机制，引导优质医疗资源下沉，形成科学合理的就医秩序，逐步建立符合省情的分级诊疗制度。以医联体和家庭医生签约服务为抓手，加快推进分级诊疗制度建设。以人才下沉和资源利益共享为导向，在城市主要推广紧密型医联体；在县域主要推广以支付方式改革为纽带和以资源整合为重点的县乡村医疗卫生服务共同体，在边远地区大力发展远程医疗协作网，与发达地区组建高水平专科医

---

① 资料来源于《云南日报》，2016 年 4 月 13 日。

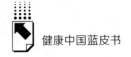
院联盟。在85%的地市开展分级诊疗试点，以慢性病和重点人群为切入点，做实做细签约服务包，家庭医生（团队）签约服务覆盖率达到30%以上，重点人群覆盖率达到60%。引导二级以上医院向下转诊诊断明确、病情稳定的慢性病患者①。2017年3月22日，云南召开卫生与健康大会，提出要脚踏实地地加快健康云南建设，努力增进人民健康福祉，并对建立起科学合理的分级诊疗制度提出了明确的工作要求。

这期间，政府相继出台了很多政策、意见和规划，对基层首诊工作提出了明确要求。如2016年2月，云南省人民政府办公厅《关于建立完善分级诊疗制度的实施意见》明确提出2017年分级诊疗全面推开，优质医疗资源有序有效下沉，基层医疗机构诊疗量占总诊疗量的比例在60%以上，县域内就诊率达90%左右。根据该实施意见的要求，云南省卫生计生委印发了《关于建立完善医疗机构基层首诊、双向转诊工作的通知》，对实行基层首诊负责制、建立双向转诊机制、完善双向转诊程序、落实双向转诊工作的有关问题提出了明确要求。其中提出要实行基层首诊负责制，即参保（参合）患者就医时，原则上应在统筹地区内基层医疗机构或其他医保定点一级医疗机构接受首次诊疗；试点地区医疗卫生机构按确定的以高血压和糖尿病为主的慢性病、常见病、多发病分级诊疗试点病种实行基层首诊，并落实首诊医生负责制。

根据《关于建立完善分级诊疗制度的实施意见》的要求，2020年将形成以"基层首诊、双向转诊、急慢分治、上下联动"为核心的较为完善的分级诊疗模式，基本形成"小病不出村、常见病不出乡、大病不出县、急危重症和疑难杂症不出省、康复回基层"的目标。2016年9月，云南省教育厅等五部门发布《关于进一步做好农村订单定向医学生免费培养工作的意见》，明确提出加强全科医学人才培养，为基层医疗卫生机构培养下得去、用得上、留得住的高素质医学卫生人才；同时通过云南省全科医学培训中心（设在昆明医科大学）自2009年到现在，为全省各州市培养全科医学

①　根据2014~2017年云南卫生计生工作会议资料整理。

师资、全科医学骨干和社区卫生管理人员近 3000 人，再由这些师资和骨干为基层医生开展全科医学培训，通过昆明医科大学编写实用的全科医生适用教材提供给基层医生作为学习之用，以提高基层医疗卫生人员服务水平和能力，为开展基层首诊提供人才支持。2016 年 9 月，云南省人民政府办公厅转发省卫计委等部门《关于推进医疗卫生与养老服务相结合的实施意见》指出：推进以全科医生为主的家庭签约服务试点，为老年人提供连续的健康管理服务与医疗服务，这就为开展社区首诊提供了良好的切入点。2016 年 10 月，云南省人民政府办公厅印发《云南省医疗卫生服务体系规划（2016～2020）》提出要建立上下联动的符合全省实际的分级诊疗模式，构建不同级别医院之间、医院与基层医疗卫生机构之间、接续性医疗机构之间的分工协作机制，形成"基层首诊、双向转诊、上下联动、急慢分治"的诊疗格局，重点加强优质医疗资源向基层、农村流动，构建"坝区 15 分钟健康服务圈"、"山区 30 分钟健康服务圈"。2016 年 11 月，云南省人民政府办公厅印发《云南省医药大健康产业规划（2016～2020）》，提出加快公立医院综合改革，建立分级诊疗制度，合理配置医疗资源，推进家庭医生签约服务。

2017 年 2 月，中共云南省委云南省人民政府《关于进一步加快卫生与健康事业改革发展的决定》、《云南省"十三五"卫生与健康规划》和《"健康云南"2030 规划纲要》中都明确了深化分级诊疗制度改革的要求，提出以慢性病、常见病、多发病为重点，明确诊疗标准，建立双向转诊机制。建立基层首诊，签约服务，医疗卫生机构分工协作，二级以上医院与基层医疗卫生机构用药、医保报销等衔接机制；完善不同级别医疗机构的医保差异化支付政策。支持城市医院与下级医院、基层医疗卫生机构组建医联体，大力推广紧密型县乡村医疗卫生服务一体化管理模式。建立完善以家庭医生为主体的团队签约服务机制，按规定收取的签约服务费由医保基金、基本公共卫生补助资金和签约居民付费分担，不纳入基层医疗卫生机构绩效工资总额。完善签约服务绩效考核机制。提高基层医疗卫生机构诊疗量占总诊疗量的比例，逐步形成"基层首诊、双向转诊、急慢分治、上下联动"的分级诊疗模式。

对照《云南省"十二五"期间深化医药卫生体制改革规划暨实施方案》

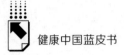

的工作目标，云南省"十二五"期间的卫生工作基本完成了预定的目标，通过各项政策措施的实施，提升了基层基本医疗服务能力，社区首诊工作取得了一定成效。

"十二五"期间，云南省持续加强基层医疗卫生服务体系建设，推进基层医疗机构标准化建设，将健全基层医疗卫生服务体系作为深化医改的重中之重，持续加大建设投入力度，着力提升基层服务能力。中央和省先后共投入资金近 50 亿元，实施了县、乡、村医疗卫生机构建设项目 5000 多个。2010～2012 年启动了 671 个乡镇卫生院建设，总建设规模达 51.74 万平方米；2013 年按照乡镇卫生院标准化建设中央补助 100 万元/个，省财政配套补助 8.5 万元/个，村卫生室标准化建设中央补助 5 万元/个，省财政配套补助 5 万元/个的标准，省级财政共投入资金 7500 万元，实施了 290 个乡镇卫生院和 1000 个村卫生室标准化建设项目，并启动建设乡镇卫生院职工周转住房 1100 套。2009～2013 年，全省共安排 10684 万元专项资金，用于 682 个乡镇卫生院购置设备经费，为乡镇卫生院添置急需的设备、设施，切实改善了服务条件。2014 年省财政安排 2600 万元专项资金，实施基层医疗卫生机构能力提升建设项目，为 265 所乡、村医疗卫生机构装备基本医疗设备，并按照"一村一档"、"图文并茂"的要求，建立了全省村卫生室动态数据库。截至 2015 年，全省设置乡镇卫生院 1386 个，其中，436 个中心乡镇卫生院，950 个乡镇卫生院；设置村卫生室 13317 个；经县级卫生行政部门审批设立的社区卫生服务机构达到 857 个，其中，社区卫生服务中心 292 个、服务站 565 个，全省基层医疗卫生机构标准化建设达标率在 95% 以上。圆满完成以规划为指导，按照填平补齐的原则，继续加强村卫生室、乡镇卫生院、社区卫生服务机构标准化建设，使每个行政村有一所村卫生室、每个乡镇有一所政府举办的卫生院，原则上每个街道办事处或 3 万～10 万居民设置 1 所社区卫生服务中心，到 2015 年基层医疗卫生机构达标率在 95% 以上的目标任务。省卫生计生委与省财政厅在全省范围选择了 395 个乡镇卫生院开展了县乡医疗服务一体管理试点工作，省财政按每个乡镇卫生院补助帮扶县医院 20 万元，提升县级医院和乡镇卫生院的服务能力。开远市、景洪市、祥云县等多个试点市、县积极探索以资本、技术、管理为纽带的县乡村医疗服务一体化管理。具体措施如下。

一是对乡村医生配置标准作了进一步明确。要求边远地区原则上按每千服务人口不低于1名的比例配备乡村医生。配备2名以上乡村医生的村卫生室，应有1名女乡村医生，并至少应有1名能西会中的乡村医生。二是细化了乡村医生退出机制。原则上年满60周岁的乡村医生不再在村卫生室执业，如情况特殊可延长工作年限，村卫生室可以返聘乡村医生继续执业。三是强化了业务工作管理和考核。要求在县级卫生计生行政部门的统一组织下，由乡镇卫生院定期对乡村医生开展考核，并将考核结果作为乡村医生执业注册和财政补助的主要依据，有效加强乡村医生执业管理和服务质量监管。四是规范了乡村医生在岗培训。重点实施面向村卫生室以农村生源为主的3年制中、高职免费医学生培养，充实乡村医生队伍，提高服务能力。五是保障乡村医生的合理收入。提高各级政府对村医的补助标准。通过政府购买服务的方式，将基本公共卫生服务补助资金在考核的基础上继续重点向乡村医生倾斜。落实一般诊疗费政策，实施好基本药物定额补助。并随着经济社会的发展，动态调整乡村医生各渠道补助标准，逐步提高乡村医生的待遇水平。六是推进村卫生室标准化建设。明确各地要采取政府补助、公建民营等方式，按照"立足长远、保障用地、一次规划、分步实施"的原则，在国家标准的基础上，根据实际情况合理规划，进一步支持村卫生室房屋建设和设备购置。并加快信息化建设，实现以农村居民健康档案和基本诊疗为核心的信息系统覆盖村卫生室。七是鼓励各级政府对村卫生室运行经费给予补助。在实施意见中以政策文件的形式第一次明确提出了鼓励各级政府对村卫生室运行经费给予补助。

云南省把建立全科医生制度作为强基层的关键举措，推进全科医生制度建设。2013年印发了云南省人民政府《关于建立全科医生制度的实施意见》，2014年省卫生计生委等6部门制定印发《云南省基层卫生人才培养实施方案》，初步建立了制度体系。"十二五"期间，全省已完成全科医生培训并取得合格证的6235人（岗位培训3890人、骨干培训393人、转岗培训

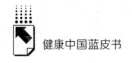
1925 人、规范化培训 27 人）。培训基层全科医学带教师资 1528 名。加大农村订单定向免费医学生培养力度。在国家项目的基础上，启动省属订单定向免费医学生培养项目，2010～2015 年，全省累计招录培养农村订单定向免费医学本科生 3202 人（其中本科 2702 人，专科 500 人），签约就业地实现了全覆盖。依托省内中等卫生职业学校开展 3 年制农村医学专业医学生培养工作，2010 年至今共招录培养 10702 名，为全省村卫生室补充合格的乡村医生。

为了优化基层卫生队伍结构，政府相继出台了一系列鼓励政策，吸引医学院校毕业生及城市医务人员到乡镇卫生院工作，通过实施乡镇卫生院招聘执业医师和开展全科医师特设岗位试点工作，解决了部分乡镇卫生院缺乏执业医师的问题，优化了基层卫生队伍结构，2009～2011 年招聘了 130 名执业医师到乡镇卫生院工作，2014 年招聘了 460 名特设岗位全科医师到乡镇卫生院工作；持续实施"万名医师支援农村卫生工程"，全省每年下派 480 名三级医院医务人员到县医院服务；每年下派 1314 名二级以上医疗卫生机构医务人员到对口贫困县的 438 个乡镇卫生院服务，基层医疗卫生机构专科能力建设得到加强。同时，还先后开展实施了乡村医生在职学历教育、中西部地区订单定向免费培养医学生、乡镇卫生院卫技人员专科培训等教育培训项目。乡村医生中具有中专及以上学历的人员比例由 2002 年的 13.33% 上升到 2014 年的 50.49%，基层卫生队伍素质明显提高。全省共完成全科医师转岗培训 5000 人，全省乡镇卫生院有全科医师 2609 人，较 2012 年增加了 542 人，平均每个乡镇卫生院有全科医师 1.88 人，圆满完成到 2015 年力争每个乡镇卫生院拥有 1 名以上全科医生的任务目标。严格落实城市医院和疾病预防控制机构医生晋升中高级职称前到基层重点是农村服务累计一年以上的政策。鼓励县级以上医院医生及退休医生到基层和农村执业。基层医疗机构得到较大发展，促进了首诊制度的开展和实施（见表 1、2、3）。

同时，政府印发《云南省乡村医生服务手册》，全省 66 个县（市、区）开展了乡村医生签约服务试点，签约农户 187.87 万户，签约农民 592.42 万人。开展"3 + 2"助理全科医生培训试点，招收 301 名。招录培养 5 年制农村订单定向免费临床医学生 740 名，3 年制 500 名；协调安排首届农村订

表1 云南基层医疗机构发展和服务情况对照

年度	机构数 （个）	床位数 （张）	人员数 （人）	诊疗人次 （万人次）	入院人数 （万人）
2010	21505	38247	84546	11325.1	130.2
2015	21833	48916	98254	13160	144

资料来源：根据《2011 中国卫生统计年鉴》《2016 中国卫生和计划生育统计年鉴》整理，中国协和医科大学出版社。

表2 社区卫生服务中心（站）医疗服务情况对照

年度	社区卫生服务中心				社区卫生服务站	
	机构数	诊疗人次 （万人次）	入院人数 （万人）	病床使用率 （%）	机构数	诊疗人次 （万人次）
2010	134	247.75	5.83	62.3	233	185.12
2015	171	401.00	7.83	55.7	327	249.97

资料来源：根据《2011 中国卫生统计年鉴》《2016 中国卫生和计划生育统计年鉴》整理，中国协和医科大学出版社。

表3 乡镇卫生院（村卫生室）医疗服务情况对照

年度	乡镇卫生院				村卫生室	
	机构数	诊疗人次 （万人次）	入院人数 （万人）	病床使用率 （%）	机构数	诊疗人次 （万人次）
2010	1385	3306.63	122.78	57.3	13189	5456.38
2015	1372	4643.14	135.92	54.6	13351	5717.15

资料来源：根据《2011 中国卫生统计年鉴》《2016 中国卫生和计划生育统计年鉴》整理，中国协和医科大学出版社。

单定向免费临床医学生就业和规范化培训。2017 年云南以省级三甲医院为主体组建 3 个大型医疗联合体，全省 1/3 以上的县市推行紧密型县乡村医疗卫生服务一体化管理。以高血压、糖尿病为切入点扎实推进分级诊疗工作，省级层面的分级诊疗政策体系与考核制度基本建立。实施以全科医生为主的家庭医生签约服务，全年试点地区人群签约服务率达 15.30%，重点人群签约服务率达 36.3%。

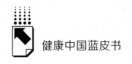

三 云南省社区首诊制度存在的问题

（一）"看病难、看病贵"问题依然存在

基层医疗机构诊疗服务能力不足，加上一些机制还没有建立起来，使得患者转向上级医疗机构的比重较大，形成"大医院人满为患，基层医疗机构门可罗雀"的现象，省级医院"挂号难、检查难、住院难、手术难"普遍存在。大量的普通诊疗集中到大医院，既浪费了稀缺的高端资源，也提高了医疗成本，增加了患者和社会的负担。

（二）资源不足、质量不高的问题依然突出

全省医疗卫生服务体系建设投入不足、标准不高，县级医院、乡镇卫生院、村卫生室（按 80 平方米的标准计算）达标率分别仅为 51.16%、66.9% 和 61.66%，基层医疗机构普遍功能不全、能力较弱，严重制约了为群众提供必要的医疗服务。

（三）人才匮乏、能力低下的问题更加紧迫

全省每千人拥有执业（助理）医师 1.59 人、注册护士 1.55 人，均低于全国平均水平。博士、硕士和具有高级职称的专业技术人才比例较低，且大部分集中在省级医疗卫生机构。县级及以下医疗卫生机构基本无硕士以上学历的专业技术人才，相当比例的乡镇卫生院没有或仅有一名执业医师，边远、贫困地区情况更为突出。

（四）资源分布不均问题依然突出

优质医疗资源更加向大城市、大医院集中，造成资源结构和分布的极不均衡，出现了患者和医生双双"上流"，基层不断被削弱，而大医院人满为患，看病难的问题越来越突出。据统计，2008～2014 年，全省卫生技术人

员数和床位数分别增长 65.53% 和 76.13%，但同期医疗卫生机构总诊疗人次和出院人数分别增长 118% 和 104%，其中，三级以上医院分别增长 98.63% 和 139%。

四 推进社区首诊制度发展的建议

结合云南特殊的省情，开展社区首诊，应当着手解决以下几个问题。

一是扎实推动实施县级公立医院能力建设行动计划，切实提升诊疗质量和服务水平。将临床重点专科建设作为医院能力建设的重要抓手，30 万人口以上的县市区均有 1 个以上省级临床重点专科建设单位，提高专科疾病和重特大疾病诊疗水平，力争早日实现城乡居民 90% 的就诊能在县域内解决的目标。

二是加强全科医生特设岗位计划试点，有效解决艰苦边远地区全科医生紧缺及乡镇卫生院无执业医师的问题。做好农村和社区卫生人员、全科医师、住院医师培训工作。在中、高等医学院校继续开展省级 3 年制、5 年制订单定向医学生培养计划。深化沪滇卫生合作，拓展与其他发达省市的合作，实现城市三级医院对口支援县医院全覆盖。

三是加强远程诊疗手段运用，方面群众就医。远程医疗覆盖全省 70% 以上的乡镇卫生院和社区卫生服务中心；推进"互联网+"在分级诊疗中的应用。实施"互联网+医疗"卫生行动计划，深入发掘医疗健康服务大数据的应用。加快市级区域性医疗卫生计生信息平台建设，构建居民健康档案、电子病历数据库，逐步实现电子健康档案和电子病历在不同级别、不同类别医疗机构之间的信息共享。完善分级诊疗信息管理，基本覆盖全部二、三级医院和 80% 以上的乡镇卫生院和社区卫生服务中心。大力发展远程医疗，到 2017 年，远程医疗服务覆盖 100% 的县（市、区）。

四是落实基层医疗卫生机构"拴心留人"政策。发挥基层"健康守门人"作用。开展社区卫生服务提升工程，创建"群众满意的乡镇卫生院"。

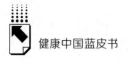

全面落实乡村医生各项政策，扩大乡村医生签约服务试点覆盖面。落实基层医疗卫生机构编制、补偿、收入分配等政策措施。

参考文献

李伟：《云南省部分社区卫生服务中心服务提供现状与对策研究》，昆明医学院（2012 年更名为昆明医科大学）硕士学位论文，2009。

《16 家社区医院成医保定点》，《昆明日报》2007 年 10 月 28 日。

B.13
新疆社区首诊制度实施报告

范玉显*

摘　要： 2006 年以来，新疆维吾尔自治区在社区首诊制度及配套制度建设方面进行了多地试点。尤其是十八大以来，自治区专门出台了以《关于自治区分级诊疗工作的实施意见》等为代表的一系列政策措施，明确提出了在 70% 左右的地方开展分级诊疗试点、县域内就诊率不低于 90%、居民 2 周患病首选基层医疗卫生机构的比例≥70% 等具体目标，以及"2017 年初步完善自治区分级诊疗政策体系，到 2020 年全面提升分级诊疗服务能力"的规划目标，并配套了优惠措施，制定了明细的"分级诊疗试点工作考核评价标准"、基层医疗卫生机构建设标准、补偿机制等具体要求，充分利用医疗卫生资源特色优势，推进社区首诊制度发挥显著成效，为不断推进和完善新疆社区首诊制度打下了坚实的基础。

关键词： 自治区卫生　分级诊疗　医疗观念

　　2016 年 10 月，国务院印发了《"健康中国 2030"规划纲要》（以下简称"纲要"）①。这是国内首个且规格最高的健康产业规划，也意味着"健

　　＊　范玉显，中共新疆维吾尔自治区党校民族宗教理论教研部讲师，研究方向：社会保障、民族宗教政策与理论。
　　①　《〈"健康中国 2030"规划纲要〉发布（附全文）》，新华网，http://news.xinhuanet.com/health/2016-10/25/c_1119786029.htm，2016 年 10 月 25 日。

康中国"战略的正式落地和实施。纲要明确指出,要"完善家庭医生签约服务,全面建立成熟完善的分级诊疗制度,形成基层首诊、双向转诊、上下联动、急慢分治的合理就医秩序,健全治疗–康复–长期护理服务链。引导三级公立医院逐步减少普通门诊,重点发展危急重症、疑难病症诊疗。完善医疗联合体、医院集团等多种分工协作模式,提高服务体系整体绩效"①。此后,十八届五中全会公报也特别指出要不断推进"健康中国"建设,2017 年 2 月 26 日"健康中国论坛"在北京召开,进一步助力"健康中国"建设。具体来讲,推进"健康中国"的建设,将着力推进六大任务,其中一项重要的任务就是健全优质、高效、整合型的医疗卫生服务体系,完善分级诊疗制度,努力为居民提供全生命周期的健康管理和服务②。

《新疆维吾尔自治区卫生综合统计年报表(2015 年)》的数据显示,截至 2015 年底,全区共有医疗卫生机构 15669 个(不含兵团),其中医院 702 个;基层医疗卫生机构 14334 个,其中社区卫生服务中心 153 个、社区卫生服务站 528 个、乡镇卫生院 926 个、村卫生室 8618 个;专业公共卫生机构 626 个③。国家卫生和计划生育委员会公布的数据显示,截至 2016 年 11 月底,新疆全区医疗卫生机构数达 18952 个,其中医院 915 个、基层医疗卫生机构 17224 个、专业公共卫生机构 806 个、其他机构 7 个④。

一 社区首诊制度的起步与试点

2006 年 3 月国务院出台的《关于发展城市社区卫生服务的指导意见》

---

① 《〈"健康中国 2030"规划纲要〉发布(附全文)》,新华网,http://news. xinhuanet. com/health/2016 – 10/25/c_ 1119786029. htm,2016 年 10 月 25 日。
② 《李斌答本网记者问:"健康中国"力推六大任务》,中国经济网、网易"财经频道",http://money. 163. com/16/0308/16/BHL8S8VR00253B0H. html,2016 年 3 月 8 日。
③ 《关于印发自治区医疗卫生服务体系规划(2016~2020 年)的通知》(新政办发〔2017〕29 号),新疆政府网,http://www. xinjiang. gov. cn/2017/03/10/128342. html,2017 年 3 月 10 日。
④ 国家卫生和计划生育委员会:《2016 年 11 月底全国医疗卫生机构数》,http://www. nhfpc. gov. cn/mohwsbwstjxxzx/s7967/201702/0a644a51bfc347ccab43fb1766aa5089. shtml,2017 年 2 月 24 日。

（国发〔2006〕10号）明确指出："实行社区卫生服务机构与大中型医院多种形式的联合与合作，建立分级医疗和双向转诊制度，探索开展社区首诊制试点，由社区卫生服务机构逐步承担大中型医院的一般门诊、康复和护理等服务。"① 这是我国首次提出探索开展社区首诊制试点，由此揭开了政府推动建立社区首诊制度的帷幕。此后，深圳、北京、青岛、上海、武汉、重庆等地建立和完善社区首诊制，对分级诊疗制度进行了有益探索。在2009年医改工作安排中，"开展城市社区首诊工作"是且始终是2009～2014年基层卫生改革的工作之一②。

乌鲁木齐市在2007年就遵照"小病在社区，大病进医院，康复回社区"的首诊负责制原则试行了社区首诊制，开始了乌鲁木齐市医疗卫生服务的新转变——"由下级医疗机构将病人转入上级医院，待治疗方案明确后再转回社区医疗机构进行康复、护理治疗"③。为此，社区卫生服务中心的性质得到进一步明确，它是以政府举办为主的公益性质的事业单位，主要服务社区、家庭和居民，主要业务是主动上门开展健康教育、计划生育技术服务以及提供一般常见病、多发病等的诊疗服务。乌鲁木齐市还提出，"各社区按照三万至十万居民或按照街道办事处所辖范围规划设置一个社区卫生服务中心，中心可下设三至五个社区卫生服务站"④。

乌鲁木齐2008年出台的《城镇居民基本医疗保险参保人员首诊及转诊暂行办法》（乌政办〔2008〕132号）（以下简称《暂行办法》）规定，乌鲁木齐市城镇居民基本医疗保险参保人员就医时，需在定点医疗机构中选择两家社区卫生服务机构作为自己的首诊医疗机构。乌鲁木齐市民若未经社区卫生服务机构首诊，擅自选择非定点医疗机构就医，其住院医疗费用将由个人承担。《暂行办法》还规定，参保人员若遇到危急情况，未在自选的社区卫

① 《关于发展城市社区卫生服务的指导意见》（国发〔2006〕10号）。
② 宋宿杭、何莉、梁思园、金音子、孟庆跃：《我国城市社区首诊制度研究综述》，《中国卫生经济》2017年第1期。
③ 王瑟：《乌鲁木齐试行社区首诊制》，《光明日报》2007年2月5日，第6版。
④ 王瑟：《乌鲁木齐试行社区首诊制》，《光明日报》2007年2月5日，第6版。

生服务机构就医或到上一级定点医疗机构急诊住院时，必须带急诊手续在其入院后的五个工作日内到自选社区卫生服务机构补办转诊备案手续。此外，参保人员在外地探亲、旅游和学习期间急诊住院时，需在当地定点医疗机构就诊，若是长期异地居住的，可在当地定点医疗机构中选择一级、二级、三级各一所医疗机构作为异地就医的定点医疗机构①。当时，乌鲁木齐已经有137家社区卫生服务机构被确定为市民首诊定点医疗机构，21家二级医院和19家三级医院分别被确定为市民二、三级定点医疗机构②。到2009年4月，新疆社区卫生服务体系整体覆盖率仅为47%。新疆开始不断加强社区卫生机构人员培训，开展社区首诊和双向转诊试点工作，以此实现全区城市社区卫生服务覆盖率在2009年内达到65%的目标③。

为了让患者能选择基层首诊，克拉玛依市2008年就开始先行先试④。克拉玛依市有各级、各类医疗机构114家，其中综合医院4家，仅有的1家三级医院总是人满为患，很多人还会选择坐几小时的车去乌鲁木齐的大医院看病⑤。克拉玛依市在2008年的社区卫生工作综合改革中着重突出"双向转诊"工作，明确了各级医疗机构的诊疗范围，积极建立机制并打通通道。同时，为了解决基层医疗卫生机构服务能力差、环境不佳等制约患者选择的问题，克拉玛依市按照统一建设标准、统一形象标识、统一设备配置、统一管理制度、统一信息管理、统一考核评估的"六统一"标准，完成了所有基层卫生服务机构的规范化建设和一体化管理。同时，克拉玛依市还不断推进全科团队签约服务，加快推进远程医学平台建设，开展中

---

① 《乌鲁木齐市城镇居民基本医疗保险参保人员首诊及转诊暂行办法》（乌政办〔2008〕132号）。

② 《乌鲁木齐：市民未经社区首诊需自担住院费》，新华网，http：//www. xinhuanet. com/chinanews/2008－06/02/content_ 13431214. htm，2008年6月2日。

③ 《新疆城市社区卫生服务年内覆盖率将达65%》，新华网，http：//news. xinhuanet. com/health/2009－04/15/content_ 11187253. htm，2009年4月15日。

④ 《解读〈关于自治区分级诊疗工作的实施意见〉》，新疆维吾尔自治区人民政府网站，http：//www. xinjiang. gov. cn/2016/02/18/62526. html，2016年2月18日。

⑤ 《分级诊疗：让新疆优质医疗资源下沉》，亚心网，http：//news. iyaxin. com/content/2016－02/23/content_ 10024807. htm，2016年2月23日。

医药特色服务等举措，提升基层卫生服务机构的整体实力和基层首诊的吸引力。

石河子市也在 2009 年开始实行首诊及双向转诊制度，新疆生产建设兵团农八师石河子市卫生局、劳动和社会保障局联合下发了《八师石河子市居民基本医疗保险参保人员首诊及双向转诊办法》，与此同时，还公布了首批首诊社区定点医疗机构名单①。

此后，自治区党委、自治区人民政府先后发布《自治区党委自治区人民政府关于深化医药卫生体制改革的实施意见》（新党发〔2010〕2 号）、《关于印发新疆维吾尔自治区医药卫生体制改革近期重点实施方案（2009 ~ 2011 年）的通知》（新政发〔2010〕34 号）、《关于印发自治区深化医药卫生体制五项重点改革 2010 年度主要工作安排的通知》（新政办发〔2010〕143 号）、《关于印发自治区医药卫生体制五项重点改革 2011 年度主要工作安排的通知》等重要文件。其中，新政发〔2010〕34 号文件中明确提出要转变基层医疗卫生机构运行机制，"自治区研究制定分级诊疗标准，开展首诊制试点，建立乡镇卫生院、社区卫生服务机构与上级医院双向转诊制度。政府举办的基层医疗卫生机构要实行全员聘用制，完善收入分配制度，建立以服务质量和服务数量为核心、以岗位责任与绩效为基础的考核和激励制度，进一步修订和完善乡镇卫生院绩效考核管理办法，研究制定乡村医生绩效考核管理办法和社区卫生服务机构绩效考核管理办法"。新政办发〔2010〕143 号文件也对当时的卫生厅提出要求，要"建立公立医院与城乡基层医疗卫生机构的分工协作机制，加强人员培训交流和业务指导，探索建立社区首诊、双向转诊等分级诊疗制度"。

经过几年的探索，结合国家政策要求和其他地区的经验，近几年，新疆维吾尔自治区对社区首诊制度、分级诊疗制度给予了特别重视。自治区党委、自治区人民政府先后出台并印发了《自治区党委自治区人民政府关于深化医药卫生体制改革的实施意见》（新党发〔2010〕2 号）、《关于印发自

---

① 温蓉：《石河子市建立首诊及双向转诊制度》，《中国医疗保险》2009 年第 2 期。

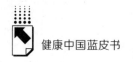

治区"十二五"期间深化医药卫生体制改革实施方案（2012～2015 年）的通知》（新政发〔2013〕12 号）、《关于印发自治区 2013 年深化医药卫生体制改革主要工作安排的通知》（新政办发〔2013〕109 号）等重要政策文件。新政发〔2013〕12 号文件提出，要"推行双向转诊制度，引导群众首诊到基层，促进分级诊疗制度形成。明显提高基层医疗卫生机构门诊量占门诊总量的比例"，并提出要推进全科医生制度建设等要求，"在城市社区推进家庭签约医生服务模式，逐步建立全科医生与居民契约服务关系，为居民提供连续的健康管理服务"。

2015 年 8 月，自治区召开了深化医药卫生体制改革工作电视电话会，提出 2015 年新疆医改工作包括完善分级诊疗体系等在内的 7 大类 27 项内容，要求在探索分级诊疗制度和医联体（医疗集团）方面有新突破，在公立医院改革试点城市开展分级诊疗试点，逐步推进建立"基层首诊、双向转诊、上下联动、急慢分治"的分级诊疗体系①。此外，克拉玛依市、吐鲁番市在 2015 年已探索开展分级诊疗试点工作。2016 年，自治区继续鼓励有条件的地（州、市），以高血压、糖尿病、肿瘤、心脑血管疾病等慢性病为突破口，通过签约服务、建立医联体、远程医疗等措施开展分级诊疗试点工作，引导基层首诊，促进便捷就医②。

截至 2015 年 9 月份，自治区县级公立医院综合试点县（市）已达 50 个，其中国家级试点县（市）12 个，自治区级试点县（市）38 个③。上述所列文件中，新政办发〔2015〕101 号文件提出要完善分级诊疗体系，按照"基层首诊、双向转诊、急慢分治、上下联动"的要求，逐步实现"大病进医院，小病在基层，康复进社区"；并且明确了年度目标，要求 2015 年所有公立医院改革试点城市都要开展分级诊疗试点，要求其加快建立基层首诊、

① 《新疆医改抓好七大重点工作任务 探索分级诊疗制度和医联体》，新疆网，http://www.xinjiangnet.com.cn/2015/0804/1430663.shtml，2015 年 8 月 4 日。

② 《我区全面启动分级诊疗破解"看病难"》，新疆网，http://www.xinjiangnet.com.cn/2016/0218/1524920.shtml，2016 年 2 月 18 日。

③ 《改革共享 相互借鉴 自治区县级公立医院综合改革现场会在乌恰召开》，新疆维吾尔自治区人民政府网站，http://www.xinjiang.gov.cn/2015/09/15/38995.html，2015 年 9 月 15 日。

双向转诊制度，落实基层首诊①。

新政办发〔2015〕100 号文件明确提出"到 2016 年底，县域内就诊率不低于90%"的目标②，对积极推进分级诊疗工作进行了详细部署，要求重点指导克拉玛依市、吐鲁番市开展试点，并明确此项工作由自治区卫生计生委、发展改革委、人力资源和社会保障厅、财政厅、中民医药局负责，自治区残联参与；还提出在全区所有县（市）全面推开县级公立医院综合改革，在克拉玛依市、吐鲁番市推行城市公立医院综合改革试点③。在 2016 年自治区卫生和计划生育工作会上，自治区提出要加快推进分级诊疗，2016 年要在 70% 左右的地方开展分级诊疗试点，以高血压、糖尿病和结核病为切入点，逐步扩大分级诊疗试点病种，落实急慢分治；运用签约服务、价格调控、便民惠民等措施，引导基层首诊，使城乡居民切实感受到便捷，转变就医观念④。

新政办发〔2016〕7 号文件提出了分级诊疗工作实施的指导思想、基本原则、目标任务等总体要求，明确了以加强基层能力建设为重点，健全城乡卫生服务体系、多措并举建立健全分级诊疗保障机制等工作任务，并要求通过加强组织领导、明确部门职责、坚持试点先行、加强宣传培训等手段来做好组织实施工作⑤。《关于自治区分级诊疗工作的实施意见》（新政办发〔2016〕7 号）的出台，以"小病在社区，大病在医院，康复回社区"为目标，标志着自治区分级诊疗工作正式启动⑥。此后，为破解大医院"一号难

---

① 《关于印发自治区深化医药卫生体制改革 2014 年工作总结和 2015 年重点工作任务的通知》（新政办发〔2015〕101 号）。

② 2016 年，新政办发〔2016〕7 号文件提出的目标是"到 2017 年，县域内就诊率提高到90% 左右，基本实现大病不出县"。

③ 《关于印发自治区关于全面深化医药卫生体制改革实施意见的通知》（新政办发〔2015〕100 号）。

④ 《今年新疆将加快推进分级诊疗》，新疆网，http：//www.xinjiangnet.com.cn/2016/0127/1518227.shtml，2016 年 1 月 27 日。

⑤ 《关于自治区分级诊疗工作的实施意见》（新政办发〔2016〕7 号）。

⑥ 《解读〈关于自治区分级诊疗工作的实施意见〉》，新疆维吾尔自治区人民政府网站，http：//www.xinjiang.gov.cn/2016/02/18/62526.html，2016 年 2 月 18 日。

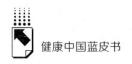
求"、基层医院"无人问津"的尴尬局面，自治区将逐步引导优质医疗资源下沉，形成科学合理的就医秩序，真正打通分级诊疗工作的"最后一公里"。同时，社区卫生服务站所做磁共振、CT、血、尿等检查化验结果，在统一质控标准、确保医疗安全的前提下，都可以作为到医院就诊的依据，在医院和社区卫生服务站之间实现检查结果互认，通过实现资源共享减少了患者由于重复检查检验带来的经济负担①。

新政办发〔2016〕7号文件明确提出2017年初步完善自治区分级诊疗政策体系、到2020年全面提升分级诊疗服务能力的目标，并要求通过组建各级医疗机构医疗联合体、推进居民或家庭与基层建立签约服务关系、逐步形成未经转诊不予报销的制度等多项举措，有序引导患者到基层首诊。要求"按照试点先行、逐步推进的方式开展分级诊疗、双向转诊工作，各级各类医疗机构根据自身条件，以方便患者合理化就医为原则，组建医疗联合体。医疗联合体内签订转诊协议，制定相应管理办法。医疗联合体内加强纵向合作，通过派驻人员、临床带教、业务指导、技术培训、巡诊巡讲、联合门诊、联合病房、远程会诊和信息共享等多种手段，使优质资源下沉到基层，保障分级诊疗、双向转诊工作的顺利进行"②。

新政办发〔2016〕7号文件还规定了社区首诊、双向转诊制度对转诊患者的各项优惠条件和便利措施，如"上级医院对转诊患者要预留'两个50%'的专家号源（即50%的专家号源、预约期前50%的时段），要实行'一免三优先'（免挂号费、优先安排门诊接诊、优先安排检查、优先安排住院），尤其是对急、危、疑难、重症转诊患者要建立快速处置通道，让转诊患者享受到连续、快速、优质的医疗服务。鼓励上级医院出具药物治疗方案，在下级医院或者基层医疗卫生机构实施治疗。对需要住院治疗的急危重症患者、手术患者，通过制定和落实入、出院标准和双向转诊原则，实现各

① 《分级诊疗：让新疆优质医疗资源下沉》，亚心网，http：//news. iyaxin. com/content/2016 - 02/23/content_ 10024807. htm，2016年2月23日。

② 《关于自治区分级诊疗工作的实施意见》（新政办发〔2016〕7号）。

级医疗机构之间的顺畅转诊"①。在建立基层签约服务制度方面，提出要"探索多种形式满足患者用药需求，例如允许基层医疗机构在国家基本药物目录和我区增补目录外、医保目录内选择配备不超过原目录15%的药品；对于转诊回到基层的慢性病患者可以延续上级医疗机构长期用药医嘱或者由签约医生开具慢性病长期药品处方，签约且纳入慢病管理的患者可单次满足治疗药物1个月用量，退休参保人员或具有特殊情况人员可调整为2个月用量"②。

此外，新政办发〔2016〕7号文件还明确提出了"分级诊疗试点工作考核评价标准"。

到2017年，分级诊疗试点工作应当达到以下标准。

一、基层医疗卫生机构建设达标率≥95%，基层医疗卫生机构诊疗量占总诊疗量比例≥65%；

二、试点地区30万以上人口的县至少拥有一所二级甲等综合医院和一所二级甲等中医民族医院，县域内就诊率提高到90%左右，基本实现大病不出县；

三、每万名城市居民拥有2名以上全科医生，每个乡镇卫生院拥有1名以上全科医生，城市全科医生签约服务覆盖率≥30%；

四、居民2周患病首选基层医疗卫生机构的比例≥70%；

五、远程医疗服务覆盖试点地区90%以上的县（市、区）；

六、整合现有医疗卫生信息系统，完善分级诊疗信息管理功能，基本覆盖全部二、三级医院和80%以上的乡镇卫生院和社区卫生服务中心；

七、由二、三级医院向基层医疗卫生机构、慢性病医疗机构转诊的人数年增长率在10%以上；

八、全部社区卫生服务中心、乡镇卫生院与二、三级医院建立稳定

---

① 《关于自治区分级诊疗工作的实施意见》（新政办发〔2016〕7号）。
② 《关于自治区分级诊疗工作的实施意见》（新政办发〔2016〕7号）。

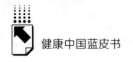

的技术帮扶和分工协作关系；

九、试点地区城市高血压、糖尿病患者规范化诊疗和管理率达到 40% 以上；

十、提供中医民族医药服务的社区卫生服务中心、乡镇卫生院、社区卫生服务站、村卫生室占同类机构之比分别达到 100%、100%、85%、70%，基层医疗卫生机构中医民族医诊疗量占同类机构诊疗总量比例≥30%。[①]

新政办发〔2016〕82 号文件指出，要合理配置社区卫生服务人员。"原则上社区卫生服务中心按照每 3000 名服务人口配备全科医师、社区护士、预防保健人员各 1 名，其中应配备一定比例的中医类别执业医师或民族医。"[②] 此外，要加强科室和床位设置，"社区卫生服务机构应重点加强全科医学及中医民族医科室建设，可根据群众需求，发展康复、口腔、妇科（妇女保健）、儿科（儿童保健）、精神（心理）等专业科室。综合考虑服务需求、老龄化进程、双向转诊需要和机构基础条件等因素，合理设置每个社区卫生服务机构床位数，每千服务人口（指常住人口）宜设置 0.3~0.6 张床位。原则上一个社区卫生服务中心床位数不超过 50 张。乡镇卫生院转型为社区卫生服务中心的，其住院床位和内设科室可根据实际予以保留或调整"，同时强调要"逐步推行参保居民社区首诊制和逐级转诊制"[③]。此外，还特别强调要贯彻落实《自治区基层医疗卫生机构运行补偿办法的通知》（新财社〔2010〕64 号），对基层医疗卫生机构予以财政支持，建立基层医疗卫生机构补偿机制，明确补偿办法。

据自治区卫生计生部门消息，2015 年克拉玛依市、吐鲁番市探索开展分级诊疗试点工作，2016 年新疆在 70% 左右的地方开展分级诊疗试点，运用签约服务、价格调控等措施，引导基层首诊，使城乡居民切实感受到就医

① 《关于自治区分级诊疗工作的实施意见》（新政办发〔2016〕7 号）。
② 《关于进一步加强社区卫生服务工作的实施意见》（新政办发〔2016〕82 号）。
③ 《关于进一步加强社区卫生服务工作的实施意见》（新政办发〔2016〕82 号）。

的便捷，转变就医观念①。

分级诊疗制度确实具有显著成效，基层就医条件获得改善，基层医疗水平逐步提高，有些地方基层医院接诊患者剧增。比如，在分级诊疗改革前，乌恰县黑孜苇乡卫生院占地面积还不足 1000 平方米，连间像样的病房都没有，全院医务人员只有 10 人，医疗技术好的医生也比较少，只有听诊器、血压计和体温表等简单器材，只能为病人看看普通感冒等小病。卫生院各方面的就医条件都满足不了患者需求，一个月也才接待三四名患者，当地群众都不愿到乡镇卫生院看病。在实施分级诊疗改革后，黑孜苇乡卫生院设有 20 张床位，门诊量每天就达 25～30 人次，每月住院患者可达 55 人次以上。卫生院还设置了儿科、内科、妇产科、民医室等临床科室，作为卫生院特色科室的民医室可以为颈椎病患者提供针灸、理疗、推拿、拔罐、艾灸等一系列康复治疗服务，还吸引了县城周边群众来看病。2015 年，该院年就诊量和住院人次达到了 1.5 万，就诊人数是分级诊疗改革以前的 300 倍。在实施分级诊疗改革后，2015 年乌恰县全县有乡镇以上公立医疗卫生机构 15 个，乡镇卫生院 11 个；全县各乡镇卫生院均配备了 3～4 名全科医生，并且加大了对乡镇卫生院医护队伍的培训力度，乡镇卫生院医生每年前往自治区内和内地大医院参加培训的次数增加了 90%，各乡镇卫生院门庭冷落的现象得到了根本改变，农牧民在乡镇卫生院的就诊、住院率均升至99%，出现了各乡镇卫生院看小病的患者爆满的现象。黑孜苇乡卫生院还为 4 个中心乡卫生院开通了远程会诊系统，患者在乡镇卫生院就能享受到自治区和内地大医院知名专家的精确诊治，减少了转诊的不便，方便了患者就医②。

近几年，克拉玛依市被列为国家公立医院改革的首批试点城市，加之信息化手段不断推进，分级诊疗的步伐迈得更大了。克拉玛依市全方位推行居

---

① 《新疆发布分级诊疗实施意见》，国务院新闻办公室网站，http：//www.scio.gov.cn/zhzc/8/2/Document/1468605/1468605.htm，2016 年 2 月 16 日。

② 《分级诊疗破解新疆乌恰县农牧民看病难》，新疆网，http：//www.xinjiangnet.com.cn/2015/1119/1490573.shtml，2015 年 11 月 19 日。

民电子健康档案、电子病历、体检信息与公共卫生服务信息的整合共享，让各级医疗机构之间转诊信息通畅、路径最优。在数据全面共享的基础上建设区域双向转诊系统，增加转诊提醒和监管功能，让上转、下转过程更精准、受理更及时、监管更到位。克拉玛依市卫生局推动以克拉玛依市中心医院为核心，二级医院为支撑，基层医疗机构为网底，建设区域检验、区域心电和远程医学诊断系统，让基层卫生服务机构在疾病诊断方面有了"靠山"，提高了优质医疗资源的使用效率，减少了不必要的重复检查化验，提升了基层卫生服务机构的诊断水平，增强了居民对基层医疗卫生机构的信任和在基层医疗卫生机构就诊的信心[1]。

不仅如此，全面实施分级诊疗，新疆还是具有一定的优势的。包括自治区人民医院、新疆医科大学第一附属医院在内的自治区级各大医院，都根据自身特色与各地州医院结对并共享资源，先后组建医院联合体，建立以服务患者为中心的医疗秩序。以自治区人民医院为例，截至2016年2月15日，该院医院联合体成立一年多来，全疆已有51家基层医院相继加入。一方面，由大医院带动多家小医院分别建立区域医疗联合体按疾病的轻、重、缓、急及治疗的难易程度进行分级，不同级别的医疗机构承担不同疾病的治疗。另一方面，大医院还派各科室专家有针对性地到基层医院"传帮带"，全面提升基层科室的技术水平，并针对各地医疗需求实际让基层医生来院免费学习并丰富临床经验；在实现患者小病不出县、节约患者诊疗费的同时，对于当地医院无法妥善处置的重大疾病，也可通过医院联合体内部的绿色通道直接转诊至大医院救治。按照设计初衷，医院联合体的目的是引导患者分流就医，提升基层服务能力，让患者在家门口"支付一级医疗机构的费用，享受三级医疗机构的服务"[2]。

《关于自治区分级诊疗工作的实施意见》（新政办发〔2016〕7号）

---

① 《分级诊疗：让新疆优质医疗资源下沉》，亚心网，http：//news.iyaxin.com/content/2016 - 02/23/content_ 10024807.html，2016年2月23日。

② 《分级诊疗：让新疆优质医疗资源下沉》，亚心网，http：//news.iyaxin.com/content/2016 - 02/23/content_ 10024807.html，2016年2月23日。

也明确了医疗联合体内将加强纵向合作，通过派驻人员、临床带教、业务指导、技术培训、巡诊巡讲、联合门诊、联合病房、远程会诊和信息共享等多种手段，使优质资源下沉到基层。医院联合体的建立既给基层"输血"，也让基层医疗工作者学会了"造血"，为基层医疗机构提升综合实力注入"强心剂"。与此同时，远程医疗等现代信息化手段也为分级诊疗提供了良好的技术支撑，给分级诊疗工作的推进带来了极大便利。远程会诊让患者不出家门就能享受大专家的专业服务，远程心电、远程病理更是提高了群众就医的便利性，提高了部分群众获取医疗服务的质量和水平①。

二 社区首诊制度实施中存在的问题

社区首诊制度在实施的过程中，由于各种因素的交汇重叠，出现了一些问题和不足。就全国范围而言，社区首诊制度面临着服务提供主体医疗服务能力不足、配套措施不完善、居民信任度偏低、政府财政投入不足等方面的问题②。新疆社区首诊制度在实施过程中也出现了一些与全国其他地方具有共性的问题，同时有些问题也有其自身的特性。

（一）试点过程中出现的问题

分级诊疗这种模式就是要重构当前就诊的医疗秩序新格局，使每一个层次的医疗机构都能充分发挥它的功能，使老百姓能够按照自己的病种合理就医，能够充分地把当前的优质资源用好、用活，使老百姓看病更方便、更便宜，使各级医疗机构的作用发挥得更好、更有效③。但是，目前新疆社区卫

---

① 《分级诊疗：让新疆优质医疗资源下沉》，亚心网，http：//news. iyaxin. com/content/2016 - 02/23/content_ 10024807. htm，2016 年 2 月 23 日。

② 宋宿杭、何莉、梁思园、金音子、孟庆跃：《我国城市社区首诊制度研究综述》，《中国卫生经济》2017 年第 1 期。

③ 《分级诊疗：让新疆优质医疗资源下沉》，亚心网，http：//news. iyaxin. com/content/2016 - 02/23/content_ 10024807. html，2016 年 2 月 23 日。

生服务尚处于初级阶段，普遍存在着制度体系不健全、基本医疗服务和基本公共卫生服务功能不到位、双向转诊制度不健全、群众信任度不高等诸多问题①。不仅如此，目前新疆双向转诊制度也尚处于起步阶段，推广落实力度不够强、范围不够广泛，因此出现"不少医院转上不转下，以单向转诊为主，下转患者过少"等问题②。从《关于印发自治区医疗卫生服务体系规划（2016～2020年）的通知》（新政办发〔2017〕29号）可知："我区医院床位使用率为87.43%，比全国平均水平低0.57个百分点；公立医院出院者平均住院日为8.9天，与国家提出的8天以内目标相比还有提升空间；基层医疗卫生机构的病床使用率为68.88%，服务能力和效率还有待提升。"由此可见，基层医疗卫生机构资源利用率需要进一步提升。同时，社区首诊和双向转诊制度的落实，基层首诊率的提升仍有很多问题有待解决。

1. 基层医疗卫生机构卫生资源总量相对不足

社区首诊制度落实的基础条件欠缺，尤其是基层全科医师数量不足等问题较为突出，总体表现为医疗卫生服务供需矛盾突出，现有医疗卫生资源难以满足各族群众日益增长的医疗卫生服务需求，更难以满足建设健康新疆的任务要求③。同时，在基层医疗卫生机构就诊的患者以中老年慢性病患者为主，目前基层医疗卫生机构的状况离健康"守门人"的目标差距还比较大④。

2. 医疗卫生体系内部卫生资源配置不均衡

比如，大医院"虹吸现象"仍较严重，优质医疗资源过度集中、分布

---

① 参见王淑霞等《乌鲁木齐市社区全科医师签约制服务发展现状及对策研究》，《新疆医科大学学报》2016年第10期；倪莉、黄凤：《少数民族地区发展社区卫生服务的对策及思考》，《医学理论与实践》2013年第15期。

② 李晓阳、黄健：《新疆"双向转诊"中存在的问题与对策——以新疆医科大学第一附属医院为例》，《继续医学教育》2013年第8期。

③ 《关于印发自治区医疗卫生服务体系规划（2016～2020年）的通知》（新政办发〔2017〕29号），新疆政府网，http://www.xinjiang.gov.cn/2017/03/10/128342.html，2017年3月10日。

④ 《分级诊疗：让新疆优质医疗资源下沉》，亚心网，http://news.iyaxin.com/content/2016-02/23/content_10024807.html，2016年2月23日。

失衡、结构不合理的问题依然存在，基层医疗机构缺人、缺设备、缺技术等问题仍未根本改变，服务能力和效率还有待提升。不仅如此，"人往高处走，水往低处流"是人之常情，由于被资源和待遇等优势吸引，不少业务强、本领硬的优秀医务人员都倾向于向规模大、经营好的医院流动，这也造成各个机构之间医疗卫生资源的不均。

《关于印发自治区医疗卫生服务体系规划（2016～2020 年）的通知》（新政办发〔2017〕29 号）指出：就自治区总体来讲，"从地域分布看，医疗卫生资源主要集中在乌鲁木齐市、克拉玛依市等中心城市，南疆四地州则较为缺乏。从城乡分布看，优质医疗卫生资源主要集中在城市大医院，农村、社区医疗卫生工作比较薄弱。全区医院和基层医疗卫生机构床位数，分别占总床位数的 75.4% 和 22.2%；医院和基层医疗卫生机构卫生人员分别占卫生人员总数的 59.1% 和 32.7%。从结构布局看，公立医疗卫生机构所占比重较大，其床位和人员数分别占床位和人员总数的 87.3% 和 83.6%，挤压了社会办医院的发展空间"。[①]

3. 医疗卫生机构之间合作共赢机制仍不顺畅

虽然《关于自治区分级诊疗工作的实施意见》（新政办发〔2016〕7 号）提出落实医生多点执业的政策，引导大中型医疗机构的在职医务人员到基层医疗卫生机构执业，鼓励二、三级医疗机构的中高级职称医生举办社区卫生服务机构，但是从政策落地到显现成效尚需时日，目前社区卫生服务机构人员缺少、服务能力不足的问题仍较明显。

4. 医疗卫生机构之间双向转诊机制仍不完善

"上转容易下转难"也是目前的突出问题，目前基层医疗卫生机构的病床使用率只有 68.88%[②]。2017 年 1 月 17 日自治区召开的 2017 年卫生和计

---

① 《关于印发自治区医疗卫生服务体系规划（2016～2020 年）的通知》（新政办发〔2017〕29 号），新疆政府网，http://www.xinjiang.gov.cn/2017/03/10/128342.html，2017 年 3 月 10 日。

② 《关于印发自治区医疗卫生服务体系规划（2016～2020 年）的通知》（新政办发〔2017〕29 号），新疆政府网，http://www.xinjiang.gov.cn/2017/03/10/128342.html，2017 年 3 月 10 日。

划生育工作电视电话会议要求，2017 年将继续落实深化医改任务，加快形成基本医疗卫生框架，以家庭医生签约服务为着力点，落实"基层首诊"，在全区 85% 的地州市开展分级诊疗试点。会议还要求，2017 年全区家庭医生签约服务覆盖率达到 30% 以上，重点人群覆盖率达到 60% 以上；要以解决"上转容易下转难"为重点，落实"双向转诊"；同时，将继续落实加强儿科医生培养、加强中医民族医药继承创新和人才培养、开展儿童先天性心脏病医疗救治和脑瘫高危儿童筛查与康复救治工作三项举措，提升县级公立医院综合服务能力，努力实现县域内就诊率不低于 90% 的目标①。

5. 制度落实过程中急于求成和各自为政的现象仍然存在

由于惠民政策的落实、制度机制的形成等目标任务的压力，有关机构难免急于求成、求效心切；由于相关制度机制和配套政策措施尚未成熟，还有现实既往工作传统和习惯的影响，有关机构和部门又基于自身利益和工作的考虑，难免出现各自为政、明哲保身的现象。分级诊疗制度落实和分工协作体系形成其实是一个逐步推进的过程，在落实当中遇到问题、落实本身存在问题、落实中出现新的问题都是不可避免的。人们的就医心理和就医习惯难以在短时间内得到改变，也不是适宜使用、轻易能够使用强制措施去改变的。因此，分级诊疗通过行政手段调整和干预时一定要注意政策和制度要求与区情实际，逐步去改变群众就医理念。要配套实行医保差别化支付制度，拉开基层医疗机构、县级医疗机构、省市医疗机构、区域外医疗机构报销差距。同时，通过医保杠杆调节来引导基层首诊、分级转诊，《关于自治区分级诊疗工作的实施意见》（新政办发〔2016〕7 号）也对此做了明确规定。而诸多配套措施的落实和协调整合都是需要时间的，各个部门之间实现良好配合也是需要时间的。

（二）出现问题的原因分析

对于上述问题及实际调研中发现的其他问题，具体可做如下分析。

---

① 《自治区召开 2017 年卫生和计划生育工作电视电话会议》，新疆新闻在线网，http：// xjbs. com. cn/news/2017 - 01/18/cms1929541article. shtml? nodes = _ 371，2017 年 1 月 18 日。

1. 政策方面

政策是社区首诊和双向转诊制度建设的指引，规定了制度发展和建设的轨道与方向，没有党和政府的相关政策支持和推动，构建社区首诊和双向转诊制度只能是一纸空谈。所以，研究和解决政策规定、宣传、落实等方面出现的问题，能够影响整个制度建设的全局。

一方面，大多政策都是只规定大方向、大导向，提出大原则、大要求，并没有进行细化。具体的如转诊的程度、标准、病种等方面并没有详细的参考标准，让人难以确定何时才能转诊，疾病达到何种程度才能转诊。此外，政策应该具有相对的稳定性和统领性，但实际工作中也有政策调整、政策冲突的情况。但是，朝令夕改则容易让基层部门看淡政策的意义，各个部门的政策相互冲突则容易让基层部门顾此失彼、无法落实。

另一方面，许多相关政策宣传的力度不够。许多相关政策都只是医疗系统内部知道，引导、宣传不到位，百姓了解不足；即便是在医疗系统内部，也只是机构领导或负责分级诊疗的人知道，医生等其他人不清楚政策要求，只是按领导或负责人的要求办事而已。还有些政策传达方式方法欠妥。甚至在医疗系统内部，有些政策文件的传达也不够、不到位，通过口头、信息（短信等）通知的多，通过正式文件、规范发文的不多，具体工作缺乏参照执行的有力依据。尤其是分级诊疗试点之外的基层医疗机构（如试点之外的社区卫生服务站），有的虽然也进行基层首诊、首诊负责制多年，但并没有被相关政策覆盖，它们并不清楚政策、文件详细的要求以及内容。

同时，若政策落实方面出现了问题就容易在大方向上出现偏差，从而导致政策、制度遇挫乃至流产。"红花还需绿叶衬"，社区首诊制度的实施需要一系列前提条件和配套政策，如果没有相关配套措施的支撑，单就社会首诊制度自身来谈制度建设必定是以失败告终。比如双向转诊制度在落实时被扭曲成了"单向转诊"，这必定影响基层医疗卫生机构的就诊量，阻滞社区首诊制度的落实。

2. 基层医疗卫生机构方面

基层医疗卫生机构是社区首诊和双向转诊制度最重要的基础要素，是制

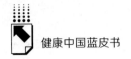
度落实的一个立足点和关键点，离开了基层医疗卫生机构自身的不断完善和发展，社区首诊和双向转诊制度是绝对不可能成功的。因此，对基层医疗卫生机构本身相关问题的考察就至关重要。

（1）基层医疗卫生机构倾向于内部消化病人。部分基层医疗卫生机构和医生倾向于为了一己之利不予转诊，在某些社区卫生服务站，即便是对于需要转诊的病人，医生也是介绍给本单位其他科室、其他医生，甚至单位负责领导还专门要求不允许转诊，限制门诊医生开转诊单。因为从他们的立场来看，病人转诊之后，接受转诊的机构如果不属于对口支援的医院等特定情况，基层医疗卫生机构也不会得到什么好处，所以也就缺乏为病人转诊的动力，他们的工作重点甚至放在创收上面。另外，即便是向上转诊，主要也都集中到社区卫生服务中心，而在社区卫生服务站则很少。这种情况会阻滞分工协作和双向转诊制度的落实。

（2）基层医疗卫生机构对老百姓缺乏吸引力。相关部门的规定冲抵了基层医疗卫生机构的部分优势，基层医疗卫生机构医生的处方权限也开始受到限制，社保局不允许、"不愿意"基层医疗卫生机构的医生开"大处方"，一方面是限制处方药的药量和病人服药时间，金额上基本要限制到200块钱以内，超过200块钱就算是"大处方"了；另一方面是防止重复用药，同一类的药物（如同样是防止高血压的两种药）不许出现在单次处方当中。在这种情况下，对慢病等病人来说，以前基层医疗卫生机构可以多开药等"特权"没有了，基层医疗卫生机构和大医院都差不多，如果再加上其他因素的影响，病人就更不会选择基层医疗卫生机构了。此外，基层医疗卫生机构的区域规划和设置规划不合理，在分布密度和位置布局上不合理，也减弱了老百姓选择基层医疗卫生机构的积极性。

（3）基层医疗卫生机构限制首诊量和转诊量。由于群众和基层医疗卫生机构本身等各种主客观条件的限制，基层医疗卫生机构负责的基本上都是头疼脑热等小病、常见病，日常接诊的病人本来就门可罗雀，因此当遇到病人就诊时，基层医疗卫生机构更倾向于将其保留在机构内部，使得向上级转诊的动力缺乏、愿望不足，向上转诊的可能性本身就很小。因此，社区首诊以及双向转诊制度设计的不周密，政策落实的力度不够，造成双向转诊机制不顺畅，在这种情况下，采取包括强制搞标准化建设在内的对基层医疗卫生机构增大投入等措施，反倒是浪费了资源，造成对基层医疗卫生机构投入量大但其服务量小。

（4）基层医疗卫生机构只发挥"单向过滤"功能。基层医疗卫生机构在实际上形成了"单向过滤机制"，在本就不多的双向转诊量中，大多也只是基层向上级医疗卫生机构转诊，而自上而下的转诊并不多，并且一般也多是慢性病等病人。这一"只见上转，不见下转"的调查结果与全国其他地方具有共同之处，降低了分级诊疗效果。有关研究表明其原因主要在于：上级医院自收自支使得其自然不愿患者流失；由于长期与患者接触，上级医院主治医师掌握了更多病人病情、药品偏好等情况，而转入下级医院时如果缺乏病情沟通甚至可能出现病情恶化；当今社会中病人和家属都希望接受最好的药品、最好的医生、最好的环境，因此病人宁肯多花钱也不愿下转到较差的医疗环境中。

（5）基层医疗卫生机构发展层次和进度参差不齐。有些社区医疗卫生机构还没有进入市医保的定点范围，没有被纳入"系统"内部，使得一部分病人并不会选择社区医疗卫生机构来就诊，因此还存在诸多不方便的地方。莫说双向转诊，就是在"社区首诊"方面社区医疗卫生机构也还存在诸多障碍。另外，基层医疗卫生机构在硬件、设施等方面普遍不如大中型医院，加之在软件方面基层医疗卫生机构医务工作人员水平有限，服务人员态度和素质也会对患者到基层医疗卫生机构就诊产生重要影响，而这与基层医疗卫生机构工作人员的工作待遇有一定关系，工作待遇也影响了其工作责任心和服务态度。因此，基层医疗卫生机构在硬件、软件和配套制度措施等方面尚有改进的地方。

（6）基层医疗卫生机构的药品种类少而不全。基层医疗卫生机构所存所用的药品大多数是基药，这种情况使得基层医疗卫生机构的药品配备还不如普通的药店，降低了其社会认可度和社会影响力。而且多数基层医疗卫生机构的科室设置并不完备，有些只有全科医生，简单区分中西医，因此对于

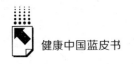

儿科、妇科等常见病的诊疗手段不全，对于相关疾病的常见药缺乏储备，只能开药方让病人再到药店刷社保卡买药，给病人造成了不便。

3.大中型医院方面

社区首诊和双向转诊制度，就是为了减轻患者负担、提高医疗卫生工作服务效率、增进医疗卫生机构社会效益，解决老百姓看病难、看病贵的问题。但实际上，双向转诊制度至少涉及老百姓、社区医院、大中型医院三方，尤其是关系到社区医院和大中型医院这两头，而大中型医院自身的顾虑以及相关问题的出现必然会影响制度的落实。

（1）门诊制度的影响。政策上暂时并未强制取消大中型医院的普通门诊，再加上其他配套措施不力、机制不顺畅，大中型医院的普通门诊并未受影响，并且由于起付线、报销比例等的相对调高，只要患者愿意来就诊必然"来者不拒"，尤其是综合医院的功能定位也不准确，这都不可避免地沿袭以往的运作模式和功能定位。

（2）切身利益的影响。同样的，如果配套制度措施和奖惩机制落实跟不上，大中型医院向基层医疗卫生机构转诊、下派医生、培训基层医生不仅得不到什么好处，并且其实减损了自身利益，也就是说各级各类医疗卫生机构之间实际上存在着经济利益的竞争和对立，而不是合作和交流，在一定程度上存在着争抢病人的情况，因而也降低了大中型医院落实双向转诊制度的积极性，结果只能是形成名义上的分级诊疗制度。同时，大中型医院自身建设也有需要进一步加强的地方，医务人员流失的现象也时有发生，自身的人才队伍建设也是其工作重点之一。

（3）社会效果的影响。在老百姓看来，如果出院了还要再到社区医院，总感觉医生对自己的病没看彻底，是转院而非转诊，因此而留有后患，这样也会影响大中型医院的声誉。同时，在机构之间转诊时，还涉及起付线的合理衔接与重复支付等问题，这也有待进一步科学设计并合情合理地予以解决。不仅如此，尤其是对于需要后期康复的病人，除了医疗技术手段和正常用药之外，就医环境、服务态度、人员素质等"软件"要素对病人的心理、康复也起着重要作用，而与大中型医院相比，这恰恰是某些社区医院的薄弱之处。

（4）信息系统的影响。家庭医生签约制度、居民健康档案等电子信息整合平台的缺位，造成医疗卫生系统内部信息缺失、信息不共享，从而使得患者在医疗机构之间转诊时增加了审核审批的流程和上转下转的繁琐手续。

4. 相关主管部门方面

就社区首诊和双向转诊制度本身来讲，社会保险制度是配套的制度措施，但其在促成整个制度的落实、成功方面也发挥着不可替代的重要作用。所以，社会保险制度具体操作细则的设置以及社保局等相关主管部门的政策导向、医疗报销具体操作落实等方面存在的问题，都会对社区首诊和双向转诊制度的落实和效果产生重要影响。

（1）相关主管部门加强监督管理造成基层医疗卫生机构失去"优势"。相关主管部门加强对基层医疗卫生机构和基层医疗卫生服务人员的监督管理，在客观上意外造成基层医疗卫生机构失去"优势"。相关主管部门加强监管基层医疗卫生机构，不允许医生开"大处方"，处方的药量一般也都是在一周以内，基层医疗卫生机构相比大医院也没有什么"优势"。

（2）强化管理、利益驱动、医疗需求的共同作用引发基层医疗卫生服务人员行为"失范"。相关主管部门加强对基层医疗卫生机构和基层医疗卫生服务人员的监督管理，再加上基层医疗卫生机构及其医生受利益驱动，还有老百姓迫切的医疗需求，这在客观上意外造成基层医疗卫生服务人员行为"失范"，其结果就是部分基层医疗卫生机构的医生违反规定，偷偷地开"大处方"，最终使得"规范"管理反而引发了行为"失范"。

5. 群众方面

社区首诊和双向转诊制度能否成熟成功，从根本上取决于其是否能为老百姓带来就医便利，能否得到老百姓的认可、能否让老百姓满意。因此，老百姓是整个制度体系中最关键的核心要素，老百姓的认知态度和行为选择决定了制度的成败。

（1）老百姓对基层医疗卫生机构不感兴趣。老百姓对社区首诊、双向转诊的相关政策和制度并不知晓，也并不感兴趣。有些老百姓甚至连其所在社区的基层医疗卫生机构在什么地方都不知道，更不要说去社区卫生服务站等机构看病了，而老百姓对药店、大医院的认知和熟悉程度远远超过基层医疗卫生机构。不要说"久病成医"，就是普通的老百姓，当他们遇到头疼脑热等常见病、多发病大都会自己判断、去药店刷社保卡买药，并且药店一般也有导医人员，有的药店还有坐诊医生，会给病人及时提供用药建议。因此，即便对于常见病、多发病等基层医疗卫生机构的"主打"项目和"长项"，基层医疗卫生机构也难以保证社区首诊的落实，"社区"首诊成了病人"自诊"、"药店"首诊。此外，如果私人诊所以及民营医院符合条件、能够拿到医保定点资格，自身有较严格的管理规范与较高的服务要求，那么数量众多的私人诊所以及民营医院也会是患者的首选，尤其是当患者能够获得相对廉价、便捷、高效的医疗药品和医疗服务时。数量众多的私人诊所、民营医院、药店的存在，对基层医疗卫生机构的诊疗量也造成了巨大冲击。

（2）老百姓对自己的病症会进行自我判断。老百姓自己会判断什么病去什么地方看，他们得病时会进行理性的自我选择，认为经过基层医疗卫生机构再转诊到大医院反倒是增添了麻烦，虽然急诊的转诊手续相对简单一点，但一般的转诊还是需要一定的程序、手续等，这样一来就会产生一定的成本。因此，对于医疗机构的选择，老百姓有他们自己理性的"自我过滤""自我筛选"机制。

（3）老百姓对基层医疗卫生机构有定位。有些老百姓尤其是患慢性病等的病人既不图到基层医疗卫生机构看病，也不指望基层医疗卫生机构能够看病或看好病，他们大多是在大医院已经看过病了，只是想到基层医疗卫生机构开个药方，再拿社保卡到药店去买药而已。

（4）老百姓看病就医有自己的行为习惯。老百姓对于疾病和自己的身体状况的认知受心理因素的影响很大，同时他们还都有自己长期以来形成的就医习惯。如老年人每年都要去大医院做身体检查、疾病检查，算是自我安慰或者说给自己吃颗"定心丸"，所以不会选择基层医疗卫生机构；年轻人大都工作繁忙、压力较大，由于对基层医疗卫生机构不信任、不放心，担心其误诊疾病、耽误治病，不能及时回到工作岗位，所以也不会选择基层医疗卫生机构；对于家里的孩子生病，现代社会的年轻父母们更是极其重视、不容耽搁，倾向于一开始就去专科医院、找最好的医生、用最好的药，所以更怕基层医疗卫生机构把孩子的病耽搁了。

（5）老百姓关于医疗报销有自己的理解。老百姓关于报销方面有其自己的考虑，认为现在都有社保卡了，反正都是花卡里的钱，感觉到哪儿看病都一样。如果可以选择更好的医院、更好的医生和专家，就不会选择差一点的。而且现在除了市卡、异地就医还有定点医院的要求之外，区卡、兵卡（兵团社保卡）等都已经取消了定点医院，这方面已经不存在什么障碍，到哪儿都很方便。

（6）老百姓关于基层医疗卫生机构有自己的看法。在老百姓看来，社区医疗卫生机构毕竟在环境、医疗条件等方面普遍比不上大医院，它们服务不规范、医疗水平不高，硬件条件也较差，暖气、水电、卫生间等基础设施及房舍装修方面较为薄弱，如个别社区卫生服务站暖气不热，病人在里面吊水时直打哆嗦，卫生间简陋，门、锁、冲水设备损坏失修。医疗卫生机构这个讲卫生的地方的卫生条件都令人担忧，由此更增加了老百姓对基层医疗卫生机构的抵触、厌恶和反感。

（7）老百姓关于双向转诊制度有自己的想法。对于双向转诊制度，老百姓有自身的"理性"考虑，他们对于基层医疗卫生机构转诊到大医院免挂号费、预留专家号等"绿色通道"的好处也不十分感兴趣，尤其是真到了"有病"的时候，他们更关注的是看"病"而不是看"钱"，真到看病的时候其实是"不差钱"的，认为该花的钱还是要花。另外，且不说"物"是否"美"，社区医疗卫生机构的"价"未必"廉"，并未做到物美价廉，除了将诊疗费用和药品费用计算在内之外，还应该将潜在的、暗含的时间成本、心理成本等其他成本包含在内。

三 社区首诊制度产生问题的原因

对于老百姓不倾向于选择基层医疗卫生机构就诊的问题，大致可从以下

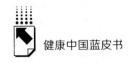
几个方面分析其原因。

第一，成本抵消效应。转诊方面的成本如排队时间长等抵消了免挂号费等方面的优惠，另外，如果将来真的分流成功了，社区医疗机构也同样会面临排队时间长等问题。

第二，"不差钱"的观念。在老百姓看来，如果真的有病了，还是看病要紧，说排队什么的，到哪儿都要排队，真到病了的时候，人们会想转来转去会不会把病耽误了什么的，谁也不会在乎那几块乃至几十、几百块钱的挂号费。

第三，"关系社会"的观念。即便到了大医院，人们也不会只是一股脑儿地往某个大医院挤、跑，也会理性地对比考虑各个医院相应科室技术、医生的情况，并且还会想方设法拉关系、找"熟人"、挂"专家"，对于大医院中技术一般的、非专家的、非熟人的医生都存疑、不信任。真遇到大病了尤其是要手术的时候即便是找到"专家""熟人"，还要"打点"一下才放心。所以，从根本上说，这是信任危机的问题，不在于是大医院还是基层医疗卫生机构。

第四，"信任"的问题。社区医疗卫生机构在硬件、软件方面，难以让人产生信任感，老百姓肯定担心其会不会存在误诊误治、延诊延治的问题。

第五，制度落实和机制衔接方面存在问题。在制度的宣传、落实的各个环节，存在一些落实不力、操作不当的问题；在机制的衔接、配套、合作的方面，存在一些衔接不紧、渠道不畅的问题，双向转诊成了单向转诊乃至成了各自为政、互不转诊。有研究就指出："新疆地域辽阔，境内既有自治区各级政府，又有生产建设兵团各师团建制，故医保种类多（区级医保、市级医保、兵团医保、铁路医保、新农合医保等），在转诊实施过程中各医保部门支持力度不一。"[1] 这只是制度操作层面相关问题表现的一部分。

除了上述这些原因之外，我们还要思考其他相关问题。

---

[1] 李晓阳、黄健：《新疆"双向转诊"中存在的问题与对策——以新疆医科大学第一附属医院为例》，《继续医学教育》2013年第8期。

第一，对于"看病难""看病贵"的问题要有正确认识。"看病难""看病贵"关键要看是什么"病"。我们是否可以提这样一个问题，常见病、多发病存在"贵"的、"难"的问题吗？对于头疼脑热，民众甚至都有千年的古方、土方，有自己积累的经验，自己就能够"自诊自查"，自己就能够到药店买药，别说大医院了，就是小诊所都不用去。所以，"难""贵"的问题一定要分病种，要分情况，具体问题具体分析、看待，不能一概而论说"看病难""看病贵"并先入为主地谈改革。至少总要讲求物当其价、技当其值！这又都牵扯到物价、整体经济收入、社会分配等问题。

因此，我们并不否定社区首诊和双向转诊制度设计本身的制度优势和效果，但就解决"看病难""看病贵"这一问题来讲，一定要正确认识和看待，绝对不能将区首诊和双向转诊制度作为解决"看病难""看病贵"问题的唯一措施或者最好措施，其目标定位本身也只是"缓解"看病难、看病贵问题。或者说，一定要认识到，"看病难""看病贵"问题未必会因为社区首诊和双向转诊制度的落实和成功而得到彻底解决。要解决"看病难""看病贵"问题，需要将"鸡蛋"放在不同的篮子里，将"宝"押在不同的制度组合上，以满足人民群众日益增长的多层次、多元化、个性化的医疗卫生服务需求。因此，对于社区首诊和双向转诊制度本身的功能定位和社会效果要有合理的预期，不能无限夸大其效果和意义，也不能绝对化其正面效果而不顾这一制度自身带来的新问题。

进一步讲，人们疾病谱的变化、慢性病的增多、日常吃药的花费日积月累，必然增加老百姓的医疗开支。因此，看病"贵"的问题还具有时间累积性，并不意味着单"次"的医疗费用高，而是单"病"的医疗费用高；看病"贵""难"的问题还具有医疗技术限制性，并不是说看"病"难、看医生难，而是看好难、根治难。有些所谓的绝症也并不是单纯通过大病统筹等制度手段降低医疗费用可以解决的，它们会伴随病人终生直至其死亡，这还牵扯到医疗伦理、技术伦理、社会伦理等方面的问题。

第二，对于社区首诊、双向转诊的配套制度要真正落实到位。要通过签约家庭医生制度等相应的配套制度来保证基层医疗卫生机构的号源、病人数量，要探讨适合本土、本地实际的按人头预付卫生费用等制度，保证基层医疗卫生机构的经费来源。否则，基层医疗卫生机构要生存必然采取自利自保的措施、规避转诊的措施，追求病人内部消化的最大化，追求病人向上转诊的最小化和向下转诊的最大化。

第三，对于医疗需求和医疗供给之间的矛盾要有正确分析。所谓的"过度医疗需求与有限医疗供给"的矛盾，真正来讲，其实只是"过度的高品质医疗需求"与"有限的有效医疗供给"之间的矛盾，而并不是普遍地、笼统地讲"医疗需求"和"医疗供给"之间存在着矛盾。人们普遍有一有病就到最好的医院、找最好的医生、用最好的药的心理需求，与基层医疗卫生机构实际上所能够提供的基本医疗服务供给之间的差距还是很大的。这也是医药卫生改革中需要注重的"供给侧"改革的重要方面。

第四，对于社区首诊、双向转诊的制度要有认真的研究。首先，要注意政策前提和环境。放眼全球，国外、境外社区首诊实施成功的案例中，都有各种各样的政策前提和环境，如大量私人医生、家庭医生、私营医院的存在，如人们长期形成的就医习惯，更宏观一点的如社会的生产资料所有制等方面，如果这些方面存在巨大的差异、具有不可比性，那么太过于"直截了当"地"照抄照搬"，尤其是不加改造、不做前期"铺垫"的刻意模仿，肯定是要失败的。对于东南沿海和发达地区是如此，对于西北内陆和欠发达地区更是如此。其次，要注意社区首诊制度和双向转诊制度具体形式的多样性。比如，在台湾地区的分级诊疗体系中，"患者持健保特约医院或诊所的转诊单，可转诊至任何一家指定医院，不必一层一层转诊"[1]，这与大陆部分地方强制推行逐级转诊、层层把关的做法有所不同。同时，台湾地区还出台了分级诊疗"同一疗程"政策，其分级诊疗体系既根据转诊情况等的不同而设置了不同的"门诊基本负担"，又针对"同一疗程"的特别患者规定了"免除门诊基本负担"的便民政策，使之不受分级诊疗政策的羁绊[2]。最

---

[1] 梁金刚：《台湾地区分诊体系经验与借鉴》，《中国社会保障》2015年第3期。

[2] 梁金刚：《台湾地区分诊体系经验与借鉴》，《中国社会保障》2015年第3期。

后，首诊的制度"优选权"规定并不否定或排斥公众的就医"选择权"，实施过程中应该多些以人为本，少些强制独断，多些人性引导和管理，少些一刀切和激进冒进，从而使得社区首诊制的推进不是政策上的强制和政府的一厢情愿，而是居民获取医疗卫生资源和服务的一种主动选择、积极参与和自愿行为。

因此，对于社区首诊和双向转诊制度在新疆的具体实施仍然存在一个"制度再造""制度重构"的环节，既不能将境外的制度经验直接拿来就用，也不能将国内其他发达地区的成功经验不加分析地生搬硬套，必须考虑新疆的实际情况进行制度创新，对社区首诊和双向转诊制度加以再造、重构，以求让这些制度真正在新疆落地生根、开花结果，发挥实效、利国利民。

第五，对于就医新秩序的形成要有久久为功的耐心。虽然我国医药卫生领域面临着前所未有的重大改革机遇和利好条件，但目前我国医药卫生体制改革也面临着前所未有的挑战和压力，基层首诊、双向转诊、急慢分治、上下联动的就医新秩序的形成和完善尚需时日，并非一朝一夕之功。慢说"急慢分治、上下联动"，就是实行了多年的"基层首诊、双向转诊"，至今还存在诸多不实不畅的问题，都不能说是已经完全成功实现既定目标。尤其是新疆医药卫生领域整体发展水平与内地尤其是沿海发达城市尚有较大差距，社区首诊制度的各项配套措施还有待进一步协调和完善，再加上人们长期形成的就医习惯仍将长期存在，这些限制性因素都使得新疆社区首诊制度的实施不可能一下子达到国内其他发达地区的程度，应该在补齐短板的前提下循序渐进。否则，如果太过于急功近利，只能是"头疼医头、脚疼医脚"，甚至是"头疼医脚、脚疼医头"，最终不是缓解了而是人为加剧了看病难、看病贵的问题，背离了制度建设的初衷。

四　推进社区首诊制度发展的建议

要想进一步推进社区首诊制度向更高层次、更高水平的发展，尚有许多

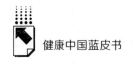

工作要做，既需要针对新情况、新问题开展制度设计和政策研究，立足当前，放眼长远，又要紧紧围绕并切实解决现实问题。

（一）从制度设计入手筑牢发展根基

社区首诊制度设计的初衷就是对病人进行分流，缓解老百姓看病难、看病贵的问题，实现医疗卫生资源的合理分配与合理利用。但要想做好分流，必须先修好"导流槽"、建好"分流支渠"。

1. 行政主管机关要精细化制度架构

行政主管机关要精细化制度架构，为社区首诊制度的落实提供助力。通过差异化策略，综合运用医保、价格等手段，对到不同医疗机构的病人实行不同的报销政策，从制度上逐步引导群众就医分流，从而推动形成基层首诊、分级诊疗、双向转诊的就医秩序。与社区首诊制度紧密相关的各项制度、政策、措施要克服发力不均衡、不协调、形不成合力或者发力用假劲儿、发力不给力、形不成强力的情况。要通过医联体技术合作、人才流动、管理支持等多种方式，引导和支持各级、各层、各类医疗机构主体分工合作，推动形成基层医疗卫生机构和城市大医院之间分工协作机制，积极促进优质资源实现纵向的有序流动。另外，社区首诊制度的设计和落实要与深化医药卫生体制改革的整体部署相协调，注重谋大局谋全局、谋长效谋长远，强化卫生计生、发展改革、医疗保险、医疗救助、药品生产流通、食品药品监管以及人力资源、机构编制、教育培养、财政、物价、民政、建设等各相关部门的协同协调协作、联系联合联动。要尽快落实和推广医保卡取代各个医疗机构就诊卡的措施，尽快建立健全各级各类医院之间诊疗信息互通共享的平台与渠道。同时，在新疆特殊的制度体制架构中特别需要理顺兵团与地方在医疗卫生领域的各种关系，加强兵团与地方在社区首诊和双向转诊制度方面的积极融合，加强医疗卫生资源共享、医疗信息互通共享。更进一步，要综合考虑包括兵团、军队、企业等在内的各方医疗卫生资源，合理规划和确定各级各类医疗卫生资源的配置目标，通过兵地融合、政企合作，通过医疗机构之间合作、托管、重组等方式组建医联体，实现集团化协同运作，通过鼓励社会办医、政府购买服务，通过市场竞争优胜劣汰等举措，不断优化医疗卫生资源配置。

2. 社区医疗卫生机构要打好基础

社区医疗卫生机构要打好基础，为社区首诊制度的落实提供引力。"打铁还需自身硬"，要通过不断加强基层医疗卫生机构建设、不断提升自身医疗水平来吸引群众到基层医疗卫生机构寻医问药。将基层医疗卫生机构打造成真正能够担当、值得信赖、条件过硬、环境良好、便捷高效的医疗卫生服务机构，唯如此才能从根本上吸引老百姓到社区医疗卫生机构就医，才能真正发挥社区卫生服务机构在医疗卫生领域中的基础性作用。

3. 社区医疗卫生机构要不断提升服务水平和服务质量

社区医疗卫生机构除了要不断提升基础设施和基本医疗器械等硬件配备水平外，还要通过体制改革等措施，不断提升医务人员的医疗诊治水平、医疗服务水平、内部管理水平，真正能够承担起上级医院向下转诊的任务。

4. 上级医疗卫生机构要主动限流

上级医疗卫生机构要通过相应的配套措施主动限流，为社区首诊制度的落实提供推力。社区首诊制度的设计有一个前提，就是要"居民自愿"，一不能搞强制，二不能极端化。既要防止不走转诊渠道不予接诊、不允许住院等极端做法，也要能够积极配合制度改革的需要，通过提高挂号费用、逐步取消大医院普通门诊、降低非转诊渠道的报销比例等配套措施来逐步引导群众到社区医疗卫生机构就医，通过逐步限流达到逐步分流的目的。

5. 上下级机构要疏通双向通道

上下级机构要通过加强互动联动来及时疏通双向通道，为社区首诊制度的落实形成上下合力。上下级医疗卫生机构不仅要建立双向通道，还要不断地进行疾病监测、医疗信息、医务人员、医疗技术、诊治案例以及就诊病人等的双向交流，共同规范各自的行为，合作共赢，营造良好的就医秩序和医疗秩序。

6. 老百姓要切实落实就医选择权

制度设计要能够让付费者进行多项选择，通过用脚投票、优胜劣汰来为

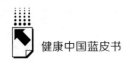

社区首诊制度的落实提供助力。既然付费者、需求方存在多层次、多样化的医疗需求，就应该允许供给方形成优胜劣汰、可管可控的竞争格局，这才是医药卫生服务的主要努力方向。以往，医疗资源以及病人涌向大医院，一定程度上就是医疗资源特别是医疗优势资源被大医院垄断，再加上政策、财政等单向倾斜，进而造成人们对民营医院、基层医疗机构的不信任。从这个角度来讲，解决看病难、看病贵问题的关键并不在于是否采取首诊制、转诊制这种双诊制，根本的是要追求医疗卫生资源的平衡、均衡，追求医药卫生制度的适当，通过不断深化改革来重构医疗资源分配格局与医疗利益分配格局。否则，如果仅仅是观念上的、制度上的、措施上的、政策上的导向性要求的话，改革最终都会落空成一纸空文、一句空话。因此，不仅要有精细化的制度设计、精致化的政策措施，更要追求切实有效的政策效果，让老百姓获得质优价廉的药品和医疗服务，切实提高人民身体健康素质。

（二）从城乡一体入手谋划发展大局

随着城市化进程的加速和城乡一体化进程的加快，医疗卫生资源的城乡一体化问题需要全局谋划、城乡统筹。

1. 从农村着手符合百姓就医需求和习惯

我们知道，自制度初创以来，社区首诊制度主要是针对城市社区。社区首诊制度的对象更多的是针对城镇居民，无论是节约医疗资源、重新分配医疗资源还是破解看病难、看病贵的问题，动用医保杠杆的措施问题，等等，围绕的核心点就是城镇、城镇社区、城镇社区首诊。而在农村，除了离乡镇、县城、市区等较近的地方或者是急重病人、疑难杂症等情况外，农村居民实际上都是在村卫生室、村诊所、村妇幼保健室以及村药店等满足自己的基本医药卫生需求、解决自身的医疗问题。

因此，社区首诊制度的推动策略可以在综合参考其他地方经验的基础上，从乡村入手，这既符合人们的看病心理、就医习惯和医疗传统，又便于开展双向转诊并且容易为普通老百姓所接受。相对于城镇居民的经济条件和就医习惯，乡村居民更看重看病少花钱、就近看好病，节省到乡镇、县城乃至市区等医院看病的交通、时间、食宿等成本。这既能够很快实现社区首诊、双向转诊制度在乡村的普遍实行，还能形成良好的示范效应，有助于社区首诊制度在城镇的推动落实。

2.从农村着手符合医疗资源现实分布情况

恰恰是医疗卫生资源不均衡的"另类"分布，为乡村社区首诊制度的落实和推进打下了资源基础，为医疗卫生资源的城乡统筹和全局谋划提供了条件。而且，在现有的医疗条件下，让医疗卫生资源不断下沉，逐步增强现有农牧区基层医疗卫生机构的整体实力和水平，既符合新疆农牧区整体上地广人稀的实际情况，又能够与送医下乡、全民免费健康体检工程、城乡居民健康档案建立完善与电子化等各项医疗惠民措施整合发力，提高资源利用效率，较快地发挥制度实效，还能够为城镇社区首诊和双向转诊制度的实施与完善提供更加符合各地实际的有益经验。

（三）从制度前提入手思考发展方向

只有基层医疗卫生机构的硬件过硬、软件够强，才能够真正吸引居民、留住居民。同时，老百姓对基层医疗卫生机构的信任，以及长期形成的就医习惯等的转变，都需要相关制度、政策、机制、措施综合发力、循序渐进。

1.医疗卫生机构等资源前提

如前所述，其他地区的经验都有许多前提条件，如私营医疗卫生机构的大量存在和相关社会保险制度的配套措施等，如果缺乏这些方面的考虑，纯粹从社区首诊制度的落实入手必定会收效甚微。同时，医疗卫生信息资源也是极其重要的资源。科学、完整、系统的居民健康档案是全科医生工作的基本工具，也是其提供具有连续性、综合性、协调性卫生保健服务的重要依据[1]。而居民电子健康档案、居民电子病历也是社区医疗机构之间、社区医疗机构与上级医院之间信息资源共享的基础性资料。

---

[1]　杨秉辉:《全科医学概论》，人民卫生出版社，2001，第14页。

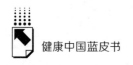
2. 医疗卫生人员等服务前提

实行社区首诊的另外一个前提是全科医生的足量高质。社区首诊制度的实施需要具备全科医生准入、考核、继续教育的完整制度，在这些方面我们还有许多工作要做。不要说全科医生，就是现有的基层医务人员，特别是"赤脚医生"转化来的乡村医生，其水平、数量、理念等都有待进一步提高或转变。在城镇也存在大量类似的状况，这在一定程度上是政策导向和民众选择的结果，优质医疗、医务资源上流集聚、虹吸垄断。这就需要政策调整和政策倾斜，引导优质医疗、医务资源向下分流、合理分布。

3. 医疗卫生机制等体系前提

社区首诊制度的落实离不开双向转诊制度，离不开上下联动的医疗卫生服务体制与合理的医疗卫生资源配置机制，这就需要基层医疗卫生机构与大中型医院之间具有完备的分工协调协作机制，需要医疗卫生服务体系内部有科学合理的绩效考核与激励机制、信息互通共享机制、社区卫生服务筹资和补偿机制、患者就医的社保分流约束机制、有效的监督管理机制和违约违规惩处机制。

4. 老百姓就医习惯等意愿前提

要针对老百姓就医习惯产生的原因，针对老百姓到社区医疗卫生机构就医的顾虑，针对老百姓对基层医疗卫生机构的不信任等问题，采取全面、科学、有效的解决措施，同时积极向老百姓开展制度政策的宣传教育，让人们逐渐养成小病到基层的意识和习惯，实现"小病在社区，大病在医院，康复回社区"的目标。除此之外，其他相关主体也要具有促成制度落实的真实意愿，要促成基层医疗卫生机构愿意向上级医院转诊，促成上级医院愿意向基层医疗卫生机构转诊，促成社会保险主管行政机构愿意落实向基层医疗卫生机构倾斜的政策。唯有如此，才能真正实现社区首诊和双向转诊制度，最终形成"基层首诊、双向转诊、急慢分治、上下联动"的分级诊疗模式。

5. 制度政策宣传等舆论前提

任何制度和政策的落实都离不开宣传，社区首诊制度的实施和成功，当然离不开老百姓对制度的知晓和熟悉。应当加大对政策制度本身的宣传力度，提高群众的政策知晓率和制度认可度。同时，要不断强化社区卫生服务中心（站）等基层医疗卫生机构自身的宣传引导，通过积极主动服务提高人民群众对基层医疗卫生机构的认可度、参与度和配合度。

参考文献

《分级诊疗破解新疆乌恰县农牧民看病难》，新疆网，http：//www. xinjiangnet. com. cn/2015/1119/1490573. shtml，2015 年 11 月 19 日。

《分级诊疗：让新疆优质医疗资源下沉》，亚心网，http：//news. iyaxin. com/content/2016 - 02/23/content_ 10024807. htm，2016 年 2 月 23 日。

《改革共享 相互借鉴 自治区县级公立医院综合改革现场会在乌恰召开》，新疆维吾尔自治区人民政府网站，http：//www. xinjiang. gov. cn/2015/09/15/38995. html，2015 年 9 月 15 日。

《〈"健康中国 2030"规划纲要〉发布（附全文）》，新华网，http：//news. xinhuanet. com/health/2016 - 10/25/c_ 1119786029. htm，2016 年 10 月 25 日。

《解读〈关于自治区分级诊疗工作的实施意见〉》，新疆维吾尔自治区人民政府网站，http：//www. xinjiang. gov. cn/2016/02/18/62526. html，2016 年 2 月 18 日。

《今年新疆将加快推进分级诊疗》，新疆网，http：//www. xinjiangnet. com. cn/2016/0127/1518227. shtml，2016 年 1 月 27 日。

《李斌答本网记者问："健康中国"力推六大任务》，中国经济网、网易"财经频道"，http：//money. 163. com/16/0308/16/BHL8S8VR00253B0H. html，2016 年 3 月 8 日。

李晓阳、黄健：《新疆"双向转诊"中存在的问题与对策——以新疆医科大学第一附属医院为例》，《继续医学教育》2013 年第 8 期。

梁金刚：《台湾地区分诊体系经验与借鉴》，《中国社会保障》2015 年第 3 期。

倪莉、黄凤：《少数民族地区发展社区卫生服务的对策及思考》，《医学理论与实践》2013 年第 15 期。

宋宿杭、何莉、梁思园、金音子、孟庆跃：《我国城市社区首诊制度研究综述》，《中国卫生经济》2017 年第 1 期。

王瑟：《乌鲁木齐试行社区首诊制》，《光明日报》2007 年 2 月 5 日，第 6 版。

王淑霞等：《乌鲁木齐市社区全科医师签约制服务发展现状及对策研究》，《新疆医科大学学报》2016 年第 10 期。

温蓉：《石河子市建立首诊及双向转诊制度》，《中国医疗保险》2009 年第 2 期。

《我区全面启动分级诊疗破解"看病难"》，新疆网，http：//www. xinjiangnet. com.

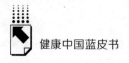
cn/2016/0218/1524920. shtml，2016 年 2 月 18 日。

《乌鲁木齐：市民未经社区首诊需自担住院费》，新华网，http：//www. xinhuanet. com/chinanews/2008 – 06/02/content_ 13431214. htm，2008 年 6 月 2 日。

《新疆城市社区卫生服务年内覆盖率将达 65%》，新华网，http：//news. xinhuanet. com/health/2009 –04/15/content_ 11187253. htm，2009 年 4 月 15 日。

《新疆医改抓好七大重点工作任务 探索分级诊疗制度和医联体》，新疆网，http：//www. xinjiangnet. com. cn/2015/0804/1430663. shtml，2015 年 8 月 4 日。

杨秉辉：《全科医学概论》，人民卫生出版社，2001。

《自治区召开 2017 年卫生和计划生育工作电视电话会议》，新疆新闻在线网，http：//xjbs. com. cn/news/2017 –01/18/cms1929541 article. shtml？ nodes = _ 371，2017 年 1 月 8 日。

台湾分级医疗转诊制度的发展

陈孝平*

摘　要：　台湾医疗体系分为医学中心、区域级医院、地区级医院、基层诊所等四个等级。由于地域狭小、交通便利、医疗资源分布均匀，民众普遍缺乏分级转诊的观念。加上各级医院没有明确分工，越级就医财务障碍甚小，导致缺乏对分级转诊的诱因。因此，分级转诊制度难以落实。尽管学界对分级诊疗意见不一，但是支持转诊的意见比较普遍，尤其是地方医院的长年抨击。为此，台湾"健保署"在 2017 年提出分级诊疗改进方案：提升基层医疗服务能量，引导民众转变就医习惯与调整部分负担，调高医院重症支付标准，引导医院减少轻症服务，强化医院与诊所医疗合作服务等。

关键词：　台湾医疗　医院评鉴　消除分级畛域

台湾地区的医疗体系经由过去数十年的努力，先求有，然后求普及，再求品质。医疗网的建构，就是追求医疗资源的普及；而评鉴制度的建立，则是在求质量的提升。台湾医疗体系由四级机构构成：医学中心、区域级医院、地区级医院、基层诊所。然而，台湾地域狭小，医疗资源密集，各级医疗机构之间分工并不明确，如同一组俄罗斯娃娃，虽有大小之分，但无形状的差异，因此也一直存在是否必须区分四级的讨论。因为，四级医疗体系虽

＊　陈孝平，台湾中正大学社会福利学系教授。

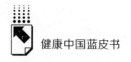

然撑起一个稳定的架构，但是也妨碍改革的弹性，限制改革的选项。为此，本报告将简要介绍台湾四级医疗的形成以及关于这样体系的各方意见，评价四级医疗转诊的改革方案，讨论健保署对于转诊制度的检讨，从而形成结论与政策建议。

一 台湾转诊医疗体系的形成与论辩

（一）分级医疗转诊

台湾分级医疗转诊体系的法源在于台湾地区"医疗法"第 88 条：主管机关为促进医疗资源均衡发展，统筹规划现有公私立医疗机构及人力合理分布，划分医疗区域，建立分级医疗制度，订定医疗网计划。主管机关得依前项医疗网计划，对医疗资源缺乏区域，奖励民间设立医疗机构、护理之家机构；必要时，得由政府设立。此条法律，也同时提供医疗网计划的法源。根据林恒立的评论，许子秋借鉴英国国民卫生服务（National Health Service，NHS）的经验，将台湾医疗机构分为医学中心、区域级医院、地区级医院、基层诊所等四级[1]。当时的目标是在半小时之内找到医师、最慢一个小时到达医院。根据这样的理念，台湾在 1986 年开始实施医疗网的建设计划。

根据《开创全民均等健康照护计划》，台湾自 1986 年起开始分期推动医疗网计划，第一、二、三期计划着重于硬件建设、人力规划，主要解决医疗资源数量不足及分布不均的问题；自第四、第五、第六期实施"新世纪健康照护计划"起，除延续区域资源均衡发展外，还追求医疗质量及重视病人安全，强调以病人为中心，发展小区医疗卫生体系。透过各时期医疗网计划之实施，对于台湾医疗资源之合理分布，医疗质量之持续提升，已有相当成效。目前台湾正面临人口老龄化及全球化所带来的各种健康及环境冲

---

① 林恒立：《健保分级医疗转诊制度实施现况及改革》，《民报》2015 年 4 月 9 日。

击，为民众提供优质的健康照护服务，使全体民众不论身处何地，均能享有无差别的医疗资源，台湾继第六期新世代健康领航计划之后，于2013 ~ 2016年规划推动第七期计划，将逐年达成以下六个目标。

第一，落实医疗在地化，强化小区医疗体系及质量，因地制宜，针对不同族群及地区属性群体，发展具性别意识、健康公平之全人健康照顾服务计划，促进医疗体系均衡发展，提高健康照护服务之可近性。

第二，发展特殊医疗照护网络，联结社会福利、卫生、教育等相关部门及民间团体，提供妇女、儿童、身心障碍者等特定群体符合其需求之健康照护服务，满足弱势群体对于健康服务之需求。

第三，健全急重症照护网络，逐步改善大型医院急诊壅塞及一床难求情形，特别加强妇儿科紧急医疗能力。

第四，持续强化性别友善医疗与照顾环境，落实对妇女及弱势群体友善之健康/医疗/照顾环境建设，加强各项服务机构评鉴制度之性别友善服务认证机制，强化服务工作者之性别教育。

第五，统筹规划医疗机构及人力合理分布，提高医疗资源缺乏区资源运用效益，资源分配力求地区、阶级、族群及性别的平衡，减少资源分布不均或性别盲等因素导致之健康不平等情形，并建置医疗资源管理信息系统，提供政策规划之统计分析基础。

第六，检视医师、护理及照顾人力规划政策，解决医师及护理人员招收及留任问题，改善医事人员执业环境，促进劳动性别平等，并建立规避生育风险医疗制度，以改善医事人员执业环境。

上述六个目标中第一、三、五、六等项隐含有合理化各层级医疗机构之间关系的意涵。

（二）医院评鉴

医院评鉴的法源为"医疗法"第28条。根据该法，主管机关应办理医院评鉴。地区主管机关对辖区内医疗机构业务，应定期实施督导考核。为此，台湾卫生主管机构颁布了《医院评鉴及教学医院评鉴作业程序》，并在

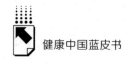

1999 年委由财团法人医院暨医疗质量促进委员会（Joint Commission）评鉴，其评鉴架构与流程请见图 1。

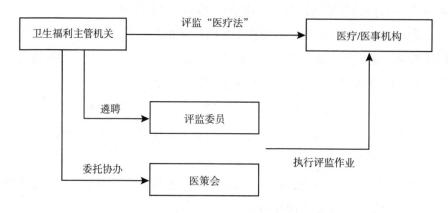

图 1　台湾医院评鉴架构

资料来源：医疗质量促进委员会，http：//www. tjcha. org. tw/FrontStage/page. aspx？ ID=088AB6C2－1B58－42F4－9E27－6597273D5ECF。

根据《医院评鉴及教学医院评鉴作业程序》，医院评鉴含医学中心、区域医院、地区医院三类评鉴。所有的医疗机构必须经审查符合医疗法及医疗机构设置标准规定者，始得申请评鉴。

申请教学医院评鉴之医院，须符合前一款之规定，且应同时具备以下资格。

第一，应于医院评鉴之合格效期内，或应同时申请。

第二，应有急性一般病床与精神急性一般病床合计 100 床以上（以下均以登记开放病床数计）。

第三，应能提供内、外、妇产、儿、麻醉、放射及病理（急性一般病床与精神急性一般病床合计 249 床以下医院至少应有兼任病理科专科医师一人）七科之诊疗服务。

第四，教学医院评鉴包含西医师、中医师、牙医师等医师职类，以及药事、医事放射、医事检验、护理、营养、呼吸治疗、助产、物理治疗、职能治疗、临床心理、咨商心理、听力、语言治疗、牙体技术等医事人员（非医师）职类。申请医师及医事人员类教学医院评鉴者，应至少申请一类医师职类及三类医事人员（非医师）职类，且其中须包含护理职类。申请医事人员类（非医师）教学医院评鉴者，应至少申请四类医事人员（非医师）职类，且其中须包含护理职类。

申请区域医院评鉴之医院应同时具备以下资格。

第一，急性一般病床及精神急性一般病床合计应在250床以上。

第二，申请区域医院评鉴时，已具医院评鉴优等（区域医院）或医院评鉴合格（区域医院）者，得不受前一目规定之床数限制；唯原已与分院（或不相毗邻院区）合并评定之医院，如分开申请评鉴，则不适用本目之规定。

第三，应具备中度级急救责任医院认证资格。于评鉴合格效期内，如中度级急救责任医院认证资格中断逾二年以上者，本部得调降其医院评鉴合格类别或注销其评鉴合格资格；唯非卫生局指定急救责任医院，且本次申请区域医院评鉴时，已具医院评鉴优等（区域医院）或医院评鉴合格（区域医院）者，得不适用本目之规定。

申请医学中心评鉴之医院应同时具备以下资格。

第一，应有精神急性一般病床25床以上。

第二，应同时具备重度级急救责任医院、癌症诊疗质量认证通过等二项认证资格；另于评鉴合格效期内，如有任一认证资格中断逾二年以上者，得调降其医院评鉴合格类别或注销其评鉴合格资格。

第三，应提供家庭医学、内、外、妇产、儿、骨、神经外、整形外、泌尿、耳鼻喉、眼、皮肤、神经、精神、复健、麻醉、放射诊断、放射肿瘤、临床病理、解剖病理（或口腔病理，具其中之一）、核子医学、急诊医学、职业医学、齿颚矫正、口腔颚面外科25科之诊疗服务；唯于同一基地另行单独设立专供诊治儿童之综合医院者，得免设儿科诊疗科别。

第四，应同时申请医师及医事人员类教学医院评鉴，且至少包含西医师及牙医师二类医师职类，以及药事、医事放射、医事检验、护理、营

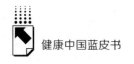
养、呼吸治疗、物理治疗、职能治疗、临床心理九类医事人员（非医师）职类。

（三）健保与分级转诊医疗

由于地域狭小、交通便利，所以民众就医方便，没有分级转诊观念。再加上台湾各级医疗机构并无明确之分工机制，民众也没有必须分级转诊的知觉。这样的情况即使在健保实施之后也没有基本的改善。健保推动分级转诊的机制，仅有"健保法"第 43 条的相关规定：保险对象应自行负担门诊或急诊费用之 20%，居家照护医疗费用之 5%。但不经转诊，于地区医院、区域医院、医学中心门诊就医者，应分别负担其 30%、40% 及 50%。

前项应自行负担之费用，于医疗资源缺乏地区，得予减免。

第一项应自行负担之费用，主管机关于必要时，得依诊所及各级医院前一年平均门诊费用及第一项所定比率，以定额方式收取，并每年公告其金额。

根据前揭有关规定，卫生福利部门制订《全民健康保险转诊实施办法》，但是，分级转诊的诱因仅有最多数百元的财务差距，对绝大多数民众并不构成明显压力。以 2017 年修订前的部分负担金额为例（请见表1），若未经转诊径自到医学中心就诊，部分负担为新台币（下同）360 元，较诸在基层诊所的 50 元，差距仅有 310 元。而且，健保开办之后，就医仅需要支付部分负担，不管到何种医院，其他的医疗费用均由健保支付，反而促使民众竞相往大型医院就医。小型医院因此受到重大的影响。1995 年健保开办的地区医院从 607 家剧减为 2010 年的 391 家。同一时期，医学中心则从 14 家增为 23 家；区域级医院则从 55 家增为 81 家[①]。以地区医院为主的台湾小区医院协会对于分级转诊落实不力长年来有严厉的抨击。谢武吉等引述杨志

---

① 谢武吉等：《小区医院的定位与走向——许全体国民一个健康的未来医疗政策改革建议书》，台湾社区医院协会，2010。谢武吉等：《医院医疗资源垂直整合》，台湾社区医院协会，2014。

良的观点认为，医学中心收治急重症比例偏低，没有资格成为医学中心①。换言之，医学中心收治太多原应在基层医院就诊的病人，而一切归根结底，就是医疗分级制度未被落实。

表1 调整前后就医部分负担

单位：元

机构层级	西医门诊基本部分负担			
	经转诊		未经转诊	
	调整前	调整后	调整前	调整后
医学中心	210	170	360	420
区域医院	140	100	240	240
地区医院	50	50	80	80
基层诊所	50	50	50	50

谢武吉等基于捍卫地区医院的立场，当然积极要求落实"健保法"第43条，这并非一致的意见。叶金川就认为医院应取消分级。他指出：过去医疗网将台湾分成17区，但因为交通便利，已经减为6区。而且健保开办以后，民众到医学中心看诊负担与到基层诊所或医院相去不远，故一旦对基层医疗没有信心，就会直接到医学中心②。根据叶金川的观察，不同层级医院之间无论在医疗质量、医疗水平、医院功能上都极为类似，因此分级名称最好全部打散。为此，他建议将区域医院与医学中心合并，称为第一级医院，第二级医院则统称小区医院，而不再使用地区医院。

由于四级分级、分级转诊是一个既定的现实，支持转诊自然是比较常见的意见。但在支持转诊的同时，论者也都有所保留。蔡淑铃也表示台湾推行分转诊，因地域小、医疗资源普及以及交通便利，强制实施有其限制，以此作为健保署推动论人计酬制的基础。而论人计酬制就是在不明文废除四级转诊医疗体系之下，促使上下层医疗机构相互整合，以

———————

① 余广亮：《论人计酬试办计划之照护策略》，简报数据，发表于论人计酬试办计划之照护策略观摩会，2014－3－24。

② http：//blog. udn. com/yestaipei/10964474。

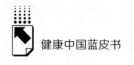
间接消除四级分级畛域的措施。也就是说，分级医疗制度有效的改革一方面必须尊重四级医疗体系的架构，但又能以软性间接的方式，消除四级的区隔畛域。

二　消除分级畛域的主要策略

此处通过对以健保署论人计酬计划、小区医院协会医院垂直整合计划以及学者倡议的家庭医师基金等三种政策文本的分析，说明台湾消除分级畛域制度的实施。

（一）健保署论人计酬计划

健康保险部门在 2011 年《全民健康保险论人计酬试办计划》中提出三项发展目标。

第一，使民众获得更完整的照护：透过疾病治疗服务、加强提供预防保健、卫生教育与个案管理服务，以促进民众健康。

第二，使医疗团队发挥照护能量：以全人照护为导向，促进区域医疗体系整合，包括基层院所与医院之整合。

第三，促进民众健康、减少医疗浪费。

为达成前述目标，该项计划提出三种模式。

第一，区域整合模式：以一个区域内由医院整合诊所组成的团队，对该区域户籍人口提供整合性之照护服务。

第二，小区医疗群模式：以原先参与全民健保家庭医师整合型照护计划的小区医疗群承作，并向上整合医院组成医疗团队。照护对象除各医疗群之忠诚病人以外，还由保险人提供该地区内应照护对象名单。

第三，医院忠诚病人模式：由原参与医院以病人为中心门诊整合照护试办计划之忠诚病患为对象，并扩大及于住院照护。

该项计划先行依照公式计算所谓之虚拟点数，若参与之医疗团队所使用之点数低于该项虚拟点数，则结余点数（以一点一元计算）60% 作为基本回馈金；其余 40% 则视达成评量指标的程度而支付。该项试办计划的评量指针分组织指针、临床指针、民众感受度、其他政策鼓励指标、专家评核指标，以各占一定百分比构成。

2012 年 1 月试办以来，陆续有七个团队参与。小区医疗群模式：芝山小区医疗群。

区域整合模式：台大金山分院、彰滨秀传医院、澄清医院。

医院忠诚病人模式：彰化基督教医院、耕莘医院、屏东基督教医院。

在健保署协助之下，罗纪琼以医院忠诚病人模式为对象，发现该医院的门诊虽有减少，住院费用则显著增加。因此，他认为论人计酬方案并未成功①。但仅从财务面来看成败，视野甚小。事实上，以台湾试办论人计酬的方式，希望达成费用节省，至少在短期内是不切实际的想法。

为坚持民众有不受限制的就医选择权（freedom of choice），健保署的论人计酬的试办方案，并不拘束民众的就医行为。即使被列为忠诚病人也未必会全部在网内就医，因此，就节制医疗费用的效能来说，参与的医疗团队面临双重漏出（double leakages）的问题。这样对医疗团队构成了极大的挑战，因为必须单方面负起提升医疗效能以收节约医疗资源之效。因此未必能节省医疗费用。但论人计酬的试办开启了无围墙医院（wall-less hospitals）的可能性。

民众的健康福祉受到其每天日常活动的场所与社会背景当中环境、组织和个人因素之互相影响。因此，场域性健康促进模式强调组织发展运用，改变场域当中的物理环境、组织结构、行政与管理，使其能够支持民众健康维护与发展。此外，也可以运用场域来增加服务可近性以及与透过小区中不同场域合作来达到促进大众健康之目的的。

论人计酬制度的实施，原本就具有根本上改变医疗服务提供模式的潜力。其中最具效益的可能是把小区带进医疗体系的医疗服务提供模式典范性

---

① 罗纪琼：《台湾地区论人计酬试办计划之评估——以医院忠诚病人模式为例》，《台湾公共卫生杂志》2015 年第 5 期，第 463~475 页。

转移。论人计酬最根本的理念，就是预防胜于治疗，因此，能把小区当作以积极实施场域为基础的健康促进（setting-based health promotion）应是使论人计酬的效能极大化的重要策略。事实上，现已参与论人计酬试办方案的医疗团队中，对于拆除医院的围墙、使医院与小区结合进行了许多的努力。这些努力，正在改变传统医疗服务的模式。

评估论人计酬制度，最常被引述的自然是在美国自20世纪70年代以来相当风行的所谓健康维护组织（HMOs）。HMOs在发展过程中虽演变成为许多种形态，但最基本的特征就是承担风险与医疗服务整合以及论人计酬[1]。大量的研究表明HMOs比较具有"节省医疗费用，增加预防医疗"的效果[2]。对美国医疗服务模式进行大规模实验的Rand Health Insurance Experiment的研究，也证明了它具有显著节约医疗费用功效，且没有发现所谓风险套利（cream skimming）的行为[3]。换言之，这些论人计酬方案，可能真的是遵守"花小钱、医小病""免大病、省大钱"的原则。而台湾健保署推行论人计酬，也是基于参照这些正面经验，着眼于鼓励参与的医疗团队实行预防重于治疗的理念，而将可能节省的医疗费用回馈给医疗团队。

但值得留意的是，这些获得证实具有经济效益的HMOs比较倾向所谓闭锁式（closed-panel）的模式：Kaiser Permanente是所谓staff model，也就是自行雇用医师模式，而Puget Sound这个健康维护组织则是group health

---

[1] Luft, H., *HMOs: Dimensions of Performance*, New York: Wiley, 1981. Weiner, J. P. et al., Impact of Managed Care on Prescription Drug Use, *Health Affairs*, 1991, 10 (1): 140 – 154. Knogstvedt, P., *Essentials of Health Managed Care* (5th edition), Sudbury, MA: Jones and Bartlett Publishers, 2007. Barr, D. A., *Introduction to the US Health Policy: The Organization, Financing, and Delivery of Health Care in America*, Baltimore, Maryland: The Johns Hopkins University Press, 2011.

[2] Merrill, J., et al., Factors that Affect the HMO Enrollment Decision: A Tale of Two Cities, *Inquiry*, 1985, 22 (4): 388 –395.

[3] Manning, et al., A Controlled Trial of the Effects of a Prepaid Group Practice on Use of Services, *New England Journal of Medicine*, 1984, 310: 1505 –1510. Manning, et al., *Health Insurance and the Demand for Medical Care – Evidence from a Randomized Experiment*, RAND, 1988. Newhouse, J. P. and the Insurance Experiment Group, *Free for All? Lessons from the Rand Health Insurance Experiment*, RAND, 1993.

model。这两种模式的健康维护组织，从病人（或会员）看，是必须在特定范围选择医师（或医疗单位）；从医疗单位看，则在该项方案中，其照顾的对象也是登记在案的会员。基于这样双方面均为闭锁式的性质，在本研究中称为双重封闭（double closeness）模式。在非闭锁式的美国健康维护组织也是有网外就医加重部分负担的规定。

台湾实施论人计酬与这种闭锁式的健康维护组织大相径庭：在论人计酬试办方案中，基于不愿限制民众就医的自由之动机，并不采登记制，而改以由医疗机构自选或由保险机构提供忠诚名单。以小区整合模式为例，其虚拟点数系以该小区的全部户籍人口为基础计算，但因不采登记制，在这小区的人口当中，最多仅会有一部分人实际上来就医。这样，实际照顾人数与应负责之照顾人数产生落差，构成了医疗费用控制的第一个漏出（leakage）；而这些被当作忠诚病人的民众也没有任何就医的限制，因而可能有一部分的就医行为并不会在网内发生，从而产生了第二个医疗费用管控的漏出。以此之故，台湾论人计酬的模式称具有双重漏出（Double leakage）。

双重漏出对于台湾试办方案节制医疗费用的效果自然构成严峻的挑战。学者陈宗献在他的网络文章中就指出台湾的论人计酬不是美国的健康维护组织，主要的原因也在此。他还据此预言台湾论人计酬的试办计划必然失败①。

事实上，在台湾，论人计酬制度也并非在很有利的条件下开办。比较早期的调查发现，不管是民众还是医护人员，对于论人计酬都不甚了解：家庭医师仅有24%对于论人计酬有些了解，而仅有19%的家庭医师可以考虑加入②，至于民众则更少人了解。在健保署极力倡导提出试办方案并经数度修改③，在2012年1月开始实施。开办不久后，健保署即委托台湾永续全人

---

① 陈宗献：《台湾的论人计酬不是美国的 HMOs》，www. dryahoo. org. tw，2014 - 12 - 20。
② 许铭恭、林恒庆：《基层医师对国内实施论人计酬制度可行性之认知调查研究》，《台湾家医志》2003 年第 13 期，第 157 ~ 170 页。
③ 《2013 ~ 2014 全民健康保险年报》。

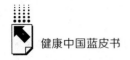

医疗健康照护协会进行初步调查，以将参与的团队意见回馈给健保署①。至于节制医疗费用，李纯馥初步数据显示有些微的效果②，但健保署南区业务组关于忠诚病人模式的自行研究则难谓有明显效果③。

值得留意的是，在美国近年来蔚为风潮的所谓 Accountable Care Organizations（ACOs）与台湾实施的论人计酬制度反而有比较的基础。虽然有些人认为 ACOs 只是 HMOs 的新瓶装旧酒，但也有人认为它是整合更大范围的服务、更加以病人为中心的全人式服务，且相当程度放宽病人的选择自由，因此还是跟 HMOs 有所区隔。在 Centers for Medicare and Medicaid（CMM）的主导之下，美国在 2011 年开始试办 ACOs，并于 2013 年发布了初步评估报告④。该报告发现纳入 ACOs 的医疗保险的被保险人在试办第一年平均每月节省 20 美元的医疗费用。当然，这仅是初步的发现，尚未经过多方验证。

ACOs 强调跨场域的整合，而其整合的对象亦包含小区，所以在这一层意义上，ACOs 应该更适合作为与台湾论人计酬试办方案的比较对象。本研究的结果亦将与 ACOs 进行比较。

前段所叙的美国 ACOs，其成功的要件就是要透过基层医师与小区力量的结伙，跨越场域（across settings）发挥以病人为中心的统合医疗的功能，以之达成更好的医疗、更好的人权健康、更低的费用（for better care, better population health, lower cost），同时也成了强调基层医疗的欧巴马改革方案（Affordable Care Act）的主要医疗提供模式选项之一⑤。ACOs 也被当作最能够建立起从急性照护到小区复健、身心康复的无暇隙健康照护的医疗服务输

---

① 涂醒哲：《论人计酬之研究暨现行试办计划之辅导及执行成效评估》，健康保险署委托研究计划报告，2013。
② 李纯馥：《全民健保支付制度与审查》，简报数据，2012。
③ 吴锦松等：《全民健保论人计酬试办计划执行成效影响因素之探讨——以高屏区医院忠诚病人照护模式为例》，健保署自行研究，2012。
④ L & M, Policy Research. Evaluation of CMMI Accountable Care Organization Initiatives: Effect of Pioneer ACOs on Medicare Spending in the First Year. November 13, 2013.
⑤ Springgate, B. F. and R. H. Brook, Accountable Care Organizations and Community Empowerment, *The Journal of American Medical Association*, 2011, 305 (17): 1800 – 1801.

送模式。而相对于传统医疗模式，最重要的概念，就是建立起没有围墙的医院（hospitals without wall）。根据调查，全美已经有 17% 的人口加入小区里的各式 ACOs，2/3 的美国人居住在有 ACOs 的小区中，随时可以加入①。

许玫玲指出，台湾论人计酬计划的试办，诱使医院把医疗服务场域扩大到小区，是该试办方案极为重要的特色之一②。事实上，在由涂醒哲主导的台湾永续全人医疗健康照护协会所举办的两次关于论人计酬试办方案的检讨中，参与的医疗团队的简报数据中已经呈现极为多样的与小区结合的事例。例如，屏东基督教医院院长余广亮的简报中，清楚罗列了极为丰富的与小区结伙的活动，将小区作为健康促进绝佳的场域③；耕莘医院则以其教会医院的特质，发挥与小区结伙的优势积极投入预防保健与小区的健康促进④；芝山小区医疗群则利用当地的公园、绿地、山丘，结合小区志工，推行健康促进与运动计划⑤。

（二）医院医疗资源垂直整合方案

台湾小区医院协会所推动的医院医疗资源垂直整合则是发自民间，试图寻找在分级转诊未能落实之下，地区医院的自救之道。台湾小区医院协会认为，所谓医院垂直整合系指把大医院的医师请到地区医院驻诊，让民众可以就近寻求名医诊疗，减轻就医的部分负担⑥。真正需要向上转诊的状况，也可以安排便捷的快速通道。推动这样的整合，地区医院有了医师，不但有能力添购检查仪器，还能派员前往大医院进修，提升医疗质量；大医院也可以减轻过度从事轻度医疗的状况。

---

① Wyman, O., ACOs Update: Accountable Care at a Tipping Point, *Health & Science*, 2014.

② 许玫玲：《论人计酬与健康与照护体系的发展》，简报数据，发表于论人计酬制度成果评估与模式改善研究研讨会，2014 - 5 - 24。

③ 余广亮：《论人计酬试办计划之照护策略》，简报数据，发表于论人计酬试办计划之照护策略观摩会，2014 - 3 - 24。

④ 裴驹：《论人计酬试办计划之照护策略》，简报数据，发表于论人计酬试办计划之照护策略观摩会，2014 - 3 - 24。

⑤ "卫生福利部中央健康保险署"：《2013 ~ 2014 全民健康保险年报》。

⑥ 谢武吉等：《医院医疗资源垂直整合》，台湾社区医院协会，2014。

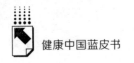

根据这样的理念，台湾社区医院协会提出两种整合模式①。

（1）合作支持制。以不同经营管理体系的医院为主体，针对疾病或在地医疗或保健需求进行合作，并由大医院派任医师团队支持地区医院。

甲、医师支持。签订契约，名医驻诊，增加地区医院医疗服务项目，提高质量。

乙、转诊、转检。经地区医院评估应转诊至医学中心或区域医院就诊。

丙、小区健康门诊。邀集大医院的医师开立小区健康门诊，提升地区医院的医疗质量与健康促进功能。

（2）委托授权制。以同体系的医院为主轴，依体系涵盖地区的医疗保健需求进行体系资源的运作与分配。

甲、管理权委托。地区医院委托大型医院管理，但仍由小区医院董事会拥有所有权。

乙、系统与采购整合：大小医院信息系统整合，联合采购。

丙、医师支持：体系内医事人力支持、驻诊、报告判读。

丁、转介：依体系内的转诊、转检、转院流程进行转介。

医院医疗资源垂直整合虽由地区医院协会的热心人士积极推动，且确有实施之案例，但因为健保署并未积极支持与配合，推动自是非常艰辛。

（三）家庭医师基金倡议

除上述之外，也有个别学者之建言。如李卓伦等即主张借由总额预算分配的机制，建立由基层医疗主导的医疗体系。李卓伦等主要是参采英国制度，先建立家庭医师基金，以之作为带动医疗体系重整的枢纽。而关于家庭医师基金则透过三个步骤来形成：民众登记家庭医师，组织开业医师联盟，实施论人计酬制度。在建立家庭医师基金之后，就进入落实分级转诊阶段、落实分级医疗阶段，最后则是落实基层医疗保健阶段，以完成医疗体系的整体改革②。

---

① 谢武吉等：《医院医疗资源垂直整合》，台湾社区医院协会，2014。
② 李卓伦：《如何配合总额预算分配落实分级医疗之研究》，"行政院卫生署"委托研究报告，2014。

三　2017年健保署的回应

面对地区医院长年的抨击，健保署在 2017 年做出了多方面的响应。这些响应，包含六项策略。

策略一：提升基层医疗服务能量

（1）开放基层医疗机构支付范围，扩大诊所服务范围，使民众不会因为某些检查或检验限于医院执行，而被迫到医院就医。研议开放基层执行心脏超音波、癌症肿瘤标记等检查。

（2）扩大家庭医师整合性照护。提升小区医疗服务群服务能量与质量，结合居家医疗与院所间之垂直与水平合作，落实在地化、小区化的全人照护与医疗，增加收案对象及服务内容。

（3）鼓励诊所朝向多科联合执业，提供一站式整合性服务。基层诊所朝向联合执业的方式，可提供民众更全面、跨专科别、全人全家照护模式。

（4）辅导基层诊所规划无障碍空间，建立友善就医环境。加强推动医院与诊所提供无障碍就医环境，于健保行动快易通 APP 之医疗院所查询中标示。

策略二：引导民众转变就医习惯与调整部分负担

（1）减少弱势民众就医经济障碍。依现行"健保法"规定，重大伤病、分娩、山地离岛、低收入户、荣民荣眷之家户代表免部分负担，医疗资源缺乏地区减免20%；而由各机关补助部分负担费用的有 3 岁以下儿童、结核病患、油症患者、经离岛院所转至本岛当次就医。另外，持身心障碍手册者门诊就医部分负担均为50 元，故目前依相关规定及补助措施已减少弱势民众就医经济障碍。

（2）提高假日基层开诊率，提供开诊时段与急诊就医信息查询。汇集特约医疗院所每日看诊时段，透过行动装置下载全民健保行动快易通 App 或由本署网站查询院所看诊时段。提供小区医疗群之24 小时电话咨询专线，让民众获取就医信息。提供民众简易之急诊检伤评量信息与建立医院急诊壅

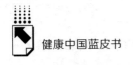
塞查询的 APP。

（3）调整门诊部分负担，鼓励民众至诊所就医。①经转诊至医学中心或区域医院就医者，调降门诊部分负担，医学中心由 210 元降至 170 元，区域医院由 140 元降至 100 元。地区医院维持不变。②未经转诊至医学中心就医者，调高门诊部分负担，由 360 元调升至 420 元。区域、地区医院维持不变。（见表 1）

（4）调整急诊部分负担，纾解急诊拥塞。至医学中心急诊完成治疗后，依检伤分类为非 1、2 级的部分负担由 450 元调高至 550 元；检伤分类为第 1 至 2 级的部分负担，仍维持现况 450 元。

（5）建置电子转诊单并监控非必要之转诊。规划建立快速转诊的信息交换系统，对于拖延的转诊或超过一定比率之转诊，进行监控及管理。

策略三：调高医院重症支付标准，引导医院减少轻症服务

（1）挹注 60 亿元调高重症支付标准。2017 年医院总额非协商因素 89.7 亿元，其中 60 亿元用于调整重症支付标准。

（2）限制医院轻重症服务增长。逐年减少医学中心及区域医院初级照护服务量，设定医学中心及区域医院初级照护服务量，不得超过 2016 年的 90%，超过部分，不予分配总额。

（3）持续推动紧急医疗能力分级。自 2009 年起开展医院紧急医疗能力分级评定作业，目前共指定有 195 家急救责任医院提供全年 24 小时急诊服务，其中含 36 家重度级医院及 82 家中度级医院，全部 22 县市（含离岛）中，已有 19 县市具有全中度级以上之急救责任医院，确保急重症患者于紧急状况时能及时获得适切照护。

策略四：强化医院与诊所医疗合作服务，提供连续性照护

（1）建置转诊信息交换平台。病人至基层诊所就医后，如果需要转诊，可透过信息平台将病人及病情数据等，转介至接受转诊院所，促进医疗信息畅通，减少不必要反复检查与医疗处置，提升效率与安全水平。

（2）建立居家照护信息共享平台。收载居家个案照护历程、健康评估量表等信息，供医疗团队跨院际分享个案之照护信息，强化个案健康管理

服务。

（3）强化医院出院准备及追踪管理。自 2016 年 4 月新增出院准备及追踪管理费，鼓励医院做好出院准备及出院后追踪咨询，依照病人病况，转介至后续照护资源，如家医群门诊追踪、居家医疗整合照护、长期照顾服务等，减少病人出院后短期内之再急诊及再住院的概率，鼓励出院病人回归小区。

（4）挹注 1 亿元鼓励医师跨层级支持。持续开展跨层级医院合作计划，促进医师支持小区医院，提升小区内医疗服务质量，吸引民众回归小区就医。

（5）鼓励诊所及医院共同照护。鼓励家庭医师整合照护计划家医群与合作医院推动共同照护门诊、病房巡诊及协助病人转诊，提供病人连续性照护。

（6）挹注 3 亿元试办区域整合计划。鼓励区域医疗整合，促进诊所与医院间垂直及水平合作，提升基层诊所医疗质量与量能，让基层提供优质的初级照护服务，减轻大型医院负荷，使其能更专注提供重症医疗。

策略五：提升民众自我照护知能

（1）加强宣传分级医疗。透过健保署网页等多元媒体通路及分区业务组各项活动、全民健康保险季刊等，加强倡导分级医疗。与网络插画家合作，制作网络漫画。

（2）加强自我健康管理。倡导健康存折 2.0 版，鼓励民众自我健康管理，此为未来推动方向。

（3）宣传利用居家医疗群 24 小时电话咨询服务。加强倡导参与家庭医师整合性照护计划小区医疗群 24 小时电话咨询专线，让民众获取就医信息。

策略六：加强医疗财团法人管理

（1）修法加强医疗财团法人监督管理。拟修法强化医疗法人董事会监督治理机制，规范董事组成应有员工董事及社会公正人士、要求法人信息公开与透明、加强法人对外捐赠审查机制、促使提升公益支出与强化员工教育训练及明定年度税后盈余应优先办理改善机构劳动条件。

（2）制定限制医疗法人医院附设诊所之管理措施。为避免法人所设医

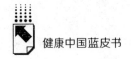

院利用附设门诊部扩增诊所，公告医疗法人仅设立医院或同时设立医院及诊所者，其数量上限为十家，其中诊所至多一家。目前已预告修正医疗机构设置标准，限制法人所设医院，除离岛、原住民地区或医疗资源不足地区外，不得附设门诊部，以落实医疗资源合理分布与分级医疗之精神。

（3）规范医院不得以交通车载送方式不当招揽轻症病人。为遏止医疗机构借提供医疗交通车载送病人而有不当招揽之情事，兼顾确有搭乘医疗交通车之需求民众权益（例如，偏乡地区、老弱妇孺及残障重症病人等），研议规范医院交通车只限于以定点方式，载送偏乡地区、定点、老弱妇孺及残障重症病人之可行做法。

在前述健保署为响应分级转诊的问题所召开的公听会中，有与会者虽称许健保署之勇于任事，但对于这包山包海的改革，却心有怀疑。笔者认为，分级转诊如果仅就转诊一事打转，势必没有出路，因为僵硬性的分级转诊制度在台湾事实上并没有强制实施的空间。因此，关于分级转诊议题，一定要放在整体医疗体系中才能有效解决。而解决的关键，就是本文所倡议的不硬性维持、不硬性废止，而软性地泯除其分级之畛域。而健保署提出的最新方案，正谙符这样的原则，故十分值得期待。

四　结论与政策建议

台湾分级转诊医疗落实困难，可以归纳为地域狭小、交通便利、医疗资源分布均匀，因此没有分级转诊的必要。各级医院没有明确分工，越级就医财务障碍甚小，对于民众也无分级转诊的诱因。因此，传统上仅依赖金额不高的部分负担差距，自然难以落实分级转诊制度。

硬性的四级转诊，在台湾并无现实基础，因此不可能强制实施；然而，四级医疗体系在台湾却是一个既定的建制，也不易硬性废除，因此，采整合的方式泯除其畛域，同时带进广泛的医疗体系改革，以求综合效果，才是上策。

健保署最近大幅度响应基层医院的要求落实"健保法"第43条，其效果仍待检验。但无疑是一个值得期待的方向。

参考文献

蔡淑铃:《分级转诊制度与论人计酬制度之概况及未来政策方向》,《台湾医界》2014 年第 12 期,第 23～26 页。

陈宗献:《从宏观角度看转诊制度》,《台湾医学》2003 年第 7 卷第 3 期,第 425～430 页。

陈宗献:《台湾的论人计酬不是美国的 HMOs》,www. dryahoo. ory. tw,2014－12－20。

李纯馥:《全民健保支付制度与审查》,简报数据,2012。

李卓伦:《如何配合总额预算分配落实分级医疗之研究》,"行政院卫生署"委托研究报告,2014。

林恒立:《健保分级医疗转诊制度实施现况及改革》,《民报》2015 年 4 月 9 日。

罗纪琼:《台湾地区论人计酬试办计划之评估——以医院忠诚病人模式为例》,《台湾公共卫生杂志》2015 年第 5 期,第 463～475 页。

裴驹:《论人计酬试办计划之照护策略》,简报数据,发表于论人计酬试办计划之照护策略观摩会,2014－3－24。

涂醒哲:《论人计酬之研究暨现行试办计划之辅导及执行成效评估》,"健康保险署"委托研究计划报告,2013。

吴锦松等:《全民健保论人计酬试办计划执行成效影响因素之探讨——以高屏区医院忠诚病人照护模式为例》,"健保署"自行研究,2012。

谢武吉等:《小区医院的定位与走向——许全体国民一个健康的未来医疗政策改革建议书》,台湾社区医院协会,2010。

谢武吉等:《医院医疗资源垂直整合》,台湾社区医院协会,2014。

"行政院卫生署":《开创全民均等健康照护计划》,http://www. mohw. gov. tw/ MOHW_ Upload/doc/% E9% 96% 8B% E5% 89% B5% E5% 85% A8% E6% B0% 91% E5% 9D% 87% E7% AD% 89% E5% 81% A5% E5% BA% B7% E7% 85% A7% E8% AD% B7% E8% A8% 88% E7% 95% AB_ % E5% 85% AC% E5% 91% 8A% E7% 89% 88_ 0002184001. pdf,最后访视日:2017－3－25。

许玫玲:《论人计酬与健康与照护体系的发展》,简报数据,发表于论人计酬制度成果评估与模式改善研究研讨会,2014－5－24。

许铭恭、林恒庆:《基层医师对国内实施论人计酬制度可行性之认知调查研究》,《台湾家医志》2003 年第 13 期,第 157～170 页。

余广亮:《论人计酬试办计划之照护策略》,简报数据,发表于论人计酬试办计划之照护策略观摩会,2014－3－24。

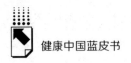

L & M, Policy Research. Evaluation of CMMI Accountable Care Organization Initiatives: Effect of Pioneer ACOs on Medicare Spending in the First Year. November 13, 2013.

WHO, *Alma-Ata* 1978: *Primary Health Care, Health for All.* Geneva: World Health Organisation, 1978.

Luft, H., *HMOs: Dimensions of Performance*, New York: Wiley, 1981.

Manning, et al., A Controlled Trial of the Effects of a Prepaid Group Practice on Use of Services, *New England Journal of Medicine*, 1984, 310: 1505 – 1510.

Merrill, J., et al., Factors that Affect the HMO Enrollment Decision: A Tale of Two Cities, *Inquiry*, 1985, 22 (4): 388 – 395.

The Ottawa Charter for Health Promotion. Geneva, World Health Organization, 1986.

Manning, et al., *Health Insurance and the Demand for Medical Care – Evidence from a Randomized Experiment*, RAND, 1988.

Weiner, J. P. et al., Impact of Managed Care on Prescription Drug Use, *Health Affairs*, 1991, 10 (1): 140 – 154.

Newhouse, J. P. and the Insurance Experiment Group: *Free for All? Lessons from the Rand Health Insurance Experiment*, RAND, 1993.

Barr, D. A., *Introduction to the US Health Policy: The Organization, Financing, and Delivery of Health Care in America*, Baltimore, Maryland: The Johns Hopkins University Press, 2011.

Springgate, B. F. and R. H., Brook: Accountable Care Organizations and Community Empowerment, *The Journal of American Medical Association*, 2011, 305 (17): 1800 – 1801.

Wyman, O., ACOs Update: Accountable Care at a Tipping Point, *Health & Science*, 2014.

Knogstvedt, P., *Essentials of Health Managed Care* (5th edition), Sudbury, MA: Jones and Bartlett Publishers, 2007.

WHO, 7th *Global Conference on Health Promotion in Nairobi*, Geneva, 2009.

国外经验

Overseas Experiences

B.15
英国社区首诊制度的实施

丁 煜　杨雅真*

摘　要：　社区首诊制度可以追溯到英国等欧洲国家家庭医生提供的全
科医生服务，英国国民健康服务系统奠定了初级医疗的重要
地位，明确了三个层次医疗服务体系的基本定位，形成了社
区首诊制度雏形和分级诊疗制度的基本框架。通过市场化改
革等举措，英国不断规范和完善社区首诊制度，呈现免费医
疗全民覆盖，全科医生量大质优，转诊监管机制严格规范，
以及运作机制的"准市场化"等显著特点。但 NHS 经费可持
续性、效率与公平的权衡、医疗保健与社会护理的融合等问
题突出，原因在于 NHS 公费医疗模式本身存在不足，过度医
疗的出现，以及在政策上对医疗保健与社会护理的区别设计。

* 丁煜，厦门大学公共事务学院副教授，研究方向：社会保障、统计学；杨雅真，厦门大学公
共事务学院研究生。

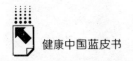

英国经验提示我们，社区首诊制度发展与完善需要政府不断强化责任并加大投入，完善社区首诊制度建设和加强全科医生队伍建设，施行严格规范的转诊制度并建立高效的计算机医疗服务网络。

关键词： 转诊监督　NHS　英国医疗

一　引言

自 1996 年中央首次提出要积极发展城市社区卫生服务以来，中国一直在探索完善优化社区服务的新道路。2006 年国务院印发《关于发展城市社区卫生服务的指导意见》，北京、上海、深圳、青岛、厦门等地率先试点探索社区首诊制，但在实施过程中却遇到各种难题和质疑[1]，甚至有人直言应取消门诊转诊制[2]。学界纷纷对社区首诊制在中国实施的困境和阻碍进行分析，并进一步探讨如何发展适合中国国情的社区首诊制模式[3][4]。

社区首诊制度是指社区居民除急诊外必须在社区医院接受全科医生（General Practitioner，GP）首诊（first diagnosis），由全科医生决定病人是否需要转诊（referral），并通过全科医生预约后才能到专科医院看指定专科医生的诊疗制度。英国社区首诊制度起源最早，实施最为严格，一直为全英国

① 高和荣：《社区首诊双向转诊制度在中国为何难以实施》，《国际社会科学杂志》（中文版）2014 年第 1 期。
② 环球医学资讯：《社区首诊遭遇"转诊难"怎么破？》，http：//www. gmedon. com/Item. aspx？id＝44474，2017 年 3 月 15 日检索。
③ 赖光强等：《深圳新型社区首诊制实施效果分析与思考》，《社区卫生服务工作研究》2009 年第 12 期。
④ 刘佳、冯泽永：《社区首诊制的实施困境分析及对策研究》，《社区卫生服务工作研究》2012 年第 15 期。

人民引以为傲①。它是英国国民健康服务（National Health Service，以下简称 NHS）的重要组成部分，2013 年，被全球权威评级机构 Commonwealth Fund 评为全世界最优秀的医疗系统②。"他山之石，可以攻玉"，英国社区首诊制相较于中国已经发展较为成熟，本文旨在全面深入剖析英国社区首诊制度的起源、发展、现状和特点，总结其实践经验，为中国在转型时期社区卫生服务体系的建设与完善提供参考与借鉴。

二 英国社区首诊制度的背景、起步和发展

社区首诊制度的源起可以追溯到欧洲的家庭医生制度。19 世纪末以前，以社区为基础的全科医生和以医院为基础的专科医生功能日益分化，当时的全科医生其实就是私人家庭医生，可直接向就诊病人收费。1908～1911 年期间自由主义改革，英国国民保险制度（National Insurance Act，1911）的建立使得一部分工人可以开始免费使用全科医生服务③。二战时期，医院服务（Emergency Medical System）的主要功能演变为缓和战争带来的创伤，难以调和普通民众的需求。包括贝弗里奇报告（1942 年）在内的对于国民医疗健康服务的呼吁，促进了英国各界对于战后重建一个足以克服五大巨人（Five Giants），即贫困（Want）、疾病（Disease）、无知（Ignorance）、肮脏（Squalor）和懒惰（Idleness）的社会保障制度的热议。意在解决疾病问题的英国国民健康服务系统在 1948 年应运而生，在这个全民免费的系统中综合性医院的专科医生和社区医院的全科医生得以和谐共存。

如图 1 所示，英国国民健康服务系统由初级医疗（primary care）、二级医疗（secondary care）和三级医疗（tertiary care）构成。初级医疗即由社区医院的全科医生提供初级服务和初级医疗护理。社区医院一般规模较小，只

---

① Department of Health, *The NHS Plan: A Plan for Investment, a Plan for Reform*, London, 2000, p. 2.

② Thomson, S., Osborn, R., Squires, D., Jun, M., *International Profiles of Health Care Systems*, 2013.

③ Glasby, J., *Understanding Health and Social Care* (2nd edition). Bristol: Policy Press, 2012.

有 50 个床位左右，用于全科医生临时安排病人，尤其是需要长期护理的老年患者。二级医疗是以综合性医院为基础的主要救治急重症患者的急诊和专科治疗，分门诊部和住院部。三级医疗服务则是更具专业化的治疗和护理服务，由更高级的区域或跨区域医院提供。患者就诊时，须首先到社区医院接受全科医生的诊疗。除非急诊，患者只有通过全科医生的转诊才能去二级医院寻求服务[①]。到三级医院就诊往往需二级医院医生的推荐，少数也可以由全科医生直接推荐。二级、三级医院的医生及其他医护人员都直接受雇于医院，按月领取固定工资，属于 NHS 雇员。而全科医生中有 75% 是自由执业的医师，他们自办或合伙办诊所，自负盈亏，在诊所内享有用人自主权与收入分配自主权。其余 25% 左右的全科医生受雇于 NHS，由 NHS 分配到一个或多个初级医疗的 GP 诊所工作，每周有规定的工作时间，工资也由 NHS 发放[②]。须与国内"事业单位编制"区别开来的是，这些全科医生与 NHS 没有人事附属关系，只有劳动合同关系，NHS 可以随时开除他们，他们也有随时离开 GP 诊所的自由。

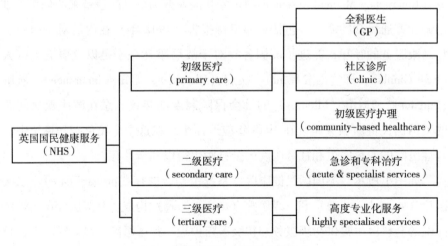

图 1 英国国民健康服务系统构成

---

① 李再强、林枫：《国外社区首诊制度简介》，《中国卫生经济》2006 年第 2 期。

② Baggott，R.，*Health and Health Care in Britain*. Palgrave Macmillan，2004，p. 262.

在 NHS 发展的前 30 年，初级医疗被认为是 NHS 的副产品，不受英国政府重视，因此，20 世纪 60 年代以前都处于边缘化、自由发展的状态①。当时英国政府只重视二级和三级医疗，GP 与 NHS 呈现半独立状态②，初级医疗保健与医院服务之争愈演愈烈③。有学者认为，20 世纪 60 年代以来，由于健康政策溢出，各类有关初级医疗健康政策法案层出不穷④，初级医疗才逐渐受到重视⑤。总体而言，学界认为当时之所以重新审视初级医疗在 NHS 中的地位，主要原因有："健康医疗服务输送的改变与福利国家危机、新公共管理运动和公共服务变革、GP 与 NHS 之争日益激烈、GP 守门人的角色日益凸显、对初级医疗的管理需求以及希望将 GP 纳入财政管理中、患者就近就医的照护需求以及对于社区服务的日益重视"等⑥。

20 世纪后半叶，为了减轻医院病床压力，社区照护（care in the community）理念在英国普及开来，社区精神疾病护理、社区残疾人员护理等服务开始盛行⑦⑧。20 世纪 50 年代后期以来，综合性医院病床数几乎减半，从 1959 年的 245000 张锐减到 2004 年的 145218 张⑨⑩。从 20 世纪 60 年

① DHSS, *Primary Health Care：An Agenda for Discussion*. London, 1986.

② Klein, R., *The New Politics of the NHS：From Creation to Reinvention*. Radcliffe Publishing, 2010.

③ Ottewill, R., Wall, A. L., *The Growth and Development of the Community Health Services*. Business Education Publishers, 1990.

④ 例如 60 年代中叶《家庭医生宪章》（Family Doctor's Charter）、70 年代《全科医生培训计划简介》（The Introduction of the General Practitioner Training Schemes）、80 年代《初级医疗讨论议程》 （Agenda for Discussion Primary Health Care, DHSS, 1986） 和健康促进法案（Promoting Better Health, DHSS, 1987）。

⑤ Glendinning, C., GPs and Contracts：Bringing General Practice into Primary Care. *Social Policy & Administration*, 33 （2）, 1999, 115 – 131.

⑥ Peckham, S. and Exworthy, M., *Primary Care in the UK. Policy，Organisation and Management*. Palgrave Macmillan, 2002, p. 11.

⑦ Mitchell, D., A Contribution to the History of Learning Disability Nursing. *NT Research*, 7 （3）, 2002, 201 –210.

⑧ Lester, H., Glasby, J., *Mental Health Policy and Practice*. Palgrave Macmillan, 2010.

⑨ Department of Health, *The NHS Plan：A Plan for Investment，a Plan for Reform*. Department of Health London, 2000.

⑩ NHS Confederation, Why We Need Fewer Hospital Beds. The NHS Confederation, London, 2006.

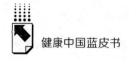
代中期开始，初级医疗领域的员工数目和工作量大大增加。当然，初级医疗在医疗体系中的地位提升，既是英国特色，也是国际趋势。1978年阿拉木图宣言也倡导发展初级医疗，降低医疗成本，提高医疗服务成效。

20世纪90年代，英国工党政府的工作重点从二级、三级医疗转移到初级医疗上，在政策制定和服务提供上对初级医疗予以大力支持[1]，政策制定者提出要发展社区和初级医疗服务，加强初级医疗审查监管，委任社区医生，促进初级医疗和二级、三级医疗服务融合，控制医疗成本，提高医疗服务成效[2]。至此，由初级医疗主导的NHS格局（Primary care-led NHS）初步形成[3]。同时，GP合同内容在此时发生实质改变，GP作为通往二级、三级医疗的守门人（community gatekeeper）的角色正式得到认可，英国政府积极发展一系列新的初级医疗机构（primary care organizations, PCOs），颁布若干政策来鼓励社区就医[4]。为防止转诊不规范，英国政府制定出台各类病种临床路径促进转诊标准化，同时建立健康质量框架（Quality Outcomes Framework, QOF），将临床服务、机构服务、辅助服务和病人感受列入全科合同，将全科医生的薪酬与评估指标挂钩，以此作为重要的监管手段，确保转诊准确规范[5]。这一显著改变，使社区首诊制度的地位在英国国民医疗体系中得以加强，"小病在社区，大病在医院"的就诊模式在英国得以规范化[6]。

此外，值得一提的是NHS持之以恒的市场化改革。英国是一个两党制国家，工党和保守党政权的更替必然导致不同执政时期的NHS政策改革[7]。

① Fry, J., Horder, J., *Primary Health Care in an International Context.* Nuffield Provincial Hospitals Trust London, 1994.

② Smith, J., Goodwin, N., *Towards Managed Primary Care: the Role and Experience of Primary Care Organizations.* Ashgate Publishing, Ltd., 2006.

③ NHS Executive, *Developing NHS Purchasing and GP Fundholding: Towards a Primary Care-led NHS.* Department of Health, 1994.

④ Glasby, J., *Understanding Health and Social Care.* 2nd eds. Bristol: Policy Press, 2012.

⑤ NHS, *Quality and Outcomes Framework*, 2016.

⑥ Peckham, S. and Exworthy, M., *Primary Care in the UK. Policy, Organisation and Management.* Palgrave Macmillan. New York, 2003, p. 13.

⑦ 王芳、卢祖洵：《英国卫生服务提供模式及卫生保健制度的主要特征》，《中国社会医学杂志》2005年第4期。

NHS 在建立伊始是一个由中央部门管理的高度计划化的体系。受 20 世纪 70 年代石油危机影响，NHS 预算吃紧，1979 年撒切尔政府上台后大幅压缩财政支出，直至 1989 年白皮书（White Paper Reviewing NHS Funding）中提出在 NHS 系统中引入市场竞争机制。1991 年，内部市场（internal market）改革正式启动，NHS 建立医疗内部计划市场[1][2][3]。

1997 年布莱尔工党政府上台，保留内部市场体制，强调供方与支付方共同合作为国民提供医疗服务。然而，1997~2002 年的政策实践表明，确实只有促进供方市场竞争才能提高资金使用效率。于是，布莱尔政府又在 2002 年回到了充分发挥市场竞争作用的政策道路上。2007 年接任布莱尔的工党首相布朗延续了前任的政策。2010 年上台的卡梅伦保守党－自由民主党联合政府在上任政府的基础上，出台进一步扩大市场竞争作用的政策，旨在通过提高效率来缓解政府巨大的财政支出压力[2]。至此，NHS 虽然仍向国民提供免费医疗服务，但 1991 年至今的市场化改革已经使其演变为地方负责、市场竞争在医疗卫生经费配置中起决定性作用的体系[4]。

三　社区首诊制度的实施规模及特点

（一）英国社区首诊制度的实施与发展

NHS 几乎覆盖了英国英格兰、威尔士、苏格兰和北爱尔兰地区的所有

① Saltman, R. B., Otter, C. V., *Implementing Planned Markets in Health Care: Balancing Social and Economic Responsibility*, 1995.

② Ranade, W., *A Future for the NHS? Health Care for the Millenium*. Addison-Wesley Longman Ltd., 1997.

③ Le Grand, J., Mays, N., Mulligan, J. - A., *Learning from the NHS Internal Market*. King's Fund, 1998.

④ Saltman, R. B., Figueras, J., Saltman, R. B., *European Health Care Reform: Analysis of Current Strategies*. World Health Organization, Regional Office for Europe Copenhagen, 1997.

人口，涉及面极广，达到全面医疗水平[①]。99%以上的英国人都在全科医生处登记，与全科医生建立对口固定的长期联系。全科医生作为基层医疗服务提供者，大多以地区为界，为其注册患者提供24小时咨询、诊疗与预防服务。目前英国初级医疗全科医生问诊量约为每年3亿次，相较于1975年提高了50%；急诊问诊量约为每年1.9万次[②]。英国卫生部2000年的报告显示，英国国民访问全科医生次数约为100万次/日，牙科检查（dentistry）约13万次/日，急诊（accident and emergency，A&E）约3.3万次/日，救护车（NHS ambulances）派出8000辆/日，手术（operations）2.5万次/日，免费眼睛检查（free eye test）3万次/日，护士上门服务（district nurses visit）10万次/日[③]。如图2所示，英国注册在籍的全科医生数量逐年增长，由2006年的54609人上升到2015年的66356人，十年来提高了21.5%。这些全科医生大部分（76%左右）位于英格兰地区[④]。由于NHS英格兰、NHS威尔士、NHS苏格兰和NHS北爱尔兰在经营管理上相互独立，统计数据也往往分开发布，下文多处将仅以NHS英格兰为例。

表1展现了英格兰地区2005～2015年度社区医生的用药数量和药费。2015年，英格兰地区社区医生总计开出10亿左右的药量，相比2014年增长1.8%，相比2005年增长50.4%；2015年总药费增加至约93亿英镑，相较于2014年增长4.7%，相较于2005年增长16.8%[⑤]。2015年英格兰人口平均药费为169.14英镑/人，但大部分患者不需要自掏腰包，因为在这些用药当中，有89.7%的药物完全免费，由NHS经费负担[①]。正如Commonwealth Fund的报告所强调，NHS系统能够以较低的人均医疗费用取得很高的医疗质量，实属难得[⑥]。

① Baldock, J., Mitton, L., Manning, N., Vickerstaff, S., *Social Policy*. Oxford University Press, 2011.
② Glasby, J., *Understanding Health and Social Care*. 2nd eds. Bristol: Policy Press, 2012.
③ Department of Health, *The NHS Plan: A Plan for Investment, a Plan for Reform*. Department of Health London, 2000, P23.
④ NHS, *Quality and Outcomes Framework*, 2016.
⑤ NHS, *Prescriptions Dispensed in the Community, Statistics for England*, 2016.
⑥ Thomson, S., Osborn, R., Squires, D., Jun, M., *International Profiles of Health Care Systems*, 2013.

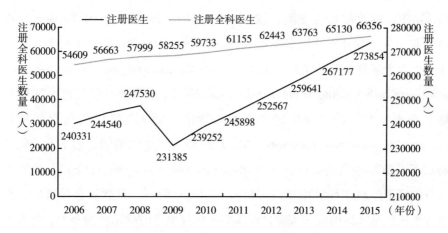

图2　英国注册医生和GP数量（2006～2015年）

资料来源：General Medical Council, *List of Registered Medical Practitioners-Statistics*, 2016, p. 9.

表1　社区医生用药数量和药费（2005～2015年）

年份	用药数量（百万）	总药费（百万英镑）	平均用药数量	平均药费（英镑）	英格兰人口数量（百万）
2005	720. 3	7936. 6	14. 2	156. 83	50. 6
2006	752. 0	8196. 8	14. 8	160. 83	51. 0
2007	796. 3	8372. 7	15. 5	162. 95	51. 4
2008	842. 5	8325. 5	16. 3	160. 67	51. 8
2009	886. 0	8539. 4	17. 0	163. 60	52. 2
2010	926. 7	8834. 4	17. 6	167. 82	52. 6
2011	961. 5	8805. 1	18. 1	165. 80	53. 1
2012	1000. 5	8523. 1	18. 7	159. 33	53. 5
2013	1030. 1	8625. 1	19. 1	160. 12	53. 9
2014	1064. 6	8852. 6	19. 6	162. 98	54. 3
2015	1083. 7	9266. 6	19. 8	169. 14	54. 8

资料来源：NHS, *Prescriptions Dispensed in the Community*, *Statistics for England*, 2016.

　　那么NHS经费是如何流动与管理的呢？根据图3信息可知，这些经费中有30%属于初级医疗的经费，由NHS英格兰管理；而60%二级医疗的经费由地方主管机构（Clinical Commissioning Groups，CCG）负责，剩余的

10%由英国财政部负责支配。以2010年为例，财政部（HM Treasury）将1070亿英镑的总开支拨给卫生部（Department of Health），其中有110亿英镑用于卫生部直接负责的三类项目（centrally managed projects and services，arm length body funding 与 public health spending），余下960亿英镑由NHS英格兰负责支配。在这960亿英镑的经费中，NCS英格兰所负责的项目（nationally commissioned services，NCS）总额为320亿英镑，余下640亿英镑则用于CCG所负责的项目（locally commissioned services，LCS）①。由于大部分国家卫生服务预算由第三方机构（CCG）管理，且预算金额既定，地方主管机构从社区医院和综合性医院购买医疗服务时除治疗服务外，更重视预防性服务健康教育，以起到减少不必要开支的作用。

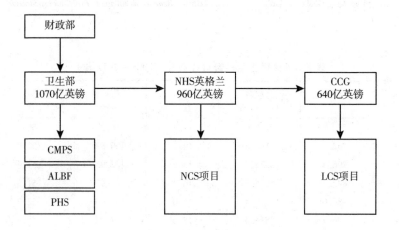

图3 英国NHS经费管理示意图

资料来源：NHS England，*Understanding the New NHS*，2014，p.11.

如图4所示，NHS英格兰在初级医疗和二级医疗的投入方式上有非常显著的差异。在初级医疗方面，财政投入集中于需方。NHS中90%的初级医疗服务由全科医生来提供，而2004年4月1日实施的全科医疗服务（general medical services，GMS）新契约规定，全科医生60%的收入是通过

---

① NHS England，*Understanding the New NHS*，2014，p.11.

注册签约病人来实现，注册人头数越多收入就越高；其余40%取决于全科医生的服务质量（QOF）[①]。在二级医疗方面，财政投入集中于供方，医院通过竞标来获得相应的资金。需要强调的一点是，负责经费分配的CCG主要是由全科医生组成，在与医院进行谈判时能够有效约束经费开支。

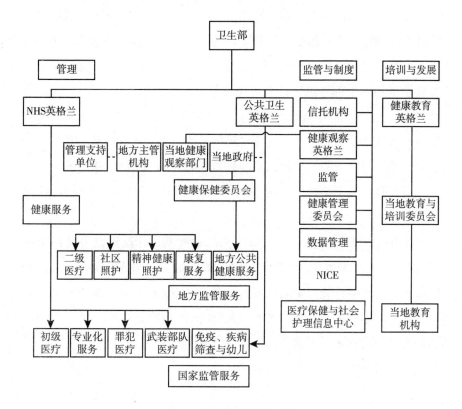

图4　英国NHS管理架构

资料来源：NHS England，*Understanding the New NHS*，2014，pp. 8 - 9.

（二）英国社区首诊制度的特点

第一，全民覆盖的免费医疗。英国1946年《国家卫生服务法》（National

---

① Roland, M., Linking Physicians'Pay to the Quality of Care-A Major Experiment in the United Kingdom. *New England Journal of Medicine*, 351 (14), 2004, 1448 - 1454.

Health Service Act，1946）中明确规定：NHS 的宗旨是根据病人的需要提供服务并确保人人享有免费的医疗服务。尽管 NHS 在服务提供方式和管理措施方面历经革新，但其仍保有的一大特征就是除牙科手术以外几乎没有其他收费[1]。据英国卫生部规定，每位年满 16 周岁的社区居民须就近选择一名全科医生登记注册，16 周岁以下的居民由其监护人代为注册[2]。居民到社区医院就诊，或经过全科医生转诊到综合性医院就诊，或在急诊情况下直接到二级医院就诊，都可以享受免费医疗服务。2015 年 4 月份以前，在英国就业或就学半年以上的外国公民也可免费就近注册社区医生，但从 2015 年起非欧盟成员国的外国公民需要支付一定费用来享受英国的国民健康服务[3]。注册后，患者就诊时需由对应的全科医生诊疗，若患者在外地，可在当地注册临时号或暂时自费就医，待回原居住地后再进行报销[4]。相应的，全科医生为注册在自己名下的公民提供 24 小时免费预防、诊断和初步治疗保健服务。

NHS 负担的费用大致包括家庭医生的诊疗费、住院医疗费（部分住院项目需自费）、产前检查与生产医护费用等。由于英国施行医药分业，患者就诊后可持医生所开处方至药店买药，除 16 岁以下儿童、19 岁以下全日制学生、老人、残障人士或孕（产）妇已获医药免费证明外，其他人须自行负担处方费。这种具有普遍主义取向的全民免费医疗体系，被公认为 20 世纪英国政府影响国民生活的伟大业绩[5]。

第二，高效的全科医生管理制度。英国已经形成规范化的全科医生管理制度。首先，在培养全科医生方面系统化、规范化，实行严格的准入考核。要成为一名全科医生一般有两种方式：第一种方式是首先接受 5 年以上的医

① The King's Fund, Commission on the Future of Health and Social Care in England, 2014.
② 高和荣：《社区首诊双向转诊制度在中国为何难以实施》，《国际社会科学杂志》（中文版）2014 年第 1 期。
③ 根据英国法令，从 2015 年 4 月 6 日起，非欧盟成员国的外国公民需要支付每年 150 英镑的 NHS 注册费用。
④ 李再强、林枫：《国外社区首诊制度简介》，《中国卫生经济》2006 年第 2 期。
⑤ 《北京实行强制社区首诊制》，搜狐网，2009。

学教育，此后需接受 3 年的全科医学知识培训，考核通过获得全科医生资格证书，并注册成为皇家医学学会成员后，才可行医；另一种情况则针对具有丰富临床经验的医生，他们需经过 1 年的全科医学培训，通过考试后才能够取得全科医生资格证书①。同时，英国一直在积极培养全科医学人才。如 2016 年的 NHS 计划就强调要在 2020 年以前培养 5000 名社区医生和 1000 名医生助理（physician associates，可在社区医院或综合性医院协助医生诊断和管理病人)②。综上，英国的全科医生量大质优，具有较高的医疗水平和综合服务能力，充满活力，能够满足社区居民的就诊需求。

此外，社区全科医生"按绩效付费"（pay for performance，P4P）薪酬制度合理，薪金丰厚，提高了全科医生的工作满意度，稳定了初级医疗医生队伍。全科医生收入的 60% 来源于注册居民人头费，由 NHS 经费支付。同时，在贫困地区工作的全科医生还能得到额外补助③。新的合同契约形式，即个人医疗服务（personal medical services，PMS）将全科医生薪酬与业务关系分离，允许全科医生根据当地居民需要制定相应的服务合同，将全科医生从传统的契约形式中解放出来④。据悉，目前英国社区全科医生平均月收入为 2300 英镑以上，处于中上收入水平③。

英国全科医生服务呈现现代化、多样化和满足个人化需求的趋势。初级医疗机构使用 NHS 热线服务系统，为英国居民提供基本的保健知识和护理资讯，加强社区居民与全科医生的互动。NHS 英格兰有 95% 的全科医生可以通过网上预约来就诊，截至 2016 年利用网上预约系统的人数已达 1800 万。为了提升患者用户体验，英国计划投入 4500 万英镑，在 2017、2018 年开始使用新的全科医生在线咨询系统⑤。从图 5 社区医生

---

① 李再强、林枫：《国外社区首诊制度简介》，《中国卫生经济》2006 年第 2 期。

② NHS England, *NHS Operational Planning and Contracting Guidance 2017 - 2019*. London：NHS England and NHS Improvement，2016.

③ 乌日图：《医疗保障制度国际比较》，化学工业出版社，2003，第 230 页。

④ NHS Confederation：*Why We Need Fewer Hospital Beds*. The NHS Confederation, London, 2006.

⑤ Department of Health, *The Government Report to the House of Commons Health Select Committee Report on Primary Care*（*Fourth Report of Session 2015 - 16*）. London，2016.

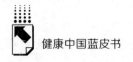

满意度分析也可看出，85％以上的社区居民都对社区医生的服务感到满意①。

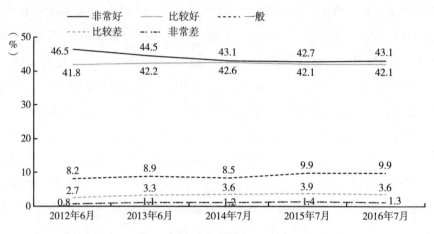

图5　社区医生满意度调查情况（2012～2016年）

资料来源：*GP Patient Survey – National Summary Report*，2016②。

第三，严格规范的转诊监管机制。英国的社区首诊制度获得成功，得益于其准确规范的转诊监管机制。同时，转诊制度得以实施的前提是社区医生的素质和能力水平较高，只有如此社区居民才会自愿选择到初级医疗就诊；若是患者不信任初级医疗机构的问诊水平，便会导致他们宁愿自费也要到大型医院。此外，英国在强调社区首诊的同时，提高了去大型医院享受高端服务的成本。在英国，社区居民只有经过社区全科医生转诊到二级医院才能享受免费医疗，直接到大型医院就诊将无法报销。当然，患者在转诊到大型医院时，拥有一定选择权。该机制大大优化了医疗资源，解决了"看病难"和"看病贵"的问题。

当然，转诊制度不能完全依赖报销比。完善转诊制度最重要的一点，是要出台具体的转诊标准。英国每年都会更新健康质量框架（QOF），明确规定转诊标准所需的临床服务、机构服务、辅助服务与病人感受等条件②。依照转诊标准路径，转诊"权"由全科医生掌握并严格把关，社区医院真正

① IPSOS，M.，*The GP Patient Survey- National Summary Report*. London，2016.

② NHS，*Quality and Outcomes Framework*，2016.

承担起"守门人"的重任,引导就诊居民有序流动,实现转诊制度规范化。

第四,"准市场化"的运作机制。NHS在建立伊始是一个全民免费的医疗体系,因此其市场化特征往往为人们所忽视。事实上,在20世纪90年代英国政府引入内部市场这一第三条道路以后,计划机制与市场机制结合的准市场化运作模式便成为英国国民医疗体系的一大特色。

所谓内部市场,是指将公立医院由卫生部的下属部门变为具有一定独立性的法人实体,地方主管机构(CCG)和社区医院成为患者购买医疗服务的代理人,由政府生产医疗服务的模式转变为政府购买服务。如图3所示,CCG和社区医院从NHS英格兰获得预算资金。患者只有通过代理人转诊才能获得二级、三级医疗机构的服务(除急诊外),而这些医疗机构只有在接诊患者后,才能从代理人处获得收入。这样,CCG和社区医院成为支付方,二级、三级医疗机构为买方,买方与支付方分离,形成竞争机制,患者"用脚投票",提高医疗服务使用效率[1]。

尽管政党轮替,英国医疗体系持之以恒的市场化改革仍从20世纪90年代坚持至今。2006年1月,英国政府宣布NHS将会推行此前改革获得成功的以选择与竞争为基础的内部市场机制[2]。该机制使英国国民医疗体系焕发活力,尽管这条道路仍在探索之中,但确实提高了英国医疗保障的管理水平和服务质量。实践证明,市场化改革是提高资金使用效率、改善医疗服务质量的唯一途径。

四 英国社区首诊制度实施中存在的问题

(一)NHS经费可持续性堪忧

英国的全民医疗体系经费绝大部分来自NHS财政支持。自20世纪80年代起,NHS系统就饱受资金不足、难以满足国民日益增长的健康需求的

---

① 付明卫:《英国医改的内部市场化之路》。

② Propper, C., Wilson, D., Burgess, S., Extending Choice in English Health Care: The Implications of the Economic Evidence. *Journal of Social Policy*, 35, 2006, 537 – 557.

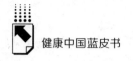

困扰[1][2]。在 80 年代，NHS 的财政缺口已有 18 亿英镑[1]。2000 年英国卫生部的一份报告就指出，因为资金不足，NHS 系统已无法保持其既定的服务水平[3]。1999 年《健康法案》出台后，英国政府为解决 NHS 资金不足的困境，大幅增加对 NHS 医疗体系的财政投入。此后在工党执政的 13 年间，NHS 经费实际年增长率高达 5.7%，达到战后增长的最高水平。21 世纪以来，NHS 经费实际年增长率达到 6.6%。在 NHS 系统发展的近 40 年间，NHS 开支占 GDP比例已由 1975 年的 3.8%，逐步增长到 1995 年的 5.7% 和 2009 年的 8.1%[4]。在可预见的未来，NHS 的财政预算也将逐年攀升[2]。而 NHS 英格兰对初级医疗的投入预算也不断增加。据估计，2020/2021 年前 NHS 英格兰在全科医生的投入上每年要增加 2.4 亿英镑，到 2020/2021 年预计将达到 12 亿英镑，2020/2021 年前 NHS 英格兰将提供 5 亿资金给地方主管机构（CCG）[5]。

图 6 是英国智库国王基金会（The King's Fund）对英格兰地区近 10 年来的医疗支出预算估计。在 2025/2026 年度，英国的 NHS 财政支出将高达GDP 的 11.3%[1]。更为可怕的是，如果 NHS 财政支出与 GDP 以同样速率增长，在 2070 年以前 NHS 财政支出将占 GDP 的 20%，在 2135 年将达到50%。如果 NHS 财政支出增长速率与 2000～2010 年持平的话，在 2070 年左右 NHS 财政花费将占据 GDP 的 100%[6]。显然，NHS 经费攀升与可持续性发展相去甚远。尤其随着人口老龄化程度加深，国民发病率提高，患者期望值增加，NHS 财政压力之大不言而喻[7]。

① Ham，C.，*Health Policy in Britain*. Palgrave Macmillan，2009，p. 34.

② The King's Fund，*Commission on the Future of Health and Social Care in England*，2014，p. 2.

③ Department of Health，*The NHS Plan*：*A Plan for Investment*，*a Plan for Reform*. Department of Health London，2000.

④ UK Public Spending，*UK Health Care Spending History from 1900*，2011.

⑤ NHS England，*NHS Operational Planning and Contracting Guidance 2017 - 2019*. London：NHS England and NHS Improvement，2016.

⑥ Appleby，J.，*Spending on Health and Social Care over the Next 50 Years*：*Why Think Long Term?* London：The King's Fund，2013.

⑦ Department of Health，*The Government Report to the House of Commons Health Select Committee Report on Primary Care*（*Fourth Report of Session 2015 - 16*）. London，2016.

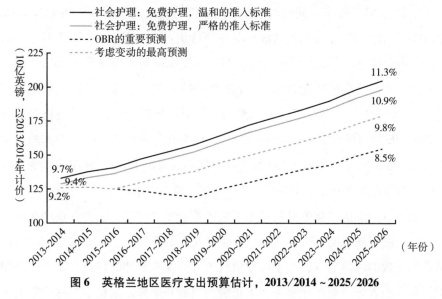

图 6　英格兰地区医疗支出预算估计，2013/2014~2025/2026

资料来源：NHS England, *Understanding the New NHS*, 2014, p. 19.

由于 NHS 财政经费大多数来源于财政税收，持续增加国民保险税将引起纳税人的不满。事实上，许多英国国民对 NHS 制度又爱又恨。他们经常质问，为什么交了那么高的国民保险税，享受到的医疗服务水平却不如其他欧洲国家。综上，如何解决 NHS 资金不足的困境，实现其经费发展可持续性，是英国完善国民健康服务系统的重中之重。

（二）效率与公平的两难追求

效率低下与经费不足一直是英国 NHS 体系面临的两大难题。由于 NHS 具有普遍主义取向，因此英国的医疗体系一直具有较强的公平性，但在效率方面却表现欠佳。

NHS 系统效率低下最明显地体现在其候诊时间长、排队问题严重。据官方数据估计，2004 年在英国预约医院的常规门诊候诊时间为 6 个月，等候住院手术为 18 个月[1]。英国政府意识到该问题，通过内部市场化改革的

---

① 施晓慧：《NHS：让英国人又爱又恨》。

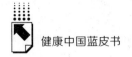

方式来提高 NHS 效率，同时对等候时间予以明确规定和承诺①。例如，2002 年 NHS 英格兰设定了英格兰地区 98% 的急诊患者应在到达急诊 4 小时之内得到治疗或者被送往大型医院的指标。当时这项指标的实现率低于 20%，到了 2005 年，在急诊病患数比 2002 年增长 25% 的情况下，这个目标仍然能够实现②。NHS 在英格兰地区的试点结果表明，2003 年除伦敦以外的英格兰地区患者平均候诊时间比 2002 年减少了 6%；同期在伦敦的患者等候时间减少了 17%③。NHS 规定，普通门诊最长等待时间不得超过 18 周，住院手术的等候时间不得超过 6 个月，对于疑似癌症的情况等待时间最长不得超过 2 周④。

然而，内部市场竞争机制带来了新的不公平。首先，患者存在潜在的选择风险。准市场机制可能存在缺乏真正意义上的竞争，且服务输送方没有提供真实有效的风险信息；由于医疗信息具有高度专业性的特点，缺乏医学知识的普通患者难以对医疗服务做出正确的判断和选择，信息不对称会影响患者在医院之间做出选择⑤。其次，医疗服务输送方之间的竞争可能会引致"撇脂现象"——医疗服务的提供者会有选择性地只对更容易治疗的或所需医疗成本更低的患者提供服务。这样不但会抵消选择与竞争模式的优势，反而会催生鼓励剥削与不公平的现象⑥。最后，像美国这样高度市场化的医疗服务系统中出现的问题也可能出现在英国，即 Gaynor 所述竞争对于医疗质量的影响鲜为人知⑦。例如 20 世纪 90 年代英国实行内部市场竞争机制时，

---

① Ham, C., *Health Policy in Britain.* Palgrave Macmillan, 2009, p. 31.

② Bevan, G., Hood, C., Health Policy-Have Targets Improved Performance in the English NHS? *British Medical Journal*, 332 (7538), 2006, 419 – 422B.

③ Dawson, D., Jacobs, R., Martin, S., Smith, P., Evaluation of the London Patient Choice Project: System Wide Impacts. *Report to the Department of Health*, York: University of York, 2004.

④ NHS England, *NHS Operational Planning and Contracting Guidance 2017 – 2019.* London: NHS England and NHS Improvement, 2016.

⑤ Dash, P., Meredith, D., When, How Provider Competition can Improve Health Care Delivery. *McKinsey Quarterly*, 10, 2010, 30 – 41.

⑥ Gaynor, M., Competition and Quality in Health Care Markets. Foundations and Trends *Microeconomics*, 2 (6), 2007, 441 – 508.

⑦ Gaynor, M., Competition and Quality in Hospital Markets. What Do We Know? What Don't We Know? *Economie Publique*, 15 (2), 2004, 3 – 40.

由于医疗经费紧张，医疗服务提供机构对医疗服务价格的重视大过对质量的重视，导致价格竞争激烈、医疗服务质量下降的情况。因此，兼顾公平与效率是 21 世纪 NHS 系统面临的新挑战。

（三）医疗保健与社会护理的融合

2015 年，国王基金会发布消息，称 NHS 将面临三大挑战，其中之一就是如何在现行体系范围内实现医疗保健与社会护理（social care）更加紧密的融合①。目前英国的医疗保健与社会护理设计基本上都基于 1946 年的《国家卫生服务法》与《国家援助法》（National Assistance Act）。二者分别催生了英国的 NHS 制度与社会护理体系，至今已 70 年有余。

英国的医疗保健与社会护理系统迥异，随着社会发展、人口增长，出现了一定的职能交叉，促进二者融合是完善英国国民保健与护理体系的必经之路。其服务内容交叉体现在今天的 NHS 系统不仅为患者提供诊疗，也具有护理慢性病患者的功能。一位 77 岁老人 Clifford 的就诊案例可以很好地说明医疗保健与社会护理边界不清这一问题。

> Clifford 身体健康却失智，没有认知能力。起初，其子女为他申请 NHS 继续医疗（NHS Continuing Health Care，CHC）补助时没有成功。当其子女向当地议会投诉后，CHC 对 Clifford 重新评估，并同意全额给出补助。只有 6 周的时间差，就发生了如此大的结果变化。但是过了一年后，Clifford 老人的 CHC 补助又被取消了。因为 CHC 认为 Clifford 虽然由于失智需要高强度的照料，但其本身不具攻击性行为，照护难度较小，所以应该由社会护理负责。而社会护理机构对于接受有如此高强度照护需求的老人也十分谨慎，Clifford 需要自己支付相当大一部分费用才能达到之前 CHC 给他的护理水平。Clifford 的子女重新申请了补助，

① The King's Fund, *Three Challenges and a Big Uncertainty for the NHS in 2015*, 2015.

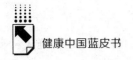
但需要等待半年以上的时间才能得到结果。①

据估计，英国 80 岁以上老年人数量在 2037 年前会翻倍，达到 600 万。诸如失智症（老年痴呆）与帕金森综合征这样的老年疾病会越来越普遍，为促进医疗保健与社会护理的融合增加了难度。二者融合的另一个挑战是收费方式上的革新。目前，NHS 医疗保健基本全民免费，而社会护理则是基于需求与家计调查（needs-and means-tested）的。若想免费获得社会护理服务（尤其是住进敬老院或护理中心），居民必须通过以家庭收入和支出或个人需求为主题的专门调查。因此，英国超过半数的社会护理服务都是私人给付的②。若可以通过统一的预算整合医疗保健与社会护理经费，使二者具有政策和实践上的一致性，则能够大大降低现行体制的不公性和复杂性。据估计，完成和实施该解决方案，可能需要 10 年的时间③。

五　社区首诊制度产生问题的原因与对策

（一）NHS 的公费医疗模式

NHS 的经费不足问题源于其公费医疗模式。NHS 体制在 1980 年前属于"命令与控制体制"（command-and-control system）的典范，具有计划经济的特点。如图 4 所示，英国 NHS 体系中初级、二级与三级医疗机构医护人员的薪酬都由国家通过税收来筹集并支付。英国医院多属公立，是政府的预算单位，全额预算都由政府通过 NHS 负责管理④。在这种政府包揽医疗筹资与服务提供的体制中，计划经济的弊端在英国的全民免费医疗中暴露出来，医

① The King's Fund, *Commission on the Future of Health and Social Care in England*, 2014.
② Ham, C., *Health Policy in Britain*. Palgrave Macmillan, 2009.
③ The King's Fund, *Commission on the Future of Health and Social Care in England*, 2014.
④ 顾昕：《从英国经验看全民公费医疗如何走市场化道路》，http://health.sohu.com/20161122/n473800003.shtml。

疗服务短缺，患者候诊时间长。同时，NHS 的功能及宗旨决定了其负担只会越来越重的命运。因为医疗服务的目的是改善人民健康状况，但从个体生命角度来说，个人寿命延长，患病可能性增大，曾经获得 NHS 就诊且康复的人还会再次生病，再次需要问诊，如此循环直至死亡；这些花费基本免费，最终无疑都会加重 NHS 的经费负担①。此外，随着医药科技的发展，医疗设备和药品的价格会越来越高。在医患关系中，医生面临软预算约束，于是不计成本地提高服务质量、扩大服务规模来争取市场份额，促成政府医疗保障支出年年攀升的局面。近年来英国医疗开支占 GDP 的 8% ~9%，用于 NHS 的预算高达 1000 亿英镑（人均 1980 英镑），由此造成英国政府财政负担过重②。若财政赤字持续高涨，英国公费医疗体制必将难以为继。所有计划经济体制的命运都会一样，英国的全公费医疗体制终将走上市场化的道路，也就是说，具有计划经济特征的 NHS 体系必须嵌入到一个市场经济体系之中③。

受 20 世纪 70 年代新公共管理运动影响，以及 Enthoven 1977 年提出的医疗服务输送领域适用管理型竞争理论（managed competition）的影响，英国的医疗服务输送体系走向"管理型市场化"（managed marketisation），在加强服务供给者竞争的基础上同时加强管理④。我们认为，管理型市场化是全球性医疗改革的大趋势，只是因为不同国家原有的医保制度设计不同，因此改革路径不同，但最后都是殊途同归。英国 NHS 改革的基本原则是公费医疗体制下的市场化运作，如前文所述的内部市场化改革，英国政府对初级医疗服务的付费机构进行改革，同时对公立医院引入商业组织的管理机制，甚至走向法人化和民营化。政府的地位发生改变，在推动市场竞争的各种制度创新中扮演推动者（facilitator）的角色⑤。

---

① Glasby, J., *Understanding Health and Social Care.* 2nd editim. Bristol：Policy Press.

② UK public spending, *UK Health Care Spending History from 1900*.

③ 顾昕：《从英国经验看全民公费医疗如何走市场化道路》，http://health. sohu. com/20161122/n473800003. shtml，2017 年 3 月 16 日检索。

④ Enthoven, A. C., *Health Plan：The Only Practical Solution to the Soaring Cost of Medical Care*, 1980.

⑤ 顾昕：《全球性医疗体制改革的大趋势》，《中国社会科学》2005 年第 6 期。

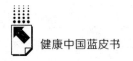

（二）过度医疗的出现

NHS 的运行效率低下，与其运行机制、管理模式以及经费来源方面实行计划管理模式有关。从医疗服务供给者来看，政府承担绝大部分医疗费用，医护人员领取国家固定工资。这不仅造成公立医疗机构缺乏活力，同时可能降低医疗机构采用新技术、购买新设备的积极性。因此，英国的公立医院存在效率低下、人浮于事的问题。

此外，公众对近乎免费提供的医疗服务有过度需求。个人就医不需支付任何费用，容易形成大量资源的浪费与低效率。小病大养、重复医疗、重病患者得不到及时医治、住院率上升，以及前文提到的英国医疗服务出现的排长队现象，最终将导致医疗体系疲惫不堪[1]。同样，由于政府负担大部分医疗费用，无论是初级医疗，还是二级、三级医院，都可能出现医生为满足公众需求，热衷于多检查、多开药、开贵药的情况，即过度医疗。

为了控制患者滥用公费医疗的过度需求（moral hazard），英国政府引入使用者付费（user's charge）或者共付（co-payment）机制[2]。同时，引入市场机制，制约医生的行为。目前英国实行"按绩效付费"（P4P）的薪酬体系，激励全科医生提高自己的服务水平。首先，只有服务质量高，全科医生的公民注册率才能有保证，占薪酬 60% 的人头费才不会流失；其次，医生提供的服务越好，基于 QOF 质量与结果框架的评分越高，剩余 40% 的绩效激励报酬越多。而二级、三级医院的医生底薪丰厚，且通过初级医院转诊来的患者数趋于稳定，因此他们的工作质量也得以提高[3]。

（三）区别医疗保健与社会护理的政策设计

英国的医疗保健与社会护理之所以难以融合，是因为其在制度设计层面

---

① 申曙光、马颖颖：《中国医疗保障体制的选择、探索与完善》，《学海》2012 年第 5 期。

② McPake, B., Normand, C., Smith, S., *Health Economics: An International Perspective*. Routledge, 2013.

③ 刘晓溪、陈玉文、毕开顺：《借鉴英国医疗服务体系破解我国实施双向转诊制度难题》，《中国全科医学》2013 年第 25 期。

上始终认为二者之间可以区分，而不同机构之间的壁垒、不同体系文化上的差异，以及收费机制上的差别，造成二者难以融合的困境①。

从今天的视角来看，这两个制度不够透明，效率低下，更关注个人利益而非集体责任，缺乏公平性，且其迥异的组织架构使二者难以沟通③。更重要的是，随着社会发展、人口增长与医疗技术革新，人均寿命延长，再加上20世纪40年代与60年代"婴儿潮"人口目前已处于或即将步入老龄队伍，传统的医疗保健与社会护理体制无法满足人民群众日益增长的医疗与社会护理需求②。

前文已对医疗保健与社会护理的界限不明进行讨论，这些模糊边界主要出现在长期照护（Long Term Care，LTC）领域、护理（nursing care，NC）领域与NHS继续照护（Continuing Health Care，CHC）领域③。前文Clifford的经历便是很好的佐证。经过数十年发展，NHS目前倾向集中于提供急诊服务，给有长期照护需求的患者提供的服务比从前大大减少；相应的，长期照护服务主要由社会护理机构来提供。因此，整合医疗保健与社会护理预算是大势所趋。然而对于公众而言，曾经他们可以从NHS获得的免费服务现在不仅由社会护理机构提供，还需要付费才能获得④。

英国的医疗保健与社会护理制度当然也经历过或多或少的修修补补，但都不是实质上的革新，因此重整医疗保健与社会护理的道路依然漫长⑤。

六　推进中国社区首诊制度发展的建议

（一）强化政府责任，加大政府投入

纵观英国医疗保健的发展历程，政府在其中发挥着主导作用，近30年

---

① Glasby, J., *Understanding Health and Social Care.* 2nd editim. Bristol：Policy Press，2012，p. 21.

② The King's Fund, Commission on the Future of Health and Social Care in England，2014.

③ Henwood, M., Waddington, E., *Charging for the Privilege of Being Ill. Problems and Opportunities with Long Term Care.* London：Royal College of Nursing，2005.

④ Royal Commission on Long-Term Care：*With Respect to Old Age：Long Term Care-Rights and Responsibilities. The Context of Long-Term Care Policy.* Stationery Office，1999.

⑤ NHS Confederation, *Why We Need Fewer Hospital Beds.* The NHS Confederation，London，2006.

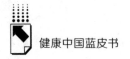
来的内部市场改革也没有改变其原有的制度框架，只是政府的职责由以控制为主转变为以计划与协助为主。即便中国与英国的医疗体制不同，但最终殊途同归，都将走向管理型市场化或有计划的市场（planned market）模式。英国的医疗体系本身计划因素较强，需要推动市场竞争；而像美国这样高度竞争化的医疗系统就需要引入更多的规划与管理。中国处于医疗改革的转型时期，政府更应该明确自己的位置，在顺应市场潮流的同时起到宏观调控的作用，协助一系列改革的平稳推进。

此外，政府加大投入购买医疗服务的英国经验也值得借鉴。英国对社区医疗服务投入的比例相当大，占 NHS 经费的 30% ~ 40%。目前我国社区医疗服务的供给能力较弱，设施配套不完备，社区医生的收入水平偏低，民众不信任社区医院的服务水平，所以不愿在社区就医。中国政府应当加大对基础医疗的经费投入，提高社区医疗服务水平。当然，中国应学习英国的发展经验，谨记发展基础医疗不是简单的一味加大经济投入，而是可以通过第三方机构来管理基金，或通过政府购买服务、合同外包给医疗服务购买者、大型医院开设社区医院等多样化的方式，补足社区医疗短板。

（二）完善社区首诊制度建设

在大多数发达国家中，医疗服务都是分级提供的。英国的分级医疗体系如图 1 所示。实践经验表明，建立科学有序的分级诊疗制度可以提高医疗服务效率，合理利用医疗卫生资源，通过分流提供有针对性的服务节约医疗费用。我国学习英国推行社区首诊制度的重点首先是要有完善的制度与配套政策，不断扩大医保的覆盖范围，明确不同医疗部门与机构的定位，出台具体的转诊标准，建立有效的监管机制，使转诊制度有章可循。

当然，在完善基础医疗建设的前提下，分层次的报销比可以鼓励公众小病在社区就诊。目前北京地区社区首诊的报销比例为 70%，转诊至定点镇医院或专科医院的报销比例为 50%，转诊至市级医院的报销比例为 35%。如果没有社区医生出具的转诊单，患者无法报销，必须自费就诊①。同时，我国可实行医保倾斜政策，对社区医疗机构评级，将服务绩效较高的社区医疗机构纳入基本保险体系，利用政策导向，较大幅度拉开此类机构的医保报销比例。这既能吸引群众在社区就医，还能作为激励手段提高社区医疗服务水平。此外，还可降低适合在社区诊疗的慢性病（如高血压等）的自付比例，鼓励此类患者在社区首诊。

（三）加强全科医生队伍建设

只有提高初级医疗质量，才能满足普通大众的医疗需要，提高他们在社区就诊的信心。加强社区医生队伍建设，需要从培养人才入手。首先要加强社区医生的招收、培养与培训力度。与英国量大质优的全科医生队伍不同，目前中国全科医生与社区护士的受教育水平较低，据悉，全国仅有2000多人具备全科医师资格②，全科医生仅占医生总数的8%③。2011年6月国务院常务会议决定建立统一规范的全科医生培养制度，实行全科医生先接受5年临床医学本科教育，再接受3年全科医生规范化培养的"5+3"模式。根据中国国情，短时间内完成全科医生的全部换血较不现实。现阶段应将全科医生培养重点放在对在职人员严格的转岗培训上，并逐渐在这批队伍中引入高校毕业生，注入新鲜血液。

同时，为了保有社区医生队伍的活力，应在薪酬给付上给予激励，提高全科医生的薪酬水平。借鉴学习英国将医疗水平、质量与患者满意度同全科医生的绩效考核挂钩，切断其私人业务链，使全科医生致力于提高医疗服务质量。其次，要让全科医生扮演守门人的角色，根据转诊标准，结合患者就诊需求，决定患者是在社区医院诊疗，还是转诊到二级医疗机构。只有如此，才能提高基础医疗质量，并使其确实发挥首诊作用，把好分级诊疗第一关，最终实现连续、优质的社区首诊制度。

---

① 《北京实行强制社区首诊制》，搜狐网，2009。
② 翟伟：《中澳社区卫生服务模式的比较与借鉴》，《中国公共卫生管理》2015年第3期。
③ 陈妍：《浅谈我国全科医学和全科医生的现状与发展趋势》，《海军医学杂志》2011年第6期。

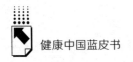
（四）施行严格规范的转诊制度

由于缺乏准确规范的转诊标准，中国一些社区首诊制试点城市遭遇针对"转诊难"的质疑，并反映出现行转诊制度过于烦琐、浪费医生与患者的时间的问题①。首先中国政府应合理规划转诊政策、制定明确的转诊标准与有效的监督机制，可借鉴学习英国的健康质量框架。需注意的是，在转诊过程中也要赋予患者一定的选择专科医生的权利，通过"用脚投票"来激励大型医院提高自己的医疗服务水平。其次，社区医院与大型医院之间应明确分工，各司其职，建立分级明确的医疗制度，杜绝像英国那样医疗保健与社会护理边界模糊的现象。最后，加强各级医院之间的交流与合作，如鼓励大型医院开办社区医院，或定期从大型综合医院派遣医务人员到社区医院工作、培训社区医生等。

（五）建立高效的计算机医疗服务网络

英国各级医疗的计算机系统非常完善，包含所有社区医生签约居民的基本信息、患者的病史记录、每一次的就诊信息等健康档案。中国应尽快建立计算机医疗服务网络，实现每位居民都有个人健康档案的目标，对患者的健康状况资料进行系统管理，并实时更新发病情况、就诊情况与就诊结果。这样不仅便于患者的就诊、转诊，还能节约医生的问诊时间。同时，完善各级医疗系统间的信息共享，尽快建立畅通的计算机医疗服务网络。

参考文献

陈妍：《浅谈我国全科医学和全科医生的现状与发展趋势》，《海军医学杂志》2011年第6期，第428～429页。

高和荣：《社区首诊双向转诊制度在中国为何难以实施》，《国际社会科学杂志》（中文版）2014年第1期，第81～89页。

---

① 环球医学资讯：《社区首诊遭遇"转诊难"怎么破？》，2016。

顾昕：《从英国经验看全民公费医疗如何走市场化道路》，2016，http：//health. sohu. com/20161122/n473800003. shtml，2017 年 3 月 16 日检索。

环球医学资讯：《社区首诊遭遇"转诊难"怎么破?》，2016，http：//www. gmedon. com/Item. aspx? id =44474，2017 年 3 月 15 日检索。

李再强、林枫：《国外社区首诊制度简介》，《中国卫生经济》2006 年第 2 期，第 76 ~ 77 页。

施晓慧：《NHS：让英国人又爱又恨》，2004，http：//www. people. com. cn/GB/ guandian/8213/8309/28296/2284655. html，2017 年 3 月 16 日检索。

Dhss, 1986, Primary Health Care：An Agenda for Discussion. London.

Dhss, 1987, Promoting Better Health：The Government's Programme for Improving Primary Health Care. London：HMSO.

NHS Executive, 1994, Developing NHS Purchasing and GP Fundholding：Towards a Primary Care-led NHS. Department of Health.

Saltman, R. B., Figueras, J., Saltman, R. B., 1997, European Health Care Reform：Analysis of Current Strategies. World Health Organization, Regional Office for Europe Copenhagen.

Ranade, W., 1997, *A Future for the NHS? Health Care for the Millenium.* Addison-Wesley Longman Ltd.

Le Grand, J., Mays, N., Mulligan, J. - A., 1998, Learning from the NHS Internal Market. King's Fund.

Royal Commission on Long-Term Care, 1999, With Respect to Old Age：Long Term Care-Rights and Responsibilities. The Context of Long-Term Care Policy. Stationery Office.

Peckham, S., 1999, Primary Care Purchasing：Are Integrated Primary Care Providers/ Purchasers the Way Forward? *Pharmacoeconomics*, 15 (3), 209 – 216.

Glendinning, C., 1999, GPs and Contracts：Bringing General Practice into Primary Care. *Social Policy & Administration*, 33 (2), 115 – 131.

Department of Health, 2000, the NHS Plan：A Plan for Investment, a Plan for Reform. Department of Health London.

Mitchell, D., 2002, A Contribution to the History of Learning Disability Nursing. *NT Research*, 7 (3), 201 – 210.

Peckham, S. and Exworthy, M., 2003, *Primary Care in the UK. Policy, Organisation and Management.* Palgrave Macmillan：New York.

Dawson, D., Jacobs, R., Martin, S., Smith, P., 2004, Evaluation of the London Patient Choice Project：System Wide Impacts. Report to the Department of Health, York：University of York.

Gaynor, M., 2004, Competition and Quality in Hospital Markets. What Do We Know?

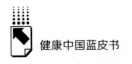

What Don't We Know? *EconomiePublique*, 15 (2), 3 –40.

Roland, M. , 2004, Linking Physicians'Pay to the Quality of Care-A Major Experiment in the United Kingdom. *New England Journal of Medicine*, 351 (14), 1448 –1454.

Henwood, M. , Waddington, E. , 2005, *Charging for the Privilege of Being Ill. Problems and Opportunities with Long Term Care*. London: Royal College of Nursing.

Smith, J. , Goodwin, N. , 2006, *Towards Managed Primary Care: the Role and Experience of Primary Care Organizations*. Ashgate Publishing, Ltd.

NHS Confederation, 2006, Why We Need Fewer Hospital Beds. The NHS Confederation, London.

Bevan, G. , Hood, C. , 2006, Health Policy-Have Targets Improved Performance in the English NHS? *British Medical Journal*, 332 (7538), 419 –422B.

Propper, C. , Wilson, D. , Burgess, S. , 2006, Extending Choice in English Health Care: The Implications of the Economic Evidence. *Journal of Social Policy*, 35, 537 –557.

Gaynor, M. , 2007, Competition and Quality in Health Care Markets. Foundations and Trends© in Microeconomics, 2 (6), 441 –508.

Ham, C. , 2009, *Health Policy in Britain*. Palgrave Macmillan.

Lester, H. , Glasby, J. , 2010, *Mental Health Policy and Practice*. Palgrave Macmillan.

Dash, P. , Meredith, D. , 2010, When, How Provider Competition can Improve Health Care Delivery. *McKinsey Quarterly*, 10, 30 –41.

Baldock, J. , Mitton, L. , Manning, N. , Vickerstaff, S. , 2011, *Social Policy*. Oxford University Press.

UK public spending, 2011, UK Health Care Spending History from 1900. Available from: http: //www. ukpublicspending. co. uk/healthcare_ spending [Accessed 16 –03 –2017].

Glasby, J. , 2012, *Understanding Health and Social Care*. 2nd eds. Bristol: Policy Press.

McPake, B. , Normand, C. , Smith, S. , 2013, *Health Economics: An International Perspective*. Routledge.

Thomson, S. , Osborn, R. , Squires, D. , Jun, M. , 2013, International Profiles of Health Care Systems, 2013 (Australia, Canada, Denmark, England, France, Germany, Italy, Japan, the Netherlands, New Zealand, Norway, Sweden, Switzerland, and the United States) . Available from: http: //www. commonwealthfund. org/ ~/media/Files/Publications/Fund%20Report/2013/Nov/1717_ Thomson_ intl_ profiles_ hlt_ care_ sys_ 2013_ v2. pdf [Accessed 14 –03 –2017].

Appleby, J. , 2013, *Spending on Health and Social Care over the Next 50 Years: Why Think Long Term?* London: The King's Fund.

The King's Fund, 2014, Commission on the Future of Health and Social Care in England. Available from: https: //www. kingsfund. org. uk/projects/commission – future –

health – and – social – care – england ［Accessed 14 – 03 – 2017］.

NHS England, 2014, Understanding the New NHS. Available from: https: // www. england. nhs. uk/wp – content/uploads/2014/06/simple – nhs – guide. pdf ［Accessed 14 – 03 – 2017］.

The King's Fund, 2015, Three Challenges and a Big Uncertainty for the NHS in 2015. Available from: https: //www. kingsfund. org. uk/blog/2015/01/three – challenges – and – big – uncertainty – nhs – 2015 ［Accessed 14 – 03 – 2017］.

IPSOS, M. , 2016, the GP Patient Survey-National Summary Report. London.

NHS, 2016a, Quality and Outcomes Framework. Available from: http: // content. digital. nhs. uk/qof ［Accessed 14 – 03 – 2017］.

General Medical Council, 2016, List of Registered Medical Practitioners – Statistics. Available from: http: //www. gmc – uk. org/doctors/register/search _ stats. asp ［Accessed 15 – 03 – 2017］

NHS, 2016b, Prescriptions Dispensed in the Community, Statistics for England – 2005 – 2015 ［NS］. Available from: http: //content. digital. nhs. uk/searchcatalogue? productid = 20895&q = title% 3a% 22Prescriptions + Dispensed + in + the + Community% 22&topics = 1% 2fPrimary + care + services% 2fCommunity + pharmacy + services&sort = Relevance&size = 10&page = 1#top ［Accessed 14 – 03 – 2017］.

Department of Health, 2016, The Government Report to the House of Commons Health Select Committee Report on Primary Care (Fourth Report of Session 2015 – 16). London. Available from: https: //www. gov. uk/government/uploads/system/uploads/attach-ment_ data/file/562506/Response_ to_ primary_ care_ A. pdf ［Accessed 13 – 03 – 2017］.

NHS England, 2016, NHS Operational Planning and Contracting Guidance 2017 – 2019. London: NHS England and NHS Improvement.

B.16

新西兰的初级卫生保健制度

聂爱霞*

摘　要：　新西兰的医疗卫生服务系统已经发展成为全球最好的系统之一，各项卫生指标在 OECD 成员国中均居于中上水平。每年 1270 万次白天全科医生的就诊量（290 万次执业护士就诊）、配发 6450 万次药品、2400 万次实验室测试、100 万次急诊科出诊。这主要归因于新西兰建立了一套完整的梳理患者医疗卫生保健需求，引导有序就医的机制。通过分级诊疗和双向转诊，患者在各级诊疗体系中实现了个性化治疗，尤其是大力倡导全科医生首诊制度，引导医疗服务向基层"下沉"，大部分患者的需求在社区诊所就得到了满足，医疗资源得到了充分、合理的利用。本研究在介绍新西兰初级卫生保健制度的建立与发展，服务提供、资金来源等基础上，分析了新西兰初级卫生保健制度的特点，存在的问题及面临的挑战，以期为中国的分级诊疗制度改革有所启示。

关键词：　新西兰卫生　医疗保健　就医引导

新西兰于 1840 年建立，主要由北岛和南岛两个岛屿组成，国土面积 268021 平方公里，截至 2017 年 2 月总人口 476.5 万，国内生产总值为 1737.54 亿美元，人均国内生产总值为 37808 美元，属于高收入、高税收、

---

* 聂爱霞，厦门大学副教授，研究方向：养老保障、医疗保障理论与实务。

高福利国家。新西兰88%的成年人和98%的儿童认为自己的健康状况良好或者非常好①，是 OECD 国家里面评价最高的，80%的人对医疗卫生系统满意，约94%的新西兰人在初级卫生组织注册过②，生病时能在当天或者第二天预约到治疗的比例在11个发达国家中排名第二，仅次于德国；2015年，新西兰医疗卫生总费用占 GDP 的9.4%，低于美国（16.9%），英国（9.8%），人均医疗卫生费用支出为3590美元，远远低于英国（4003美元）和美国（9451美元），也低于 OECD 国家平均水平（3814美元），人均预期寿命男性为79.8岁、女性为83.4岁，平均预期寿命81.6岁，均高出 OECD 国家平均水平。

　　新西兰是世界上第一个试图建立综合性国民医疗卫生制度的国家③。1938年《社会保障法》的出台，标志着以税收资助覆盖所有人群的医疗卫生制度的建立。新西兰医疗卫生制度兼有美国市场化医疗和英国免费医疗的特点，既有免费的服务，也有收费服务。医疗卫生服务体系主要包括两个层级，第一层是初级卫生保健服务（Primary Health Care），由1013家综合诊所和3770名全科医生提供，主要是一些基础的检查诊断、治疗和各种预防保健工作。第二层为医院服务（Hospital-based specialist services），新西兰实行公立医院和私立医院混合体制。公立医院占多数，就诊或者住院是免费的④。私立医院主要用来满足相对高端的医疗卫生服务需求，看病需要付高额费用。

　　截至2015年，新西兰有165所医院，其中85所公立医院，10528张病床；28所私人非营利医院，452张病床；52所私人营利医院，149张病床。总计病床12474张（除了医院病床，还有长期护理病床等），平均每千人有2.71张病床，3.02名医生，10.25名护士，均高出 OECD 平均水平。2015

---

① Update of the New Zealand Health Strategy：All New Zealanders Live Well, Stay Well, Get Well：Consultation Draft. Wellington：Ministry of Health. New Zealand 2016，p. 3.

② Update of the New Zealand Health Strategy：All New Zealanders Live Well, Stay Well, Get Well：Consultation Draft. Wellington：Ministry of Health. New Zealand 2015，p. 2.

③ Gauld, R. Questions About New Zealand's Health System in 2013, Its 75th Anniversary Year. *New Zealand Medical Journal* 126（1380），2013，p. 1.

④ 新西兰公民、获得新西兰居留许可或者有两年以上工作签证的外国居民有资格享受新西兰的公费医疗服务，可以在公立医院免费看病，在看门诊和购买处方药时得到政府补贴。

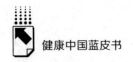
年医务人员总数为97786，包括52729名护士，14678名医生，2236名牙医，3068名助产士，平均工作年龄45.7岁（2014），其中国际医学毕业医生占42%（2014）[①]。区卫生局是主要"雇主"，雇用全职工作人员：21200名护士，7648名医生，892名助产士[②]。

强大的新西兰医疗卫生系统为居民提供全方位医疗卫生服务：每年1270万次白天全科医生的就诊（290万次执业护士就诊），配发6450万药品，2400万次实验室测试，100万次急诊科出诊[③]。2014～2015年，全国共进行非紧急手术16.7万例[④]。新西兰的医疗卫生服务系统已经发展成为全球最好的系统之一，全民公费医疗制度、初级卫生保健制度、ACC制度等赢得了世人的羡慕[⑤]。

一 新西兰的初级卫生保健制度

初级卫生保健是人们接触医疗卫生服务的第一环节，是新西兰医疗卫生系统的基石[⑥]，它主要是依靠社区提供覆盖广泛的卫生保健服务，包括诊断、治疗、卫生教育、疾病预防和筛查，主要由全科医生、执业护士、药剂师等来提供服务。

（一）初级卫生保健制度的建立与发展

自1938年《社会保障法》出台，大多数初级卫生保健服务由私人部门

---

① http：//stats. oecd. org/BrandedView. aspx? oecd_ bv_ id = health – data – en&doi = data – 005
　41 – en.

② Health of the Health Workforce 2015, the Ministry of Health, Wellington, New Zealand, 2016,
　p. 2.

③ New Zealand Health Strategy Future Direction, 2016, p. 4.

④ http：//admin. wechat. com/s？ _ _ biz = MzA3MTk3NDgyMg = = &mid = 418333261&idx = 1&
　sn = d3778a1bd6cc9d427a85c9a1e0617fdd.

⑤ http：//www. health. govt. nz/our – work/primary – health – care.

⑥ New Zealand：Primary Health Organization （PHO） Performance Program Cheryl Cashin
　Consultant, World Bank June 7, 2011, p. 1.

提供，按服务项目收费，2003 年后改为按人头收费，大多数二级和三级服务由公立和私立医院共同提供。

患者的费用自 1941 年以来已由政府补贴（1941 年成立的"特殊医疗领域"，提供免费的全科医生服务和药品服务）。20 世纪 80 年代中期，各政党之间有一个广泛的共识，一个完全资助的初级卫生保健服务系统在财政上不可行，政府试图为低收入人群提供补贴，限制全科医生对患者的收费，但遭全科医生反对。当时的全科医生基本上是独立的医疗卫生服务提供者，不与政府直接签订合同，全科医生从政府那里获得一些补贴，患者支付一部分费用，这些费用由新西兰医学协会监督，并签订了一项非正式协议，将支付金额保持在合理水平[①]。

1991 年，政府修订了补贴计划，针对儿童和特殊人群进行补贴，主要是拥有社区服务卡（Community Services Card，CSC）和高频服务卡（High User Health Card，HUHC）者可享受更多的政府补贴。1997 年，"六岁以下儿童免费"，药品也有大量补贴，但有一个固定的共付，其水平取决于卡的状态。从 1993 年起，所有全科医生都必须与区域卫生局（Regional Health Authorities，简称 RHA）签订合同，RHA 从公共和私人医疗卫生保健提供者那里购买初级和二级医疗卫生服务，从而创造一个竞争性市场[②]。

2000 年后，新西兰出台了一系列政策，并进行立法改革，包括政府优先实施"初级卫生保健战略"（The Primary Health Care Strategy）[③]，该战略指出"一个强大的初级卫生保健系统对于改善新西兰人的健康和解决不平等问题至关重要"，2002 年建立了初级卫生组织（Primary Health Organisations，简称 PHO）。初级卫生组织、区卫生局和卫生部之间存在三角关系，资金从卫生部流向区卫生局和初级卫生组织。

政府对私人诊所的补贴按照服务支付，没有随着通货膨胀而定期增加，

---

① The Reform of Health Care Systems: A Review of Seventeen OECD Countries. Health Policy Studies No. 5. OECD, Paris, 1994, p. 230.

② Story: Primary Health Care, http: //www. teara. govt. nz/en/primary – health – care/page – 5.

③ King A. , The Primary Health Care Strategy. 2001, Wellington, Ministry of Health, p. VII.

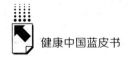

而且全科医生保留了自己设定价格的权利，这导致一些全科医生问诊费用的增加，有时接近全科医生费用的三分之一[1]，随着收费的增加，越来越多的患者对全科医生收费表示不满，工党政府1984～1990年努力采取了一些暂时取消管制措施的形式，促进医疗卫生保健服务提供方之间展开更大的竞争，旨在限制初级卫生保健费用支出的增长[2]。尽管有一些针对高需求人群的政府补贴（如可以申请社区服务卡，高频率使用卡等），初级卫生保健服务使用率仍然很低。在2002～2003年进行的一项全国调查中，约6%的成年人由于费用在过去12个月内没有问诊过全科医生[3]。

2009年对该体系的可持续性进行了一次独立审查，政府发布了"更好、更快、更方便"的医疗卫生服务，区卫生局、初级卫生组织和私人诊所开始合作，以满足所在区域的人们的健康需求。目的是促进患者在社区和医院之间更加无缝隙地对接，同时更多地使用初级卫生保健服务，提供更贴近患者家庭的卫生保健服务。

2015年能力审查要求考虑其中几个委员会的目标和效率，与这一审查同时，卫生部要求更新新西兰卫生战略[4]。2016年，卫生部在"2000年新西兰卫生战略"的基础上提出了新的卫生战略，确定了未来10年医疗卫生服务的改革方向和路线[5]。

（二）初级卫生保健制度的管理体制

新西兰医疗卫生保健系统涉及多个部门，包括政府部门、地方组织、私

---

① Brown, M. C. and P. Crampton, New Zealand Policy Strategies Concerning the Funding of General Practitioner Care, *Health Policy*, 1997, pp. 87 – 104.

② Barnett, J. R. and R. A. Kearns, Shopping around? Consumerism and the Use of Private Accident and Medical Clinics in Auckland, New Zealand, Environment and Planning A, 1996, pp. 1053 – 1075.

③ A Portrait of Health. Key Results of the 2003/04 New Zealand Health Survey. Wellington: Ministry of Health, New Zealand, 2004, p. 124.

④ Suckling, Connolly, Mueller, Russell, *The New Zealand Health System Independent Capability and Capacity Review*, 2015, p. 8.

⑤ http://www.health.govt.nz/our – work/primary – health – care.

人机构、保险公司等，医疗卫生保健服务是通过一个由众多机构和人员组成的错综复杂的网络提供的，最高"统帅部"是中央卫生部（Ministry of Health），下设20个区卫生局（District Health Board）、32个初级卫生保健组织（Primary Health Organisation）、1013个综合诊所（General Practices）。这些机构和人员有各自的作用，与其他机构和人员合作，以确保全体新西兰人都能享受快速有效的医疗卫生保健服务。

最高"统帅部"是成立于1903年的中央卫生部（Ministry of Health），主要是制定政策和法规，负责新西兰的公共卫生服务，监管20个区卫生局（District Health Noard，简称DHB），下设一个业务部门——国家卫生局（National Health Noard，简称NHB）（2009年11月成立）。

新西兰医疗卫生的大部分日常工作和大约四分之三的经费都由各区卫生局负责。区卫生局是2001年1月依据《2000年新西兰公共卫生和残疾法》（The New Zealand Public Health and Disability Act 2000）建立的。目前新西兰境内按照地理分布划分出了20个区卫生局，主要负责规划和筹资，为其地理区域提供免费的住院或门诊服务，以及通过协议购买并监督私人和NGO服务提供方，包括药品、实验室、放射性诊所、PHO、全科医生、助产士、执业护士、私人医院、为毛利人和太平洋岛国人提供的服务、残疾人救助服务等。尽管20个区卫生局在规模、结构和服务方法上可能不同，但它们都有一个共同的目标：通过提供高质量和可获得的医疗卫生保健服务来提高人们的健康水平。

第一批初级卫生组织（Primary Health Organization）于2002年7月成立，2010年发展到81个，到2016年7月合并为32个。根据其社区的需要，各初级卫生组织的大小和结构不尽相同，但它们大多是非营利性质的组织，资金主要来源于DHB（DHB拨付给PHO的资金量取决于PHO注册的人数），主要是通过全科医生，向注册过的居民提供初级卫生保健补贴。

截至2016年7月，一共有1013家综合诊所，设置地点由诊所提出，区卫生局根据资源配置情况合理规划，大部分诊所是私人或合伙诊所，承担绝大部分的初级卫生保健服务。

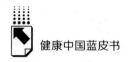
（三）初级卫生保健制度的服务提供

初级卫生保健服务主要是全科医生和执业护士提供。2009 年，注册的全科医生占医疗卫生人员总数的 37.5%，在 2015 年稳定在 37.7%[①]，在新西兰，约有 94% 的居民都有自己的全科医生，每个全科医生服务 1190 多个居民。全科医生一般有内科、妇产科、儿科等专业证书，可以为居民诊治普通常见疾病、体检、注射疫苗、化验检查、健康咨询等，为患者提供初级卫生保健服务以及将患者转诊至医院。在新西兰，居民可以自由选择全科医生或者医疗中心，具体的名单和收费在地方 DHB 或者 PHO 网站上公布，同时新西兰医务委员会有全科医生的登记册和选择医生的建议[②]。

如果病情不是十分紧急，居民生病通常需要先去看全科医生（General Practitioner，简称 GP），全科医生能治的病就开药治疗，治不了的病或疑难杂症，由全科医生将患者转诊给医院的专科医生进一步诊治。患者在医院接受完治疗以后，其后续的康复、随访又被转回全科医生手中。简而言之，全科医生成为全体新西兰国民健康的"守门人"和"筛选者"，对所有患者的医疗需求首先进行分类梳理，将常见病、多发病和简单的医疗需求解决在社区和基层，将真正的疑难杂症转向医院进一步诊治。

全科医生合伙或自办诊所自负盈亏。大多数诊所是一名医生和一个执业护士，有可能有接待员，而较大诊所可以有经理和其他卫生专业人员，如物理治疗师、药剂师、社会工作者和社区工作者等。据统计，一个全科诊所平均有 3.48 名全科医生，由执业护士协助，2007 年调查显示，最大诊所的全科医生数量是 16 个。

在很多情况下，向全科医生寻求医疗服务都需要支付诊费（consultation fees），部分项目可能有额外的收费（专科医生转诊信或者重复开的处方）。

---

① Health of the Health Workforce 2015, the Ministry of Health, Wellington, New Zealand, 2016, P6.

② http：//www. health. govt. nz/your – health/services – and – support/health – care – services/visiting – doctor.

而且，诊所有权自行定价，不同诊所的收费不同。居民可以通过全科医生免费注册 PHO，但一次只能注册一个 PHO，注册后，因为有 PHO 资助①，每次问诊费用比没有注册的居民问诊费用要低。如果需要随意看另一个全科医生（例如，离开家并生病），并且没有持有社区服务卡或高频使用卡，可能需要支付全额费用。如果全科医生达到癌症、糖尿病、心血管等疾病筛查及接种疫苗等目标，PHO 还将获得多达 3% 的额外资金，这些额外资金将支付给全科医生②。

如果全科医生认为本次治疗需要用药，则会在诊断后开一张处方（prescription）给病人，病人可以凭此处方到任意一家药房买药，符合政府规定资格条件的，每次药费均为 5 新西兰元，但是政府没有资助的药品除外。当全科医生开单做化验检查，或者转诊去公立医院的门诊部、住院部做化验检查、影像检查、继续治疗时，都可以得到免费的服务。

截至 2014 年 2 月，18 岁及以上的成年人诊所的平均费用为 31.93 美元。6~17 岁儿童的平均费用为 22.70 美元。截至 2014 年 4 月，98.2% 的 6 岁以下且已注册入籍的儿童在白天接受免费问诊，超过 95% 的 6 岁以下的儿童在下班后也可以免费问诊③。从 2015 年 7 月 1 日起，13 岁以下儿童看全科医生免费，夜间在诊所看病免费，也不需要交纳 5 新西兰元普通处方药费。

患者的医疗记录保存在注册的全科医生那里，但任何参与护理的健康专业人员都可以查看记录，患者也随时可以查看自己的病历记录。

新西兰专科医生（specialist）是指那些在某一医学领域获得额外培训的医生，比如心脏科医生、皮肤科医生、骨科医生、耳鼻喉科医生等。符合资格的患者在经过全科医生转诊后，在公立医院的专科就诊可以免费，由政府支付医疗费用。公立医院的专科医生比较少，一些非紧急的病人需要等候一

---

① 全科医生和 PHO 必须有正式注册的患者名单，才有资格获得政府补贴。

② International Profiles of Health Care Systems, The New Zealand Health Care System, 2015, p. 124.

③ http：//www. health. govt. nz/nz – health – statistics/health – statistics – and – data – sets/primary – care – data – and – stats.

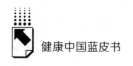

段时间才能约到专科医生，有时病人要等数月以上。新西兰的许多专科医生同时为公立医院和私立医院服务；在很多情况下，同一个医生，在公立医院无法预约到，但如果患者自费或有商业医疗保险，去私人医院可以更快地预约到，专科医生费用非常昂贵，单次15分钟到30分钟的门诊就要收费250～350新西兰元，新西兰政府不支付在私立医院看病的费用，而这种价格是普通新西兰人难以承受的，所以33%的新西兰人都选择自行购买商业医疗保险。

（四）初级卫生保健的资金来源

在整个初级卫生保健制度的发展过程中，资金主要是由政府提供的补贴（约占80%），并辅以患者的共付费用①。

新西兰初级卫生保健机构可分为：（1）政府所有并经营的，（2）私人所有并经营的。其中后者又分为营利性的和非营利性的②，具体如表1。

表1　新西兰初级卫生保健的资金来源和所有权性质

所有权性质			资金来源	
			公共财政	私人支付
公共部门			特殊医疗领域，医院急诊（A&E）部门	无
私人部门	营利性	非社区管理	私人全科诊所补贴，意外医疗（A&M）中心部分资金由公共部门资助	私人全科诊所的一部分费用来自保险和病人付费
	非营利性	非社区管理	一些独立执业医生协会（IPAs）是非营利性的	无
		社区管理	Aotearoa卫生保健诊所	无

资料来源：根据 Primary Health Care in Community-governed Non-Profits: The work of doctors and nurses, Peter Crampton, Roy Lay-Yee the National Primary Medical Care Survey, 2001/02 整理。

---

① New Zealand: Primary Health Organization (PHO) Performance Program Cheryl Cashin Consultant, World Bank June 7, 2011, p. 1.

② Primary Health Care in Community-governed Non-profits: The Work of Doctors and Nurses, 2004, p. 1.

　　新西兰初级卫生保健服务大部分是私人提供的，少部分由公共部门提供，主要是特殊领域（预防保健、精神卫生保健、学童牙科保健等）以及医院急诊，资金来源于政府财政，私人非营利的机构资金一般也来自政府财政；私人营利机构（主要是诊所）的资金一部分来自政府财政，一部分来自个人或者商业保险公司支付。

　　自2001年实施初级卫生战略以来，已有大量政府资金用于补贴初级保健服务，2003年以后，初级卫生组织与各地诊所或者医疗中心签订全科医疗服务合同，资金取决于注册的人口数，这意味着全科医生是根据登记的人数而不是患者看病的次数来接受补贴的。一般来说，孩子和老人需要更多的卫生保健服务，妇女在生育年份往往需要比男子更频繁的医疗服务，所以基于人头支付补贴也考虑到人口年龄和性别等特征（见表2）。

表2　注册人员的初级保健服务按人头年补贴的资金

单位：新西兰元

年龄群	性别	是否拥有高频使用卡	
		是	否
4岁及以下	女	597.8064	399.9184
	男	597.8064	421.0580
5~14岁	女	383.3000	126.5872
	男	383.3000	118.4876
15~24岁	女	369.2332	116.8076
	男	369.2332	64.2876
25~44岁	女	369.2332	102.6436
	男	369.2332	66.3500
45~64岁	女	404.3988	140.5892
	男	404.3988	105.0048
65岁及以上	女	433.7032	242.2760
	男	433.7032	208.9368

　　注：从2016年7月1日起的所有费率，不包括消费税，根据新西兰卫生部资料整理，http://www.health.govt.nz/our‐work/primary‐health‐care/primary‐health‐care‐subsidies‐and‐services/capitation‐rates。

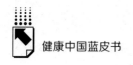
二　新西兰的初级卫生保健制度特点

面对日益增长的多样化医疗服务需求，卫生资源越来越有限，所有国家几乎都面临着同样的问题：如何有效地提升体系效率，更有效地提供医疗卫生服务？面临这一问题，新西兰以全科医生首诊、有序转诊为特点的初级卫生保健体系完美胜出。

（一）建立了以全科医生首诊制为基础的分级诊疗制度

在新西兰，没有全科医生的转诊，除急诊危重症外居民不可以直接去公立医院，而公立医院通常不设普通门诊部，也不接受病人的直接预约，公立医院的急诊中心主要救治比较严重的急病或者外伤病人，如果是普通急诊，应该去社区诊所看病。在大医院度过急救期的病人会转到全科诊所等基层医疗卫生机构进行康复治疗。社区首诊制度的目的在于对患者进行合理分流，使得社区居民的常见病、多发病尽可能地在社区内通过常规方法加以解决，把大量病人留在基层，节约了医疗卫生资源。在这种制度下，医院只接收急诊患者或者由社区全科医生转诊来的患者，有利于发挥医院以及专科医生在设备和技术上的优势。同时，社区全科医生作为整个医疗卫生服务体系的一线人员，不仅为社区居民提供初级卫生保健服务，也负责为患者选择就诊医院、科室及专科医生，向病人提供最合理、最有效的医疗卫生服务，从而提高了诊疗效率，减少病人因"乱投医"而浪费的时间。

在全科医生首诊的前提下，大部分患者的需求在社区就得到了满足，有效缓解了大医院的就诊压力，医疗资源得到了充分、合理的利用。新西兰卫生部调查发现，90%以上的患者可以在训练有素的全科医生那里得到满意的医疗服务。

（二）规范严格的全科医生管理制度

新西兰建立了严格而有效的全科医生准入、激励与监管机制，从而支撑起全科医生首诊制的有效运转。新西兰医疗卫生队伍国际化程度很高，42%的医生、32%的助产士和26%的护士都有海外培训的经历[①]。新西兰卫生部调查发现，大多数成年人（84%）对他们的全科医生绝对有信心和信任，93.3%的成年人评价他们的全科医生服务质量好或非常好，83.9%的成年人对他们的全科医生在患者体验和人际关怀等六个方面感觉很好或非常好（见表3）。

表 3 成年人对全科医生的评价

单位：%

指标	比例	指标	比例
患者对全科医生信任	84.1	患者对全科医生总的评价	83.9
全科医生服务好或者非常好	93.3	全科医生对病人非常尊重或者尊重	97.3
全科医生总是有耐心	93.3		

资料来源：根据 Patient Experience 2011/12 Key findings of the New Zealand Health Survey，Ministry of Health，Wellington 6145，New Zealand，2013，p. 18 整理。

表3说明，新西兰居民对全科医生有绝对信心和信任；全科医生的服务质量良好或非常好，这主要归因于新西兰对全科医生有一套严格的准入和考核制度。

1. 严格的准入制度

新西兰皇家全科医生学院（Royal New Zealand College of General Practitioners）是为全科医生提供培训和专业发展的专业机构，并为诊所制定标准，95%的全科医生是新西兰皇家全科医生学院的会员[②]。

在新西兰，成为全科医生的门槛很高，至少要经过11年的努力才能上岗。需要先完成健康学本科的第1年课程，然后参加新西兰医学统一入学考试（Undergraduate Medical and Health Sciences Admission Test，简称 UMAT）。考试的目的是测试学生的实际工作能力，从中选拔出的学生必须有爱心、能理解

---

① New Zealand Health Strategy Future Direction，2016，p. 11.

② An Analysis of the New Zealand General Practitioner Workforce-Update 2009，p. 4.

病人、逻辑推理能力强、在紧急和高压情况下能做出准确判断。若 UMAT 没通过，即使成绩再好也不能继续在医学院学习。通过者继续苦读 5 年，获得医学本科学士或内外全科医学学士学位。理论学习结束后，要到公立医院进行 2 年以上的初级医生实习，再参加 3~5 年的专科训练，再经全国考试合格并注册，成为新西兰皇家全科医学院学员，才能正式获得全科医生资格。正式成为全科医生后，就可以单独开设门诊，或与几个全科医生合伙开诊所了。

2. 丰厚的薪资水平

全科医生的收入来自政府补贴［约占 50%，包括来自事故赔偿公司（ACC）的付款］、患者共付费用以及加班费用等。不同的全科医生收入是不同的，这取决于他们工作的时间、地点和患者数量（见表4）。

表4 新西兰全科医生年收入

单位：新西兰元

类别	年收入	工作地点
初级全科医生	75000~90000	奥克兰
高级全科医生	180000~250000	奥克兰
兼职全科医生	以 85~120/小时计	奥克兰
有经验的全科医生	180000~200000	惠灵顿
全科医生	210000 以上	基督城
全科医生	高达 200000	皇后镇
全科医生	高达 250000	达尼丁，奥塔哥

资料来源：https://www.enz.org/salary-general-practitioner.html，根据 2016 年数据整理。

全科医生基本年收入在 110000 到 210000 新西兰元之间，平均年收入是 196511 新西兰元[①]。根据新西兰统计局数据，截至 2015 年 12 月 31 日，新西兰季度平均小时工资为 29.38 美元，全职工作时间的年平均工资约为 59100 美元[②]，所以全科医生在新西兰属于收入最高的行业之一，除了这些

---

① https://www.enz.org/salary-general-practitioner.html.

② https://www.enz.org/salary-general-practitioner.html.

丰厚的工资外，还可以预期每年多达10个病日、每年4至5周的假期①，丰厚的薪资水平有利于稳定全科医生队伍。

3. 全科医生服务的激励约束机制

全科医生是整个医疗卫生保健系统的"守门人"，2003年后是按照人头收费，有一半以上的收入来自政府固定的"人头拨款"。固定拨款意味着，全科医生只有尽量节约使用医疗资源，才能节省开支，获得合理收益。因此，这种拨款方式从源头上避免了"过度医疗"现象，也促使全科医生更加精心地组织和开展预防性保健以及其他日常公共卫生服务等。因为唯有如此，全科医生才能既减少在其诊所注册民众患病的频率，又可以获得更多的收入。另外，为了防止全科医生一味追求节约成本而牺牲服务质量，新西兰医疗体系还引入了竞争机制，政府允许居民自由选择或更改他们的全科医生，更换所注册的诊所或医疗中心。目前，在居民可以自由选择签约医生的情况下，自由执业的全科医师有积极性去争取患者，他们要想获得更高的收入，只有提高自己的竞争力，既要签约更多的患者，又要让患者少生病。全科医生必须通过优质服务获得生存空间，否则就会被市场所淘汰。政府主要职责是加强对全科医生和药店的监管，有效避免政府既是"裁判员"又是"运动员"带来的监管不力、竞争不充分和效率低下等问题。

另外新西兰皇家全科医生协会统一制订病人满意情况问卷调查表，定期发给就诊者填写，国家除了使用病人的"评议"机制对全科医生进行监督外，还实行行政监督与法律监督相结合的制度，自1996年以来，新西兰制定了《卫生和残疾法》保护消费者权利，并设立卫生和残疾办公室，由专员调查与全科医生有关的卫生投诉②，如果患者对全科医生的服务有不满意的地方，可以通过健康和残疾专员或新西兰医务委员会，对全科医生提出投诉③。患者也可向政府有关行政机关投诉或者聘请律师告医生，一经调

---

① http：//www.healthstaffrecruitment.com.au/category/gp-jobs-new-zealand/.

② New Zealand Health System Review, 2014, p. xⅶi.

③ http：//www.health.govt.nz/your-health/services-and-support/health-care-services/visiting-doctor.

查属实，可依据法律或者有关规定予以罚款处分或吊销执照，或给以其他更严重的制裁。

新西兰具有规范的全科医生管理制度，通过系统、规范化的培养，实行严格的考核，又给予丰厚的薪金，稳定了提供初级卫生服务的全科医生队伍，大量的海外培训和教育背景也保证了基层医疗卫生机构有较高的综合服务能力。

（三）强大的政府财政支持

近10年，新西兰公共医疗卫生费用占医疗卫生总费用的比例均在80%左右（见表5），新西兰的医疗卫生系统大部分资金（80%）通过累进税获得，其余来自个人支付费用（12.7%）和商业医疗保险（4.9%）① 以及一些非政府组织。

表5 2005～2015年新西兰卫生资金来源构成

单位：%

年份	医疗卫生总费用占 GDP 比例	政府	非政府部门	
			个人支付	总计
2005	8.3	79.7	14.1	20.3
2006	8.6	80.1	13.8	19.9
2007	8.3	82.4	11.5	17.6
2008	9.1	80.6	13.5	19.4
2009	9.7	80.7	12.8	19.3
2010	9.7	80.6	12.6	19.4
2011	9.6	80.6	12.6	19.6
2012	9.7	80.1	12.7	19.9
2013	9.4	79.8	12.6	20.2
2014	9.4	79.6	12.6	20.4
2015	9.4	79.7	—	20.3

资料来源：根据2016年OECD卫生数据库数据整理。

---

① New Zealand health system review, 2014, p. 185.

政府为医疗卫生服务提供资金意味着，符合条件的人可以获得免费的公立医院的住院和门诊服务、检查服务、处方药补贴（通常每种药品个人支付5新西兰元，其余费用由政府补贴）、为社区残疾人提供一系列救助服务、13岁以下的儿童问诊全科医生和处方药免费等。如果没有资格获得公共资助的医疗服务，仍然可以得到服务，但必须支付高额的费用①。

这些由政府拨款的服务既包括在公立医院的免费治疗，还包括在私人诊所看病治疗和处方药补贴。但对于事故造成的外伤和疾病，新西兰实行全民意外伤害保险制度。任何人（包括新西兰居民和短期来访的外国人），只要在新西兰境内，发生任何意外事故受伤，无论是小伤还是重伤，无论谁是事故的责任人，都可以向意外事故赔偿局（Accident Compensation Corporation，ACC）索赔治疗和康复所需要的医疗费用以及其他损失。

（四）医药检分家

在新西兰，药店和医院是相互独立的，无论是基层诊所还是大型的医院，医生在给患者诊断后只负责开具处方，患者需持医生的处方到药店买药。新西兰的药品，大部分都是由政府资助的，注册初级卫生组织的成人处方药是5新西兰元，从2015年7月1日起，13岁以下的儿童处方药是免费的，非处方药和不列入补贴范围的药品要自己付全额药费。全科诊所里并没有药房，割断了医生与药品的利益关系，杜绝了滥用药品，医生有权开药但无权卖药，药剂师有权配药但是无权改变处方，再辅以严格的审计和监督，基本破除了医疗机构"以药养医"的机制。

如果有新西兰的公费医疗的享受资格，当医生开单做化验检查，可以在任意一家检查中心检查，化验结果电传给家庭医生。医检分家，一定程度上可以有效避免过度重复的检查。

---

① http：//www. health. govt. nz/new－zealand－health－system/publicly－funded－health－and－disability－services.

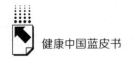

（五）建立了统一规范的医疗信息系统

新西兰医疗信息系统较为先进，按照统一标准建立了覆盖所有医疗卫生机构的信息网，对就诊信息、健康状况实行动态管理。其中一个重要项目是全国卫生索引（NHI）和 NHI 编号，实施于 20 世纪 90 年代初期。这个患者主索引和独一无二的标识符确保个体患者能被主动和独特地辨别出来接受治疗和护理，并能够维护病历。NHI 编号是一个独一无二的标识符，存放于两个全国性数据库内：医疗警示系统（MWS），它包含出院总结、医疗警告与提示等记录；全国免疫登记系统（National Immunization Register）。NHI 和 MWS 的运营都非常重要，可供医院和其他卫生机构参考病历。如今，近95% 的新西兰人在 NHI 中注册，使诊所、卫生局以及医院能够通过安全的网络来传输和共享信息，从而改善对患者的医护。

新西兰医院拥有完善的 IT 系统，ICT（全球信息和通讯技术）发展指数 2016 年排名 13（总计 175 个国家）。全科医生诊所也高度计算机化，全科医生可以借助电子转院系统方便地为其患者转院，有助于提供更快捷、更高质量的医护服务。如今新西兰的全科医生全球领先，因其拥有第二高比例的电子病历使用率，仅次于丹麦。估计 90% 的基本医疗医生和所有的实验室都能通过安全的网络进行沟通，而几乎所有的药房都已计算机化。

三 初级卫生保健制度面临的挑战

尽管新西兰的医疗卫生服务系统已经发展成为全球最好的同类系统之一，然而，随着公众对医疗卫生服务需求的不断增加和老龄化程度的不断加重，初级医疗卫生保健制度仍然存在一些问题并面临一些挑战。

（一）医疗卫生费用不断攀升

与大多数 OECD 国家相比，新西兰比较成功地控制了医疗服务费用的上涨。然而，挑战仍然存在，虽然个人负担的医疗卫生费用低于大多数的

OECD 国家，但新西兰的费用也在不断攀升。医疗卫生费用占 GDP 的比例从 2005 年的 8.3% 上升到 2015 年的 9.4%。1999 ~ 2009 年，GDP 年均增长 2.4%，卫生费用年均增长 5.0%，1950 ~ 2010 年真实 GDP 增长了 144%，而人均卫生费用则增长了 412%。新西兰卫生部一名官员认为，"卫生筹资的可持续性已成为新西兰医疗卫生体制面临的最大问题"。随着公众对医疗卫生服务需求的不断增加和老龄化程度的不断加重，医疗卫生费用支出将不断增加。

（二）公立医院等待时间较长

随着人口老龄化加剧，新西兰全科医疗服务工作日益繁重，加上由于每名全科医生诊所获得的拨款是由注册人数决定的，与医生接诊数量无关，因此造成病人排队现象，在 11 个发达国家中①，新西兰 2013 年看专科医生需要等待 2 个月以上的比例为 19%，排名第 8；手术需要等待 4 个月以上的比例为 15%，排名第 9（见表 6），属于等待时间比较长的国家。这是因为由全科医生转诊到公立医院治疗的，不管是门诊还是住院治疗的费用，对患者来说全部免费，但由于医疗资源的不足，许多病人需要很长时间排队等候入院治疗，尤其是那些患癌症的病人由于占用病床时间长，病床不足，要入院治疗时，往往要等上一两年甚至更长的时间。有些病人接到入院治病通知时已到病危阶段，有的已经不在人世了。有时某地临产的孕妇比较集中时，产科病床不够，也会转到澳大利亚的医院。据统计，目前有超过 28 万的新西兰人被医生诊断需要手术治疗，其中只有 11 万人幸运地符合条件，被放入公立医疗系统的等候手术名单中，平均等候手术时间为 224 天；其余 17 万人只能继续忍受病痛的折磨，直至发展到足够严重的程度方能进入公立等候名单，或者不得不自付几千到几万新西兰元寻求私立医院的治疗②。

---

① 11 个国家包括澳大利亚、加拿大、法国、德国、荷兰、新西兰、挪威、瑞典、瑞士、英国、美国。

② 资料来源：新西兰国会资料，29/01/2014。

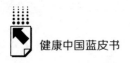
表6　新西兰2013年成人医疗卫生服务的可获得性比例

	比例(%)	在11个发达国家中的排名(由低到高)
过去两年,需要等待2个月以上的专科医生	19	8
过去两年,需要等待4个月以上的手术	15	9
过去一年经历过费用问题(包括没有拿处方药、没有看医生或者没有去继续治疗)	21	8

资料来源：Commonwealth Fund International Health Policy Surveys. International Profiles of Health Care Systems，2014。

另外，新西兰的全科诊所大多为私人所有，政府难以直接干预医生的业务，使得新西兰全科医疗服务与公立性质的社区卫生服务、医院之间难以协调和深度合作。

(三)医疗卫生服务的不平等

大多数新西兰人能够在需要时获得初级卫生保健服务。然而，据新西兰统计，2014～2015年因无力支付诊费而无法就医的成年人口数量约在47.3万到53.1万[1]。2013～2014年，21%的新西兰人，因为费用原因没有去看全科医生，在11个发达国家中排名第8[2]，主要是毛利人和太平洋岛民因为费用而看不起病。尽管自20世纪90年代中期这种情况有所改善，毛利人和太平洋岛民仍然有显著较低的问诊率，在2013～2014年，毛利人因为费用原因，没有拿处方的比例是非毛利人的2倍[3]。2015～2016年，22.7%的毛利人和21.5%的太平洋岛民因为费用没有去看全科医生，这两个群体的比例远远高于平均水平，如表7[4]。

---

① http：//news. skykiwi. com/na/sh/2016 – 11 – 04/229745. shtml.

② Commonwealth Fund International Health Policy Surveys. International Profiles of Health Care Systems，2014，p. 8.

③ http：//www. health. govt. nz/our – work/populations/maori – health/tatau – kahukura – maori – health – statistics/nga – ratonga – hauora – kua – mahia – health – service – use/prescriptions.

④ Annual Update of Key Results 2015/16：New Zealand Health Survey. Ministry of Health，Wellington，New Zealand，2016，pp. 36 – 38.

表7   2015～2016 年未获得初级医疗卫生服务的比例（成人）

单位：%

	所有人	毛利人	太平洋岛民
因为费用未去看全科医生	14.3	22.7	21.5
因为费用在就诊时间未去就诊	6.9	12.8	12.7
因为费用未拿处方药	6.3	14.9	19.3

资料来源：http：//www.health.govt.nz/publication/annual－update－key－results－2015－16－new－zealand－health－survey。

而毛利人和太平洋岛民的健康状况较差，对保健的需求也更大。与非毛利成年人相比，毛利成年人处于大多数健康风险和具备风险条件（例如吸烟、危险饮酒、肥胖、身体不活动、心理困扰、哮喘、关节炎和慢性疼痛）的比率更高。毛利儿童也有较高的肥胖和哮喘发病率，毛利人对初级卫生保健的需求也比非毛利人大得多。毛利人成人和儿童在调整年龄和性别差异后，分别因为费用而没有拿处方的可能性是非毛利人的两倍以上。太平洋岛民成年人和儿童在调整年龄和性别差异后，因为费用没拿处方的可能性是其他人群的三倍以上[1]。这些不平等是新西兰医疗卫生系统面临的一个重大挑战。

（四）医疗卫生队伍人才短缺且老化

新西兰卫生部公布的数据显示，2016 年 1 月份全国 1014 个家庭医生中，有 182 个拒绝接受新患者，导致此现象的原因之一是家庭医生短缺。

根据 2015 年新西兰皇家全科医生学院的调查，1991～2012 年，全科医生从 3344 人上升到 3738 人，上升了近 12%，而全职全科医生从 3204 上升到 3274，仅上升了约 2%；每 10 万人中平均全科医生数量从 84 下降到 74，下降了近 12%，而人口增长了 16%[2]。另外，据 OECD 数据，新西兰的医疗

---

[1] Annual Update of Key Results 2015/16：New Zealand Health Survey. Ministry of Health, Wellington, New Zealand, 2016, p. ix.

[2] New Zealand General Practitioners：An update on the Workforce Situation, Frances Townsend 29, 2016, p. 16.

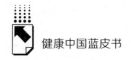
卫生人力正在老化，平均年龄为 45.7 岁，40% 的医生和 45% 的护士都超过 50 岁，而且新西兰医疗卫生专业人员具有很高的流动性（新西兰出生的卫生专业人员在海外工作），在 OECD 国家中，有第三高的医生流出率（28.5%）和第二高的护士流出率（23%）①。

四 结论

新西兰现行医疗卫生保健制度是在 1938 年以后逐渐发展形成的。医疗卫生体制较为复杂，呈现混合、多元化的特点：建立了覆盖全民的国民医疗卫生制度和 ACC 计划，还有覆盖面也比较广泛的私人健康保险；在卫生服务的提供方面，按照医疗服务性质划分，主要有初级（全科）医疗服务、医院服务两个等级；在卫生服务提供者方面，按照医疗机构所有者性质分类，既有公立的社区卫生服务机构、医院，也存在营利的和非营利的私人诊所；在行政管理体制方面，卫生部、区卫生局都参与医疗卫生系统管理，各司其职，卫生部负责制定政策和法规及管理区卫生局，区卫生局管理一些服务机构并通过协议购买一些私人医疗服务。

新西兰的初级医疗卫生体制运行状况较好，卫生保健水平较高，各项卫生指标在 OECD 成员国中均居于中上水平。英联邦基金调查（2015）表明新西兰公众对初级医疗卫生保健系统满意，这主要归因于新西兰建立了一套完整的梳理患者医疗卫生保健需求、引导有序就医的机制。通过分级诊疗和双向转诊，患者在各级诊疗体系中实现了个性化治疗，尤其是大力倡导全科医生的首诊制度，引导医疗服务向基层"下沉"，大部分患者的需求在社区诊所就得到了满足，医疗资源得到了充分、合理的利用。同时借助信息网络技术，一方面提高了医疗服务效率，另一方面加强了跨区域医疗合作，减少患者的无序流动。

---

① New Zealand Health System Reviews, 2014, p. xix

参考文献

King A. , The Primary Health Care Strategy. 2001, Wellington, Ministry of Health.

A Portrait of Health. Key Results of the 2003/04 New Zealand Health Survey. Wellington: Ministry of Health, New Zealand, 2004.

Primary Health Care in Community – governed Non – profits: The work of doctors and nurses, 2004.

Gauld, R. Questions About New Zealand's Health System in 2013, Its 75th Anniversary Year. *New Zealand Medical Journal* 126 (1380), 2013.

Suckling, Connolly, Mueller, Russell, The New Zealand Health System Independent Capability and Capacity Review, 2015.

Update of the New Zealand Health Strategy: All New Zealanders Live Well, Stay Well, Get Well: Consultation Draft. Wellington: Ministry of Health. New Zealand, 2015.

Health of the Health Workforce 2015, the Ministry of Health , Wellington, New Zealand, 2016.

New Zealand General Practitioners: An Update on the Workforce Situation, Frances Townsend 29 , 2016 .

后 记

健康是人类的永恒追求，是促进人的全面发展的必然要求，是经济社会发展的基础。实现国民健康长寿，是国家富强、民族振兴的重要标志，是实现"两个一百年"奋斗目标的重要条件，也是全国各族人民的共同愿望。

促进健康需要健全医疗卫生体系，这就需要更加合理地配置医疗卫生资源，让患者形成良好的就医习惯及就医心理，构建起高度信任的医患关系，使得患者在任何一个层级的医疗机构上都能得到良好的治疗。这是社区首诊制度发挥功效的前提，也是社区首诊建立的真谛所在。否则，社区首诊在实施过程中必然会遇到各种矛盾或问题，各相关主体必然会采取各种形式的寻租行动，使得这一制度无法很好地执行。

从学科来说，社区首诊与健康中国是中国社会保障特别是医疗保障领域的重大议题。随着科学技术的发展、人们健康需求的变化以及人均预期寿命的延长，我们需要整合相关学科力量，不断深化医疗保障的研究，努力吸收世界各国的经验，及时回应人类健康领域内若干重大问题，为提升中国人民的健康水平做出应有的贡献。

整合力量开展社会保障特别是医疗保障领域的研究一直是我们共同的心愿。2016 年中央提出《"健康中国 2030"规划纲要》后，这一愿望愈加迫切并转化为我们的行动。11 月 26 日，经过数月的规划与筹备，在学校社会科学研究处的支持下，我们组建了"厦门大学医疗保障与健康中国交叉学科创新团队"，以厦门大学公共事务学院为主体，并整合了厦门大学医学院、公共卫生学院、管理学院、台湾研究院以及厦门市卫计委、厦门大学附属第一医院的力量。本报告的出版，实际上是本团队的第一本成果。在短短 6 个月的时间内完成并出版这样一本报告，正是团队力量的集中体现。

需要说明的是，本报告的出版与 2011 协同创新中心的支持密不可分。

本报告缘起于协创中心举办的首届两岸社会保障论坛，报告的作者横跨两岸。报告既分析了大陆地区的社区首诊情况，也总结了台湾地区的实践经验，试图建立一种适合两岸中国人共享的基本医疗卫生体系，体现出协同攻关与协同创新。

作为国内医疗保障领域针对"健康中国"的第一本蓝皮书，其出版发行更具有开山性与引领性特征。它首次全景式向关心社区首诊的同行及各界人士系统地总结了这一制度在中国的实施情况、取得的成就以及存在的问题，提出这一制度持续发展的政策建议，为今后国内外同行开展此领域内的研究提供扎实的理论基础。

其实，正因为是国内第一本"医疗保障与健康中国"领域内的蓝皮书，我们在编撰过程中必然会遇到许多问题，加上各地数据的获取存在着一定的差异、撰稿时间的要求，本报告还存在着许多不足，需要在今后的继续研究中予以解决，从而为读者提供更高水准的研究成果，不辜负社会各界对我们这个团队的厚望。

本报告在立项、审稿及出版过程中得到了厦门市卫计委的支持，得到了社会科学文献出版社的支持，尤其感谢该社社会学编辑部童根兴主任、谢蕊芬和杨阳编辑的支持，他们披星戴月；更要感谢参与撰稿的各位同仁，他们昼夜兼程；也要感谢参与此项工作的厦大同学，他们默默耕耘。这一切凝聚成了今天的成果。没有他们的关心、支持与帮助，本蓝皮书不可能如期问世。

有了这样的认识，期盼在接下来的第二本、第三本以及第 N 本蓝皮书中再创佳绩，再上层楼。我们一起期盼更加美好的未来！

编者

2017 年 3 月 31 日

S子库介绍
ub-Database Introduction

中国经济发展数据库

涵盖宏观经济、农业经济、工业经济、产业经济、财政金融、交通旅游、商业贸易、劳动经济、企业经济、房地产经济、城市经济、区域经济等领域，为用户实时了解经济运行态势、把握经济发展规律、洞察经济形势、做出经济决策提供参考和依据。

中国社会发展数据库

全面整合国内外有关中国社会发展的统计数据、深度分析报告、专家解读和热点资讯构建而成的专业学术数据库。涉及宗教、社会、人口、政治、外交、法律、文化、教育、体育、文学艺术、医药卫生、资源环境等多个领域。

中国行业发展数据库

以中国国民经济行业分类为依据，跟踪分析国民经济各行业市场运行状况和政策导向，提供行业发展最前沿的资讯，为用户投资、从业及各种经济决策提供理论基础和实践指导。内容涵盖农业，能源与矿产业，交通运输业，制造业，金融业，房地产业，租赁和商务服务业，科学研究，环境和公共设施管理，居民服务业，教育，卫生和社会保障，文化、体育和娱乐业等100余个行业。

中国区域发展数据库

对特定区域内的经济、社会、文化、法治、资源环境等领域的现状与发展情况进行分析和预测。涵盖中部、西部、东北、西北等地区，长三角、珠三角、黄三角、京津冀、环渤海、合肥经济圈、长株潭城市群、关中一天水经济区、海峡经济区等区域经济体和城市圈，北京、上海、浙江、河南、陕西等34个省份及中国台湾地区。

中国文化传媒数据库

包括文化事业、文化产业、宗教、群众文化、图书馆事业、博物馆事业、档案事业、语言文字、文学、历史地理、新闻传播、广播电视、出版事业、艺术、电影、娱乐等多个子库。

世界经济与国际关系数据库

以皮书系列中涉及世界经济与国际关系的研究成果为基础，全面整合国内外有关世界经济与国际关系的统计数据、深度分析报告、专家解读和热点资讯构建而成的专业学术数据库。包括世界经济、国际政治、世界文化与科技、全球性问题、国际组织与国际法、区域研究等多个子库。

法 律 声 明

　　"皮书系列"（含蓝皮书、绿皮书、黄皮书）之品牌由社会科
学文献出版社最早使用并持续至今，现已被中国图书市场所熟知。
"皮书系列"的 LOGO (▨) 与"经济蓝皮书""社会蓝皮书"均
已在中华人民共和国国家工商行政管理总局商标局登记注册。"皮
书系列"图书的注册商标专用权及封面设计、版式设计的著作权
均为社会科学文献出版社所有。未经社会科学文献出版社书面授权
许可，任何使用与"皮书系列"图书注册商标、封面设计、版式
设计相同或者近似的文字、图形或其组合的行为均系侵权行为。

　　经作者授权，本书的专有出版权及信息网络传播权为社会科学
文献出版社享有。未经社会科学文献出版社书面授权许可，任何就
本书内容的复制、发行或以数字形式进行网络传播的行为均系侵权
行为。

　　社会科学文献出版社将通过法律途径追究上述侵权行为的法律
责任，维护自身合法权益。

　　欢迎社会各界人士对侵犯社会科学文献出版社上述权利的侵权
行为进行举报。电话：010 - 59367121，电子邮箱：fawubu@ ssap. cn。

社会科学文献出版社